YOGA

FÜR KLETTERER UND BERGSPORTLER

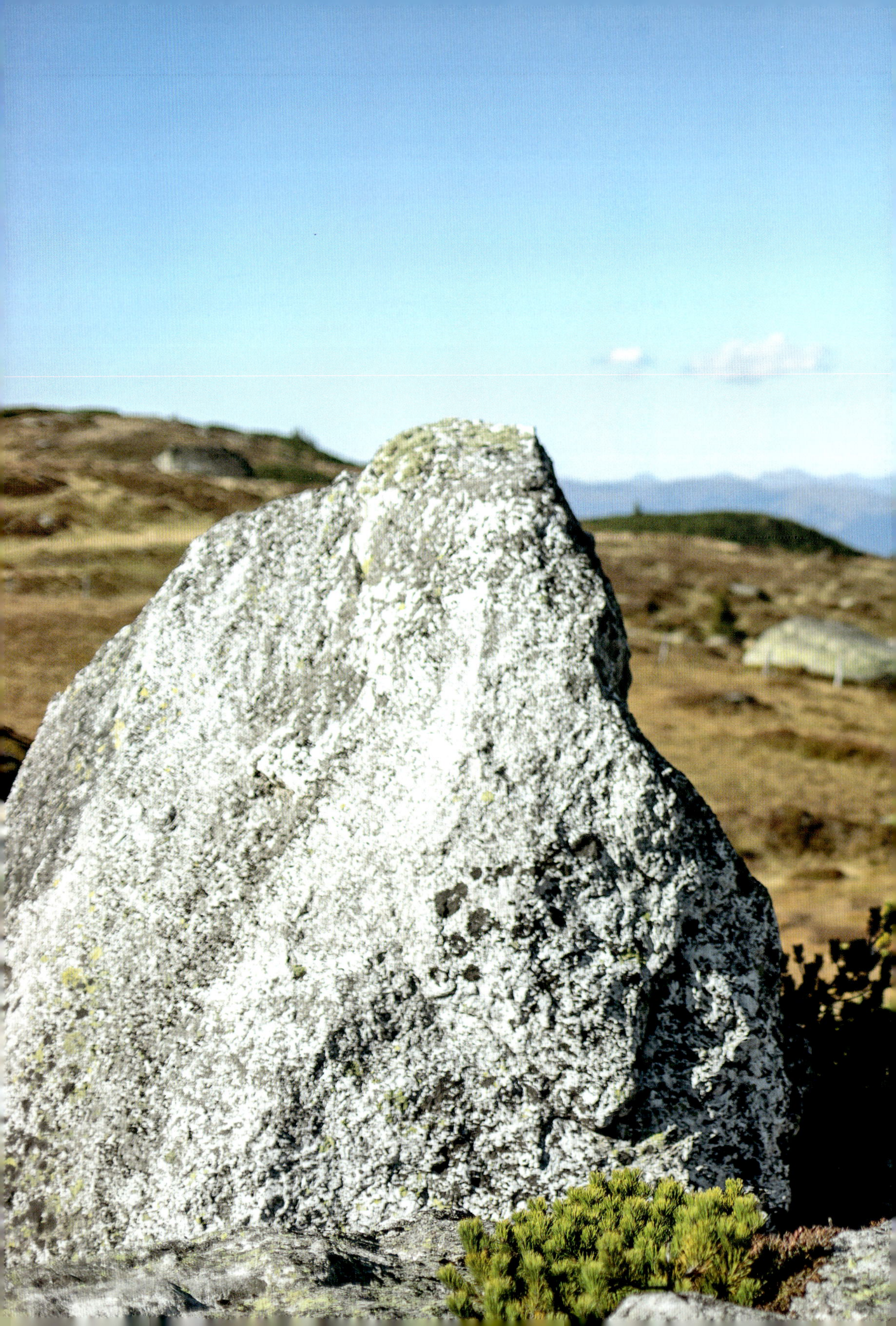

Petra Zink

YOGA

FÜR KLETTERER UND BERGSPORTLER

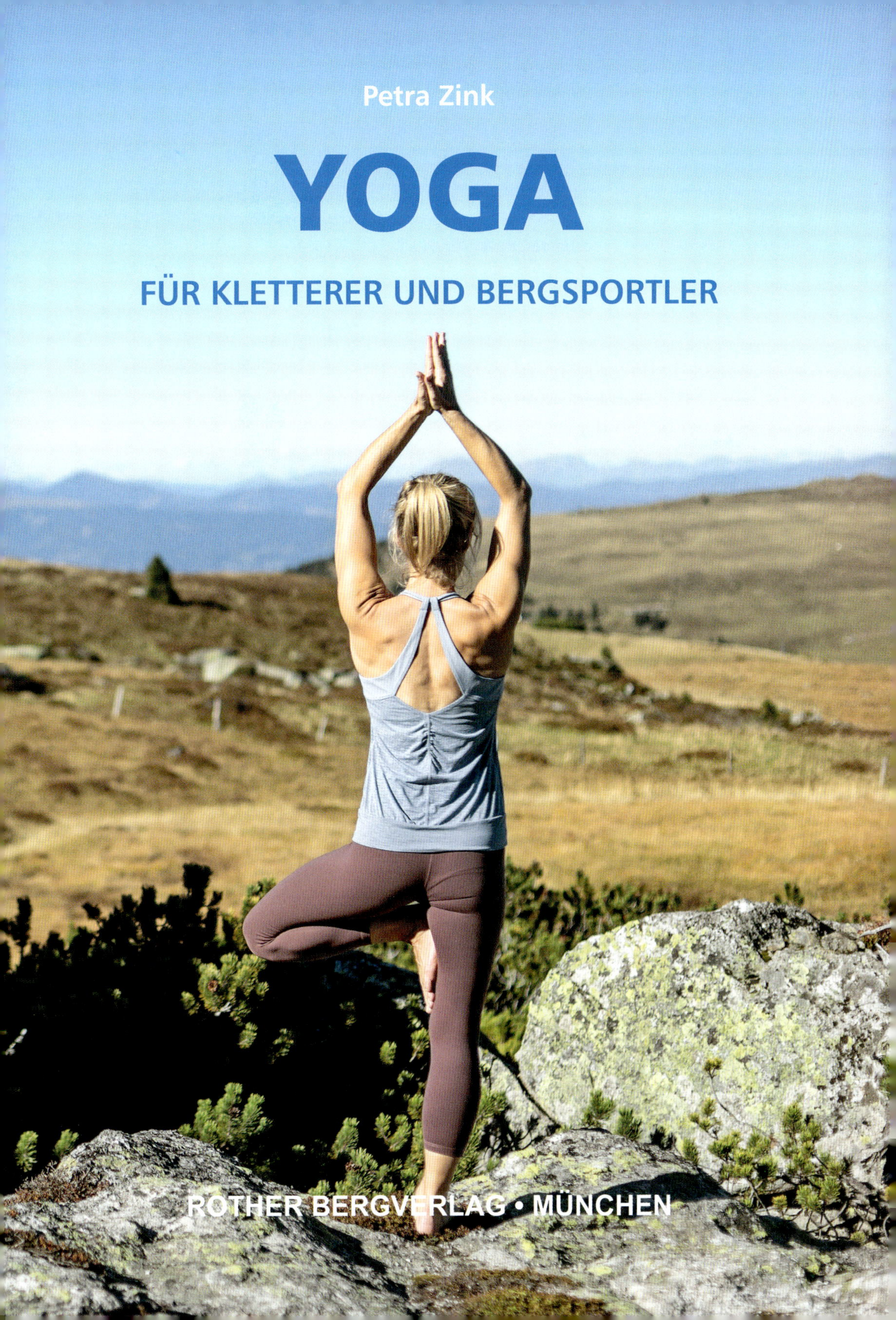

ROTHER BERGVERLAG • MÜNCHEN

VORWORT

Wenn ich um sechs Uhr in der Früh aufstehe und zum Yoga gehe, sagt mein Ehemann – ein ebenso passionierter Kletterer wie ich: »Ich mach' mein Yoga lieber im Bett.« Dann dreht er sich um und schläft noch zwei Stunden weiter.

Jeder hat seine eigenen Wohlfühlmomente. Das kann beim Schlafen, Laufen, Dehnen, bei Qigong oder Thai-Chi sein ... all das ist eine Art Yoga.

Aber was bedeutet Yoga eigentlich? Es gibt viele verschiedene Definitionen und die meisten davon sind spiritueller Natur:

»Yoga ist das Zur-Ruhe-Kommen aller geistigen Aktivitäten«,

»Yoga ist die Vereinigung der individuellen Seele und der göttlichen Seele«,

»Yoga ist Können in Aktion«.

Ich möchte dem noch eine Definition hinzufügen: Yoga ist das perfekte Werkzeug für Kletterer und Bergsteiger, um Gleichgewicht, Kraft und Beweglichkeit – und somit Gesundheit – für Körper und Geist zu finden.

Ich denke, das ist auch die Definition der Autorin des vorliegenden Buches, Petra Zink. Sie hat für dieses reiche Anleitungsbuch eigene Erfahrungen gesammelt, ebenso wie auch die von vielen anderen erfolgreichen Kletterern, Wissenschaftlern und Therapeuten. Sie alle sind sich einig, dass Yoga dabei hilft deinen Körper besser kennenzulernen, ins Gleichgewicht zu kommen und so Verletzungen zu vermeiden. Es hilft deine gedanklichen Blockaden zu überwinden, richtig zu atmen und vieles mehr.

Die Übungen in diesem Buch sind gezielt ausgewählt, um speziell jene Anstrengungen und Anspannungen anzusprechen, die Klettern, Bouldern, Bergsteigen und Skitourengehen dem Körper abfordern. Sie werden detailliert und präzise präsentiert, damit du keine Fehler machen kannst, falls du beschließt vom »Schlaf-Yoga« (frei nach meinem Mann) zu »aktivem Yoga« zu wechseln.

Es liegt ganz bei dir, den Anfang zu machen, und glaub' mir: Du wirst schon bald eine deutliche Verbesserung bei deinen Kletterprojekten bemerken. Deine Beweglichkeit wird dir erlauben, Griffe zu erreichen, die bisher unerreichbar waren, und dein Rücken wird wieder gerade. Du wirst lernen im entscheidenden Moment tief zu atmen und deinen Geist zur Ruhe zu bringen, beim Klettern wie in anderen schwierigen Situation im täglichen Leben.

Ich wünsche dir viele schöne Yoga-Momente auf der Yogamatte und in den Bergen, im Fels, im Eis, im Schnee ...

Martina Čufar Potard
(Weltmeisterin im Schwierigkeitsklettern 2001)

EINLEITUNG

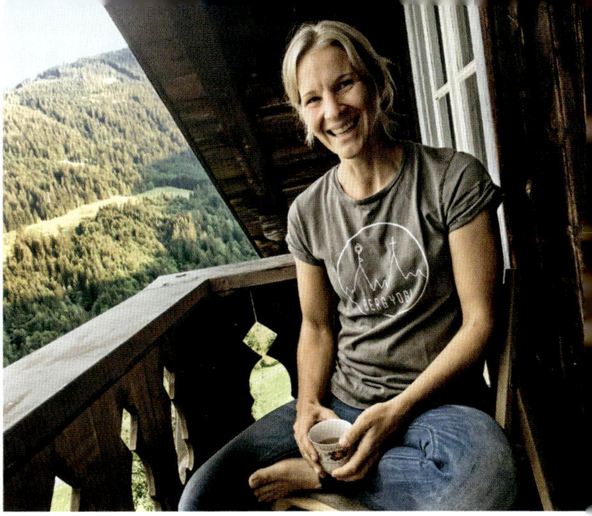

Wenn man, wie ich, Sportwissenschaften studiert hat, selbst Leistungssportlerin war und jugendliche Leistungssportler trainiert hat, beschäftigt man sich automatisch mehr als das halbe Leben mit dem menschlichen Körper – mit seiner Leistungsfähigkeit und seinen Grenzen.

Was war das aber für ein Glücksfall, dass ich darüber hinaus auch meinen Platz auf der Yogamatte gefunden habe! Dabei habe ich nicht nur über meinen eigenen Körper gestaunt, sondern auch noch die Stille und den Atem lieben gelernt. Auf der Yogamatte habe ich noch bewusster begonnen, mich mit meinem Körper und dessen Grenzen auseinanderzusetzen. Auf der Yogamatte gibt es nur mich und alles, was in diesem Moment in mir passiert. Die Matte funktioniert wie ein Mikroskop, mit dem ich zum Beobachter meiner selbst werde. Ich gebe mir die Chance, mich selbst mit einer unglaublichen Genauigkeit kennenzulernen. Ich erfahre so ein feines Körpergefühl, dass ich genau spüre, wie viel Muskelspannung für eine Bewegung notwendig ist und wo ich loslassen kann. Und wenn ich an Grenzen stoße, lerne ich diese zu respektieren und zu akzeptieren, dass Veränderungen eben ihre Zeit brauchen.

Auf körperlicher Ebene ist Yoga also ein perfekter Ausgleich und »Verfeinerer« zum Bergsport. Um den Körper im Gleichgewicht zu halten, muss man sich seiner erst bewusst werden. Erst dann ist es möglich, ein Gefühl für das Wechselspiel zwischen Stabilität und Mobilität zu entwickeln und zum einen die Muskulatur zu kräftigen, zum anderen aber ihre Beweglichkeit zu erhalten. Unzählige Sportverletzungen waren mein Lehrer, um Gleichgewicht zu finden – körperlich und mental. Das Wissen über dieses Gleichgewicht in mir bildet die Basis für die Übungen in diesem Buch.

Jeder, der das gute Gefühl nach einer Yogastunde erfährt, spürt, dass Yoga weit mehr als nur eine körperliche Praxis ist: Man ist sich selbst ganz nah, fühlt sich ruhig, geerdet und lebendig. Das Herz ist fröhlich und offen und der Geist ist klar. Diese Selbsterfahrung ist für mich so besonders und fein, dass sie hinter den Worten steht, sich schwer beschreiben lässt und einfach etwas ist, das man selbst erfahren muss. Das Buch beschäftigt sich zu einem großen Teil mit den körperlichen Aspekten von Yoga, aber genau diese sind für viele die Eintrittskarte ins Yoga – der Rest kommt dann von selbst. Und wer weiß, vielleicht gibt es ja einmal ein zweites Buch!

Zum Klettern und dem Leben in den Bergen kann ich nur sagen: Ich verliebe mich jedes Mal neu in dieses Gefühl, das ich am Felsen und in den Bergen erlebe. Und eigentlich kann ich es oft gar nicht begreifen, dass man etwas, das man ohnehin schon so mag und so lange kennt, dann doch immer wieder neu für sich entdeckt.

Neben all den doch eher technischen Bewegungsanleitungen ist es mir ein großes Anliegen, in diesem Buch auch Geschichten zu erzählen oder Geschichten erzählen zu lassen. Sie machen das Buch lebendig und bunt. Kletterer, Yogalehrer und Mediziner schildern ihre persönlichen Yogaerfahrungen, teilen uns ihr Wissen mit und schwärmen von ihrer Leidenschaft für die Berge und das Yoga. Für diese wunderbaren und abwechslungsreichen Beiträge bin ich sehr dankbar, denn sie machen das Yoga-Klettergefühl erst richtig erlebbar.

Namasté, Petra Zink

INHALT

ÜBUNGSSEQUENZEN

GRUNDREGELN FÜRS ÜBEN

Niemand mag Bedienungsanleitungen und kaum jemand liest sie jemals. Wenn jedoch unser eigener Körper das Bedienungsobjekt ist, zahlt es sich auf jeden Fall aus genauer hinzuschauen. Die folgenden Regeln können helfen der eigenen Übungsausführung mehr Qualität zu geben und dadurch die Intensität der Yogapraxis zu erhöhen.

Ruhiger Atem

Die Atmung ist die einzige Funktion im Körper, die unbewusst passiert, die wir aber auch bewusst steuern können, wenn wir wollen. Zudem gibt der Atem uns immer ein direktes Feedback über jede körperliche oder geistige Anspannung, indem sich Atemtiefe und Atemrhythmus automatisch verändern. Während des Übens ist also ein tiefer, gleichmäßiger und langsamer Atemrhythmus zu empfehlen, wobei man durch die Nase ein- und ausatmen sollte. Wichtig ist es auch, inmitten des Übens immer wieder bewusst dem eigenen Atem zu lauschen. Sollte der Atemrhythmus zu schnell werden oder sich die Atmung gepresst anfühlen, empfiehlt es sich einen Schritt zurückzugehen. Das heißt die einfachere Variante wählen oder eine Pause einlegen. Um die tiefe Bedeutung der Atmung verständlich zu machen, wurde die Dauer der einzelnen Yogaübungen auch in Atemzügen angegeben. Das Kapitel »Yogaübungen zur Regeneration« (siehe S. 117) widmet sich dem Thema Atem ausführlich.

Achtsamkeit in den Übergängen

Das »Reinkommen« in eine Position und das »Rausgehen« sind genauso wichtig wie die Position selbst. Denn gerade die Übergänge sind oft wackelig und eine Übung

MACKENZIE KOZLOWSKI (MILLER)

Unterrichtet weltweit Yoga-Workshops, Yogalehrer-Ausbildungen und auf internationalen Online-Plattformen, sie lebt als outdoor-verliebte Mutter auf einer Farm in Kanada

Yoga kann deinen Körper verändern und dich zu einem besseren Kletterer machen. Die Asanas (Übungen) helfen dir deine Wirbelsäule geschmeidig zu halten, sie steigern die Beweglichkeit in den Schultern und reduzieren das Verletzungsrisiko. In der Yoga-Praxis liegt der Schwerpunkt oftmals auf der Stärkung der Rückenmuskulatur mit Übungen wie Kobra, Heuschrecke und Brücke. Diese Positionen sind nicht nur gut, sondern fundamental für eine gesunde Wirbelsäule. Klettern hingegen fordert die Vorderseite des Körpers. Therapeutische Rückwärtsbeugen gleichen die Belastung des Kletterns wieder aus. Die Übung »Kuhgesicht-Arme« (S. 89) und ein restorativer Brustöffner wie der »Liegende Schmetterling« (S. 127) oder die »Passive Rückbeuge« (S. 129) sind ideal, um deine Schultern wieder zu öffnen. Neueste Studien haben gezeigt, dass sich Menschen mit einer guten Haltung weniger oft an der Rotatorenmanschette verletzen. Für Kletterer ist diese Information von großer Bedeutung. Yoga ist ein wunderbares Cross-Training, welches deinen Körper schmerz- und verletzungsfrei hält.

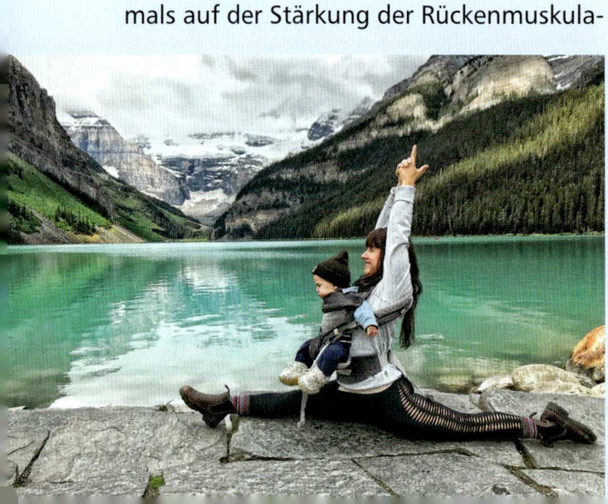

gilt erst dann als wirklich gemeistert, wenn man ruhig atmend auch wieder aus ihr herausgleitet – genauso wie eine Bergtour erst nach dem Abseilen vorbei ist und nicht schon am Gipfel. Es empfiehlt sich daher, die gesamte Übungsbeschreibung inklusive Ausgangsposition und Endposition in Ruhe durchzulesen und dann die Sequenz Schritt für Schritt zu üben. Falls mehrere Übungsschritte angegeben sind, diese auch unbedingt machen, denn sie bieten immer eine Gelegenheit für eine noch exaktere Körperausrichtung. Die wichtigsten Ausgangs- und Endpositionen, sowie die wichtigsten Grundausrichtungen werden auf den Seiten 14–19 gezeigt. Spezielle Übungssequenzen für Boulderer, Kletterer, Bergsteiger und Skitourengeher finden Sie ab Seite 134.

Schneckentempo

Weniger ist mehr, gilt ja generell als ein ganz guter Grundsatz im Leben. Bei der Yogapraxis gilt das Motto: Weniger Tempo ist mehr – was bedeutet, dass die Übungen langsam und bewusst ausgeführt werden sollen. Lieber einmal eine Übung oder eine Wiederholung weniger machen, aber dafür mit Ruhe, denn in der Langsamkeit steckt Achtsamkeit und diese schafft ein tieferes Verständnis vom eigenen Körper. Es ist also entscheidend, sich für die Yogapraxis Zeit zu nehmen und in Ruhe zu üben. Denn viele Übungen entwickeln ihre Wirkung erst in einer langsamen Ausführung, und oft spürt man erst dann, »was die Übung wirklich von einem will«.

Achtung, Ehrgeiz!

Im Gegensatz zum »Schneckentempo« steht der Ehrgeiz, der uns oft weit bringt, aber uns manchmal auch verleitet unsere Grenzen nicht zu achten. Die Körpergrenzen zu wahren und zu akzeptieren, dass alle Körper nun einmal unterschiedlich gebaut sind und auch die Tagesverfassung variieren kann, macht nicht nur das Leben einfacher, es bewahrt einen auch vor Verletzungen oder Überlastungsbeschwerden.

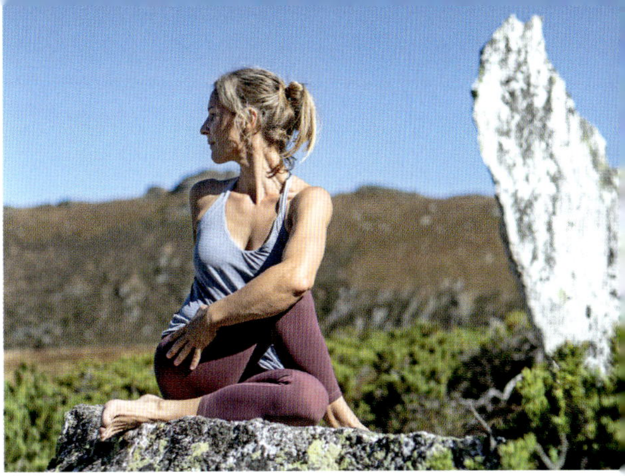

Gerade bei Drehungen gilt es, dem »Reinkommen« in die Position viel Aufmerksamkeit zu schenken und vor allem zu Beginn ein achtsames »Schneckentempo« zu wählen.

Nur weil eine Position einmal gelungen ist, heißt das nicht, dass das an einem Tag, an dem man sich besonders müde fühlt, auch so sein muss. Am besten man schließt beim Üben immer wieder mal die Augen und hört dem eigenen Körper zu – dies ist ohnehin eine hilfreiche Kunst im Leben.
Bei den verschiedenen Übungsoptionen und Varianten ist somit das Wichtigste, eine bestimmte Übungsausführung nur zu machen, wenn man alle Ausrichtungsanforderungen erfüllen kann oder zumindest im Körper spürt. Ansonsten empfiehlt es sich, einen Schritt zurückzugehen und eine leichtere Variante zu wählen.

Yoga-Übungshilfen

Unsere Körper sind alle sehr verschieden, keiner gleicht dem anderen. Oft sind Gegebenheiten, wie z. B. das Längenverhältnis

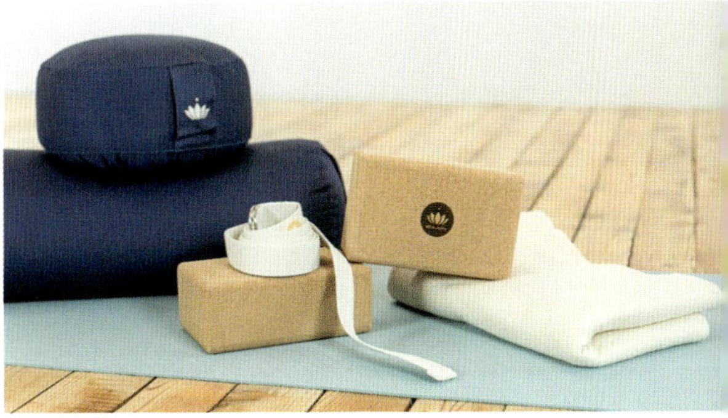

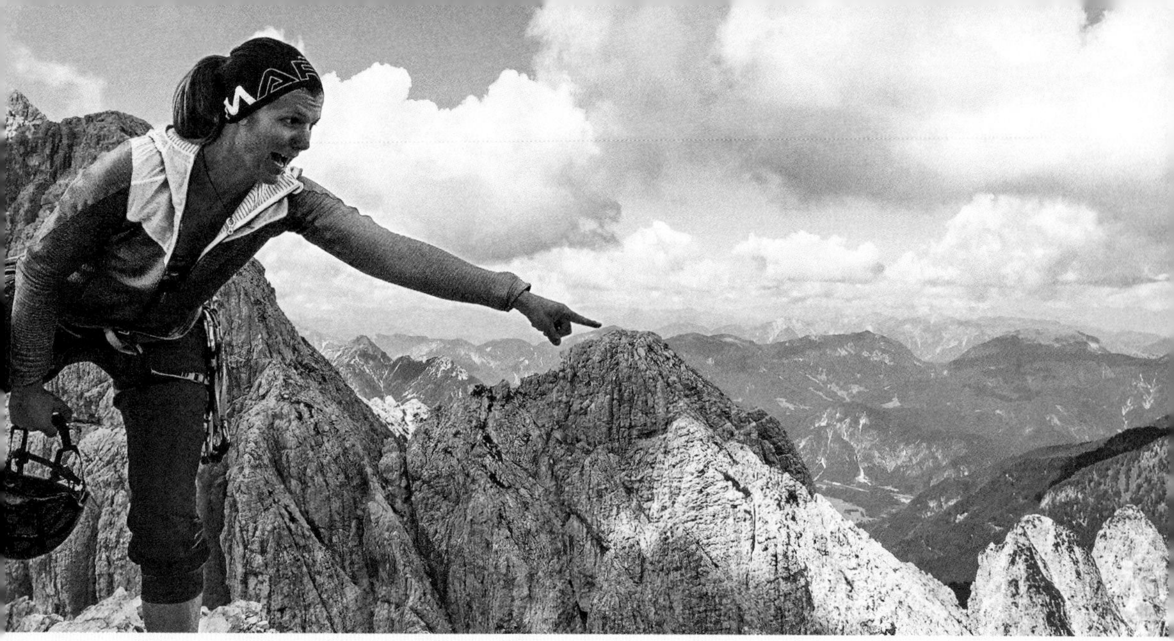

MARINA HARTLIEB

Physiotherapeutin, Übungsleiterin Ski Alpin, therapeutisches Klettern und ehrenamtliche Mitarbeiterin beim Alpenverein

Faszination Faszien

Seit etwa einem Jahrzehnt finden die feinen weißen Gewebsschichten, die einst als Stiefkind der anatomischen Sezierungen einfach entfernt wurden, große Aufmerksamkeit. Die genauen Definitionen über den Begriff Faszien ändern sich je nach aktuellem Forschungsstand. Fest steht jedoch, dass es sich um Bindegewebe handelt, das die Muskeln umgibt, Muskelansätze mit Sehnen und der Beinhaut verbindet und dabei sogar in die Gelenkkapseln übergeht. Ein Netzwerk dieser Faszien spannt sich durch den gesamten Körper und hält dessen Weichteilstrukturen (Muskeln und Organe) zusammen. Faszien besitzen Viskosität, Elastizität und Verformbarkeit. Damit diese Gleiteigenschaften erhalten bleiben, brauchen sie ständig Wasser, Mobilisation und Dehnung! Andernfalls können Faszien nämlich reißen, verkleben und Verhärtungen bilden.

Viele ungeklärte Schmerzsymptome sind nun durch das Faszienmodell erklärbar geworden, denn nicht selten sind hartnäckige Faszienverklebungen für chronische Schmerzzustände verantwortlich. Durch die Stimulation bestimmter Rezeptoren kann ihre Geschmeidigkeit jedoch beeinflusst werden.

Im Yoga wurden Faszien schon immer intuitiv richtig stimuliert. Mit den funktionellen Körperübungen können die Faszien sehr vielseitig und nachhaltig aktiviert werden. Dadurch verhindert man ein Austrocknen, Verfilzen und Abschwächen des Bindegewebes und umgeht so viele chronische Schmerzzustände im Schulter- und Nackenbereich, im unteren Rücken und in der Hüfte. Bestimmte Körperpartien, wie z. B. die Plantarfaszie an der Fußsohle oder das Illiotibial-Band an der Außenseite des Oberschenkels und Knies, kann man auch zusätzlich mit einer Faszienrolle gut bearbeiten, allerdings sollte der Druck auf keinen Fall zu groß und die Rolle vor allem zu Beginn nicht zu hart sein.

Faszienpflege für Bergsportler:

- Viel Wasser trinken!
- Mindestens 3–5 individuell abgestimmte Yogaübungen pro Tag.
- Behandlung der eigenen Schmerzpunkte mit der Faszienrolle oder dem Ball.

von Armen und Beinen zueinander, ausschlaggebend, ob eine Übung funktioniert oder nicht. Manche Sportler haben einfach eine besonders stark verkürzte Muskulatur. Aus diesem Grund sind sogenannte Übungshilfen, wie Yogablöcke oder Gurte, ein Segen, denn sie ermöglichen es jedem korrekt in die verschiedenen Positionen zu gehen. Anstelle also schief oder gequält in die volle Position reinzugehen, sollte lieber eine passende Übungshilfe verwendet werden.

Vorsicht geboten

Trotz gewissenhaftem Einhalten der aufgelisteten Grundregeln und aller Vorsicht gibt es Fälle, in denen man mit der Yogapraxis aussetzen sollte. Falls einer der folgenden Punkte zutrifft, bitte eine Übungspause einlegen oder die Problematik mit einem Arzt, einem Physiotherapeuten oder einem Yogalehrer besprechen:

- Frische Unfälle mit Beteiligung der Muskeln, Knochen und Gelenke.
- Entzündungen, z. B. Gelenksentzündungen, Abszesse.
- Tumore mit Auswirkungen auf das Bewegungssystem, z. B. Knochenmetastasen.
- Schweres Krankheitsgefühl, z. B. bei Fieber.
- Bewusstseinsverminderung, z. B. durch Alkohol oder Drogen.
- Sturzgefahr, z. B. bei Minderung des Gleichgewichtssinns.
- Akute Schmerzen, z. B. bei Bandscheibenproblemen.
- In der (Spät-)Schwangerschaft ist besondere Vorsicht geboten.

Auswahl der Übungen

Eine gelungene Übungsauswahl zu treffen ist nicht einfach, da es im Yoga wirklich unendlich viele Positionen gibt. Zudem erweitert sich das Übungsspektrum durch den Einfluss anderer Körperarbeiten und dem Wissen der Physiotherapie beständig. Es hat also genug Übungen gegeben, bei denen ich mir nicht sicher war, ob ich sie nun aufnehmen soll, und andere wiederum, die ich aus dem einen oder anderen Grund mit Wehmut weggelassen habe. Die schlussendlich getroffene Auswahl erfolgte anhand meiner Erfahrungen mit meinen eigenen Verletzungen und den Erkenntnissen, die ich aus meiner Unterrichtspraxis gewonnen habe.

Die meisten Übungen sind unkompliziert, erfordern keine bewegliche Yogafigur und sind einfach durchzuführen. Sie haben das Ziel, durch aufmerksames Spüren die Essenz einer Bewegung zu begreifen und damit Raum im Körper zu schaffen. Zu einzelnen Übungen gibt es verschiedene Varianten, die auch einmal herausfordernder sein können und dazu einladen Grenzen auszutesten.

Judith Hanson Lasater hat einmal gesagt: »Postures are questions, not answers.« Dieser Satz drückt mein Empfinden der körperlichen Praxis sehr gut aus. Yogaposition sind Fragen an unseren Körper: »An welchen Stellen ist es eng im Körper, wo gilt es noch Raum zu schaffen?«, »Wodurch beginne ich Öffnung zu spüren?«, »Wie kann ich in Positionen Leichtigkeit erschaffen?«, »Was macht mein Atem?«

Die Antwort ist nicht das endgültige Erreichen einer bestimmten Position, sondern wir erhalten unendlich viele Antworten im Tun selbst. Manche Yogaposen werden wir nie erreichen, aber während des Probierens erhält man trotzdem viele Antworten über sich selbst – so wie wir auch viele Kletter- oder Bergtouren nie schaffen werden, aber beim Planen, Scheitern, Wiederversuchen und Aufgeben begreifen wir doch so manches.

Die Einteilung des Übungsteils in Kapitel, die sich den diversen Körperteilen widmen, wurde vor allem gemacht, um einen besseren Überblick zu verschaffen, wissend, dass in Wahrheit alle Körperteile untrennbar miteinander verbunden sind und sich gegenseitig beeinflussen. Der Artikel über die Faszien (S. 10) zeigt diesen funktionellen Zusammenhang ebenso deutlich auf.

54 AUSGEWÄHLTE YOGAÜBUNGEN

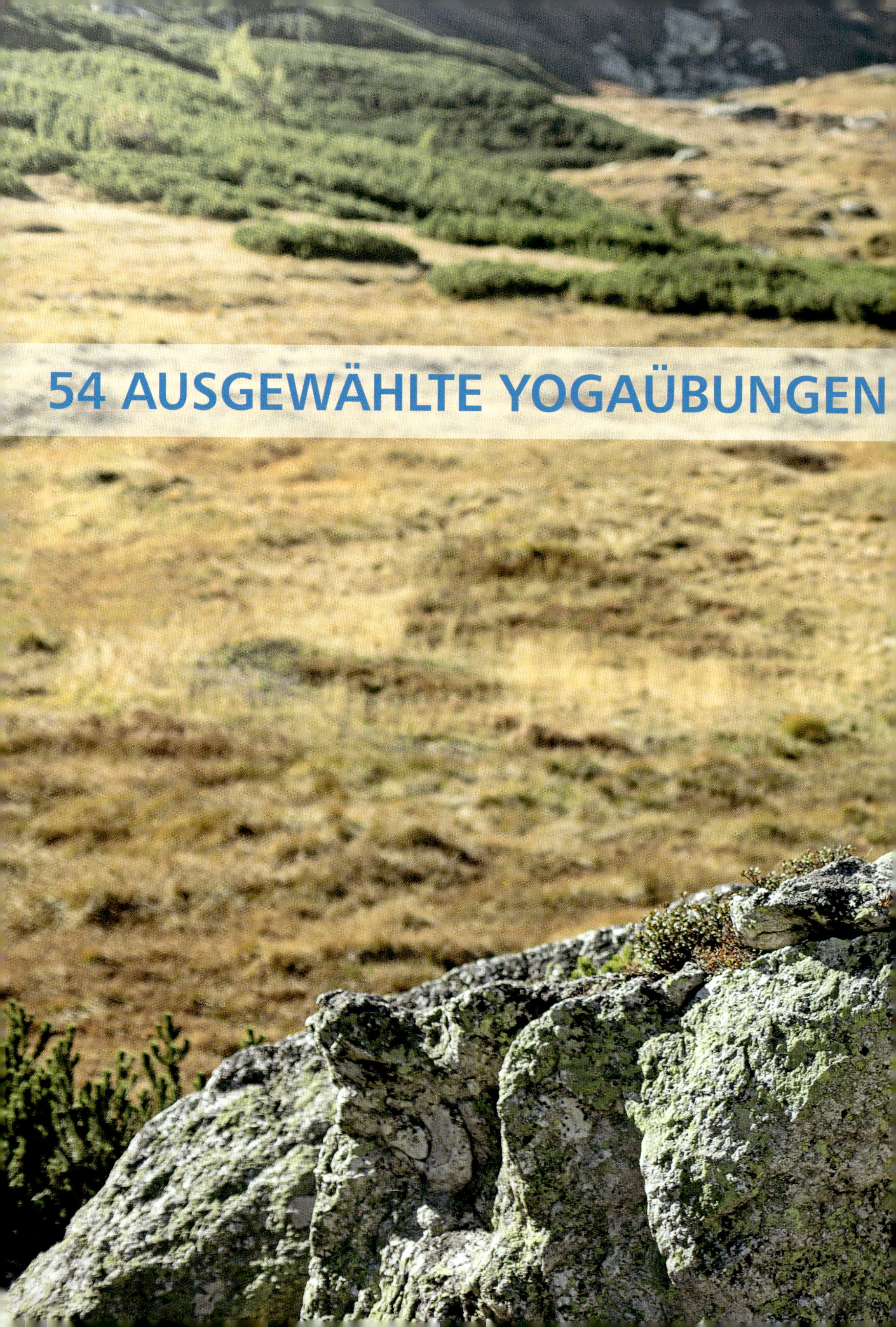

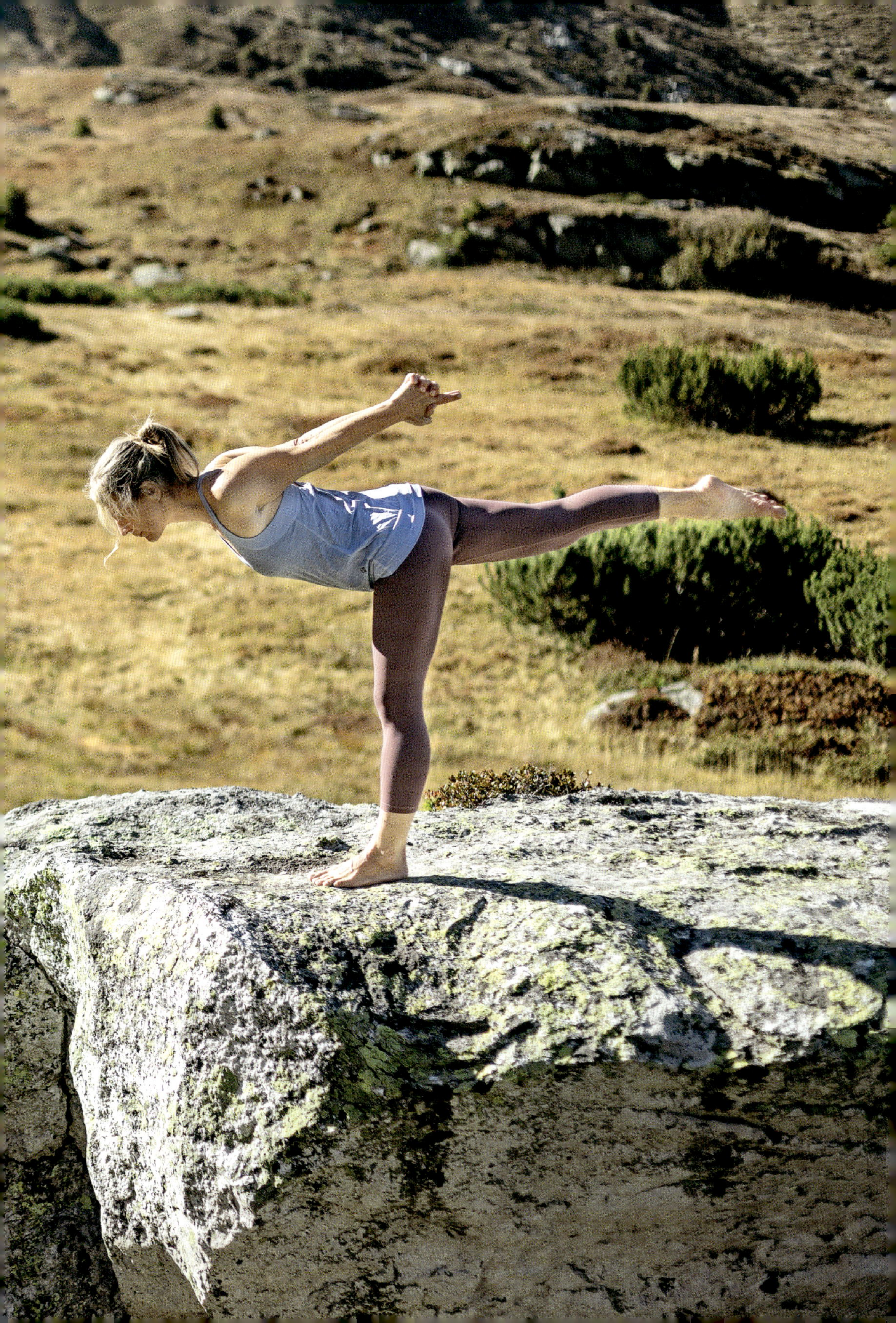

AUSGANGS- UND ENDPOSITIONEN

Bei den einzelnen Übungsanleitungen werden für die Abfolge entsprechende Ausgangs- und Endpositionen angegeben. Da es sich hier um immer wiederkehrende Grundhaltungen handelt, werden sie hier detailliert beschrieben und dann nur noch mit dem Seitenverweis benannt.
Häufig vorkommende Hinweise zur korrekten Ausrichtung des Körpers werden als sogenannte Grundausrichtungen mit Bildern genau dargestellt (siehe S. 19).

BERGHALTUNG

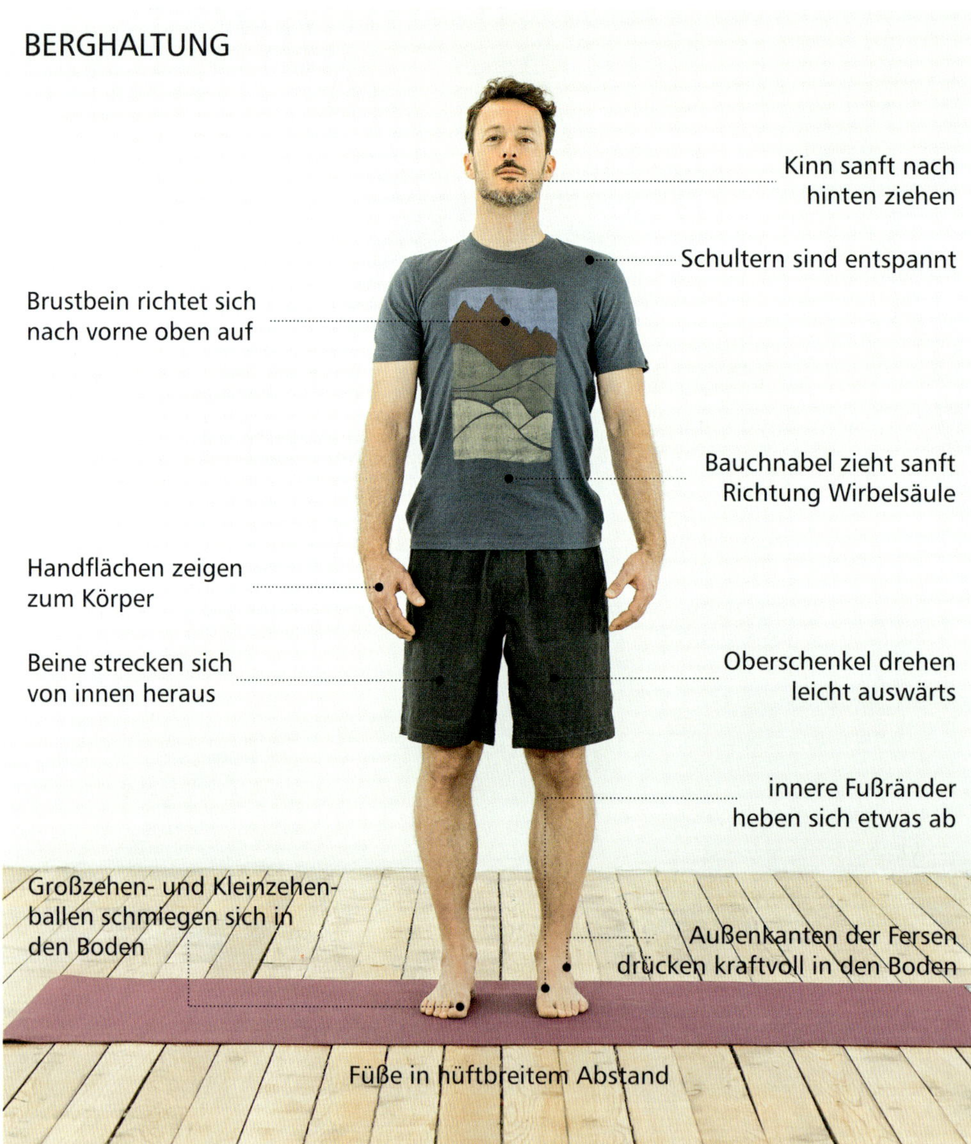

VIERFÜSSER

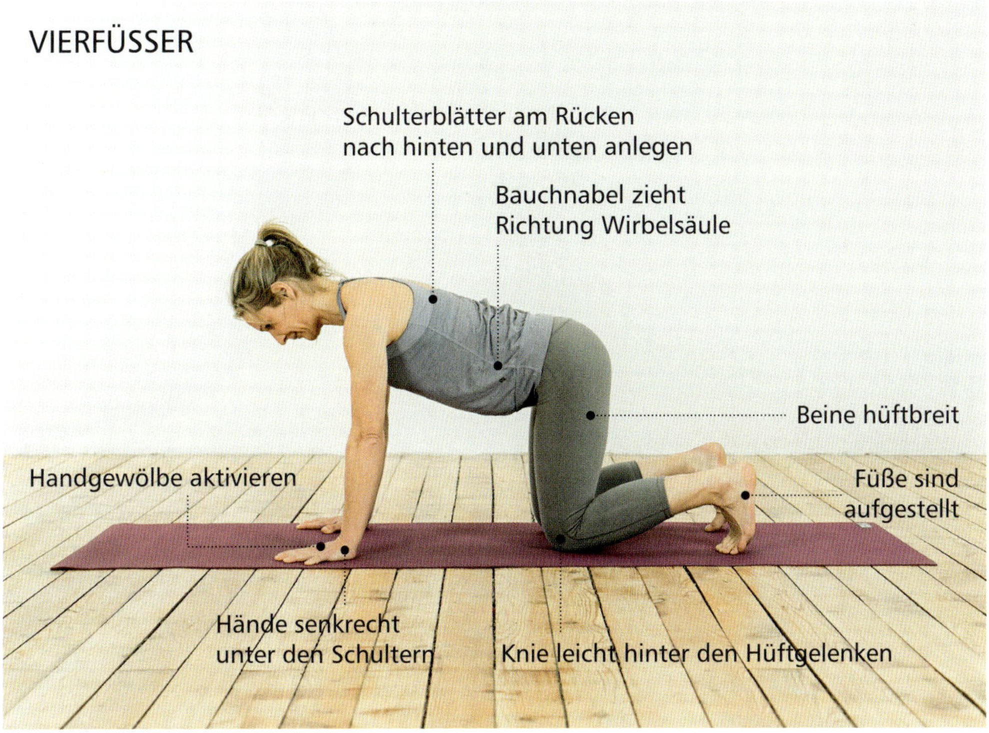
Schulterblätter am Rücken nach hinten und unten anlegen
Bauchnabel zieht Richtung Wirbelsäule
Beine hüftbreit
Handgewölbe aktivieren
Füße sind aufgestellt
Hände senkrecht unter den Schultern
Knie leicht hinter den Hüftgelenken

SITZ MIT GEKREUZTEN BEINEN

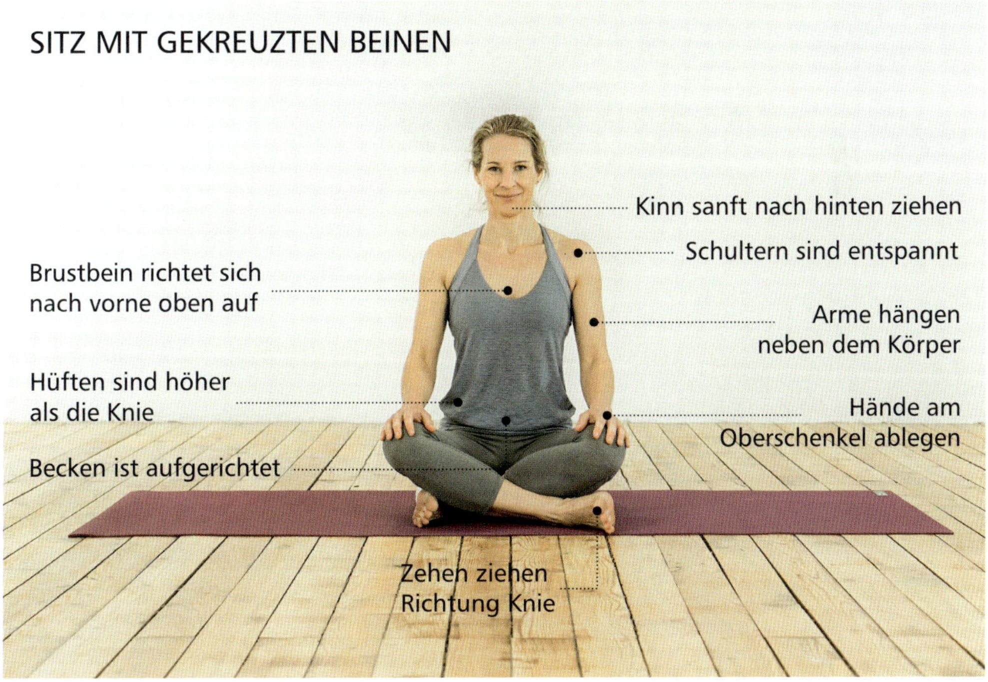
Kinn sanft nach hinten ziehen
Schultern sind entspannt
Brustbein richtet sich nach vorne oben auf
Arme hängen neben dem Körper
Hüften sind höher als die Knie
Hände am Oberschenkel ablegen
Becken ist aufgerichtet
Zehen ziehen Richtung Knie

- Bei Bedarf Becken auf eine Unterlage bringen.

FERSENSITZ

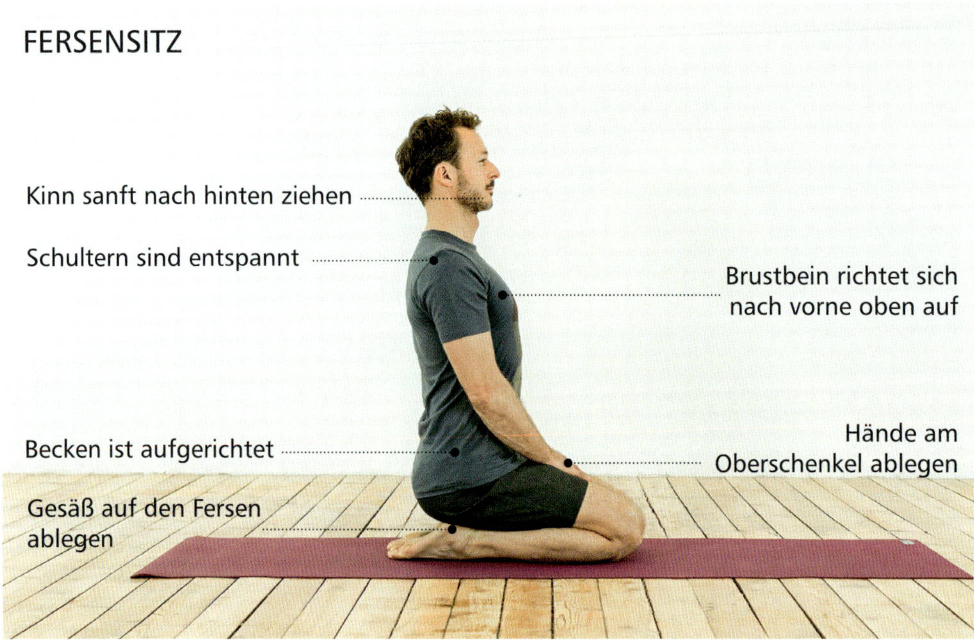
Kinn sanft nach hinten ziehen
Schultern sind entspannt
Brustbein richtet sich nach vorne oben auf
Becken ist aufgerichtet
Hände am Oberschenkel ablegen
Gesäß auf den Fersen ablegen

- Bei Bedarf eine Unterlage zwischen Unter- und Oberschenkel bringen.

SITZ MIT AUFGESTELLTEN BEINEN

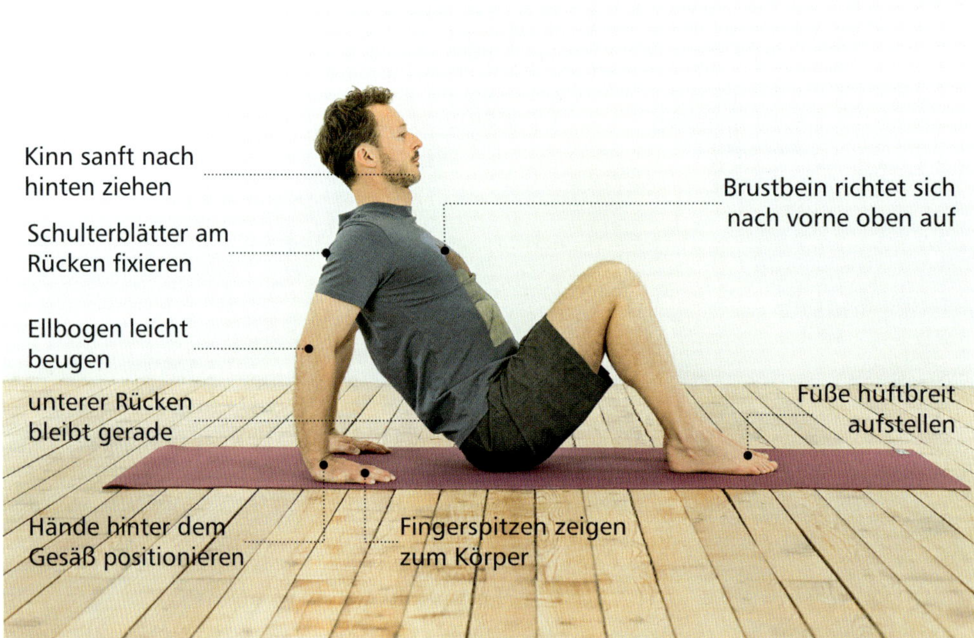
Kinn sanft nach hinten ziehen
Brustbein richtet sich nach vorne oben auf
Schulterblätter am Rücken fixieren
Ellbogen leicht beugen
unterer Rücken bleibt gerade
Füße hüftbreit aufstellen
Hände hinter dem Gesäß positionieren
Fingerspitzen zeigen zum Körper

LANGSITZ

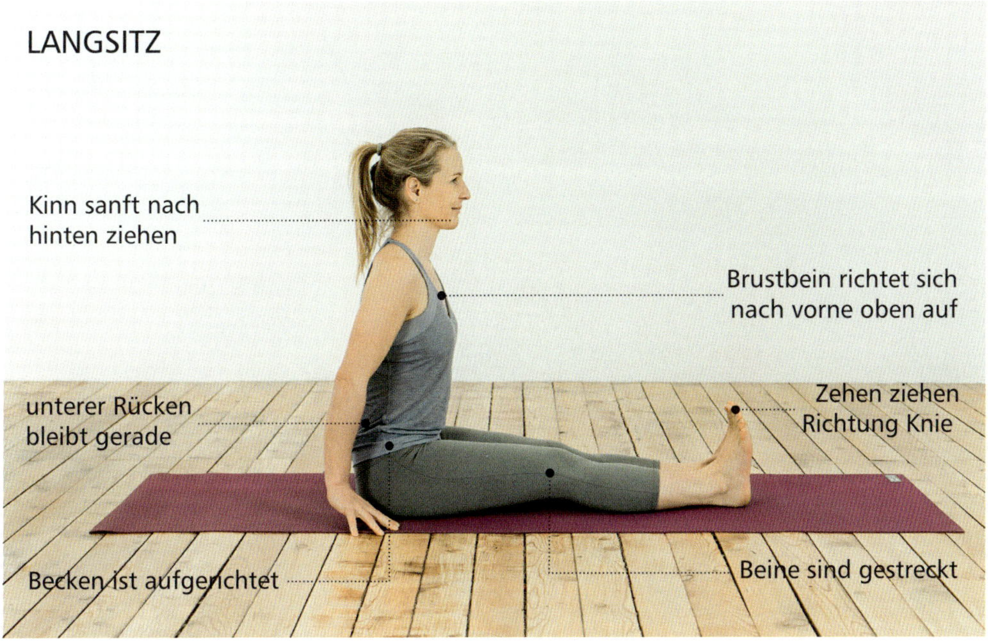
Kinn sanft nach
hinten ziehen
Brustbein richtet sich
nach vorne oben auf
unterer Rücken
bleibt gerade
Zehen ziehen
Richtung Knie
Becken ist aufgerichtet
Beine sind gestreckt

- Bei Bedarf Becken auf eine Unterlage bringen.

KINDESHALTUNG

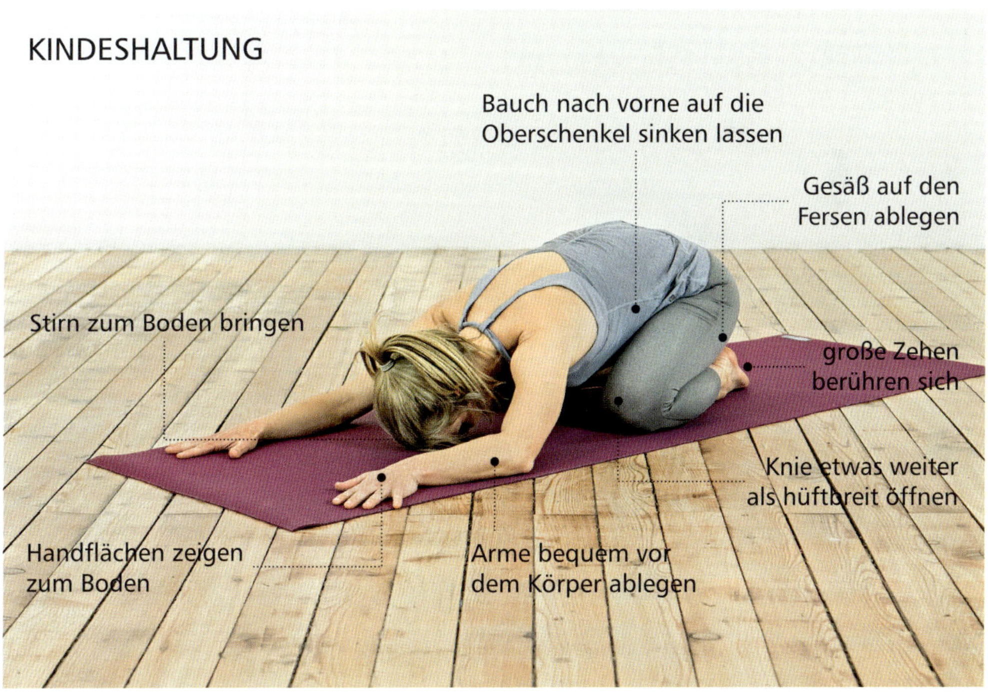
Bauch nach vorne auf die
Oberschenkel sinken lassen
Gesäß auf den
Fersen ablegen
Stirn zum Boden bringen
große Zehen
berühren sich
Knie etwas weiter
als hüftbreit öffnen
Handflächen zeigen
zum Boden
Arme bequem vor
dem Körper ablegen

- Bei Bedarf Stirn auf den übereinandergelegten Händen ablegen.

RÜCKENLAGE

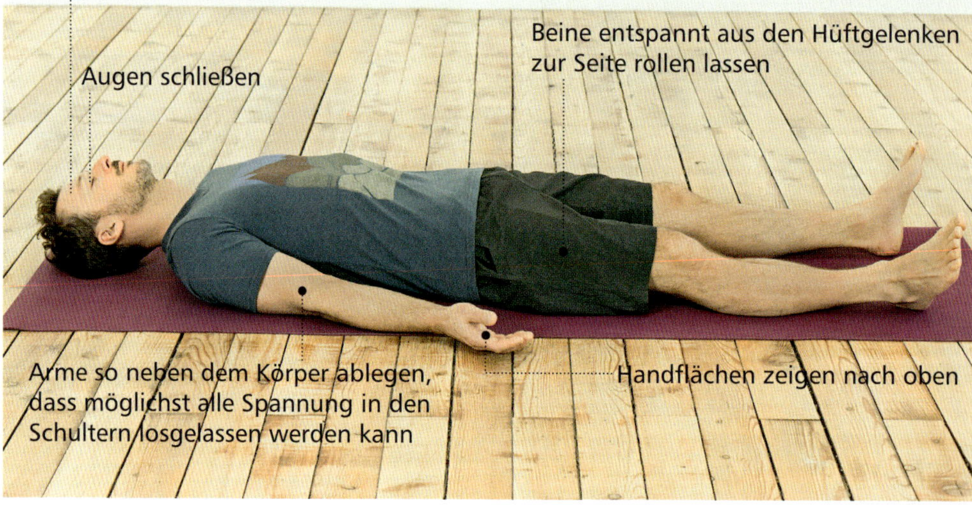
Kopf nach rechts und nach links rollen und dann eine angenehme Position finden
Augen schließen
Beine entspannt aus den Hüftgelenken zur Seite rollen lassen
Arme so neben dem Körper ablegen, dass möglichst alle Spannung in den Schultern losgelassen werden kann
Handflächen zeigen nach oben

- Weite der Arme, der Beine und der Winkel der Füße sind frei wählbar, solange die Haltung bequem ist.
- Bei Rückenschmerzen die Beine anwinkeln, Füße mattenweit aufstellen und Knie aneinanderlegen.

BAUCHLAGE

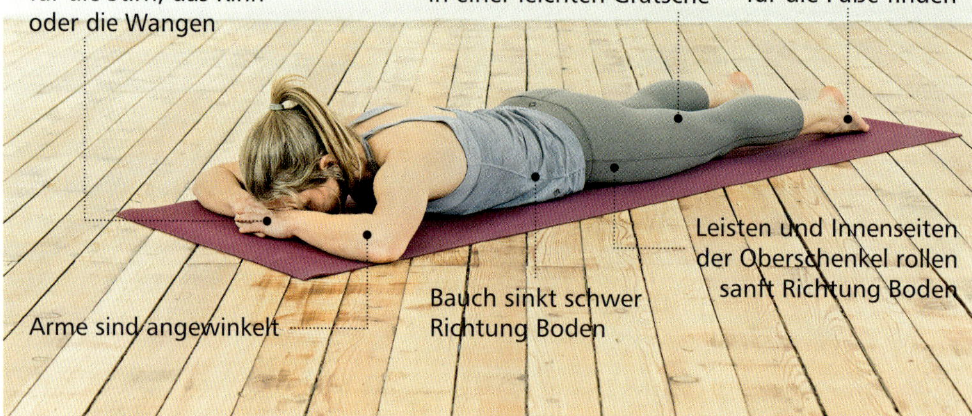
Hände bilden ein Kissen für die Stirn, das Kinn oder die Wangen
Beine sind gestreckt und in einer leichten Grätsche
bequeme Stellung für die Füße finden
Leisten und Innenseiten der Oberschenkel rollen sanft Richtung Boden
Bauch sinkt schwer Richtung Boden
Arme sind angewinkelt

GRUNDAUSRICHTUNGEN

- Schulterblätter am Rücken fixieren

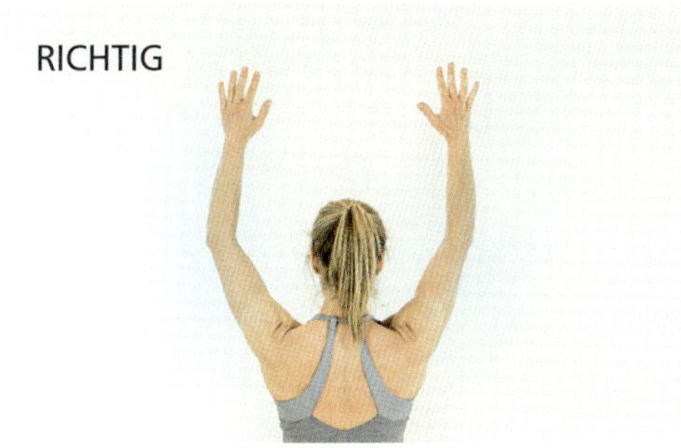

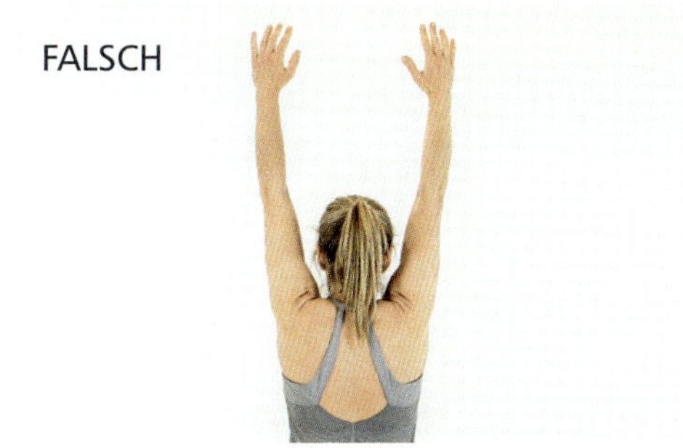

- Kinn sanft Richtung Brust einziehen

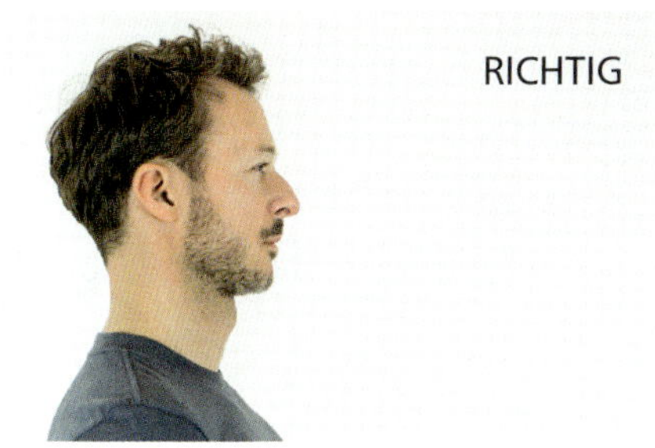

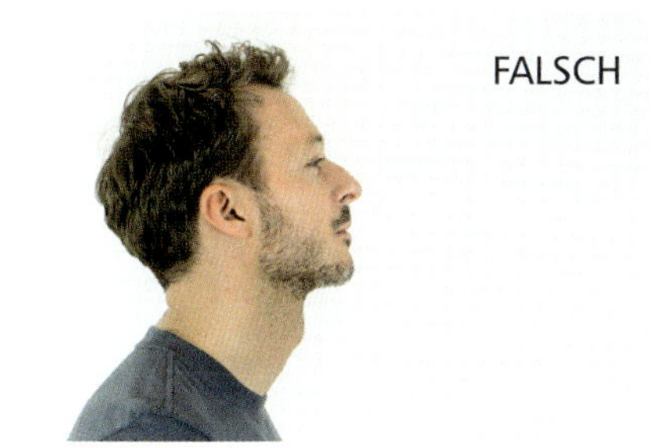

- Bauchnabel zieht Richtung Wirbelsäule

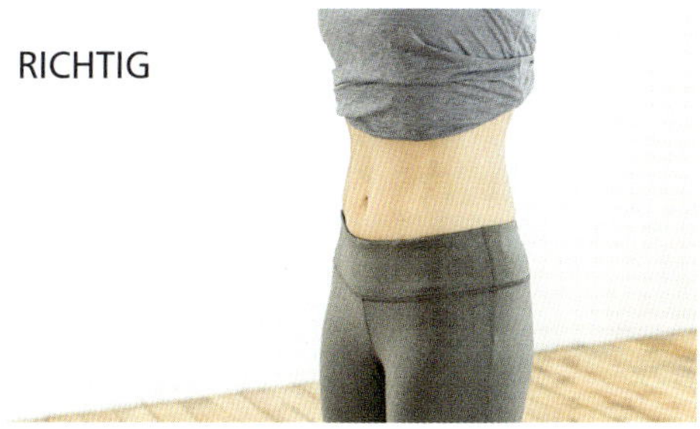

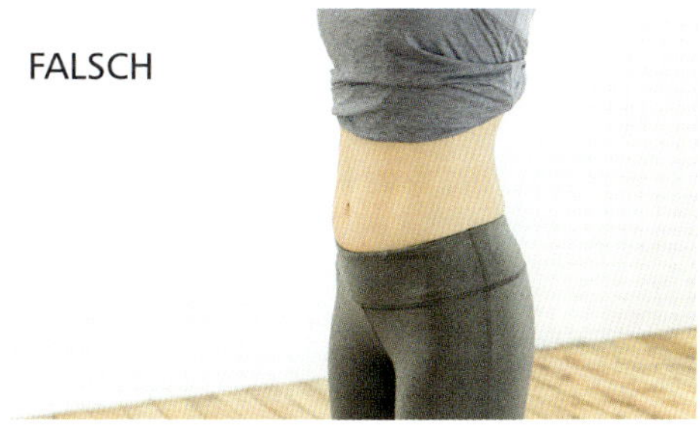

- Zehen ziehen Richtung Knie

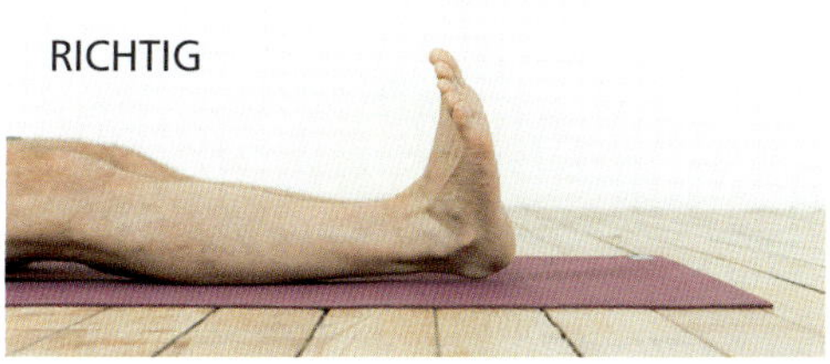

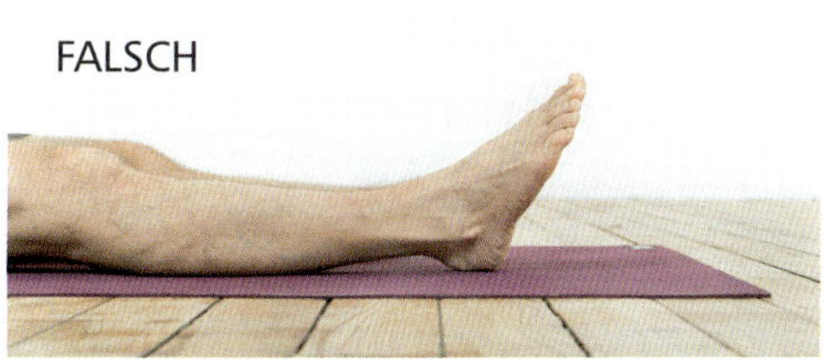

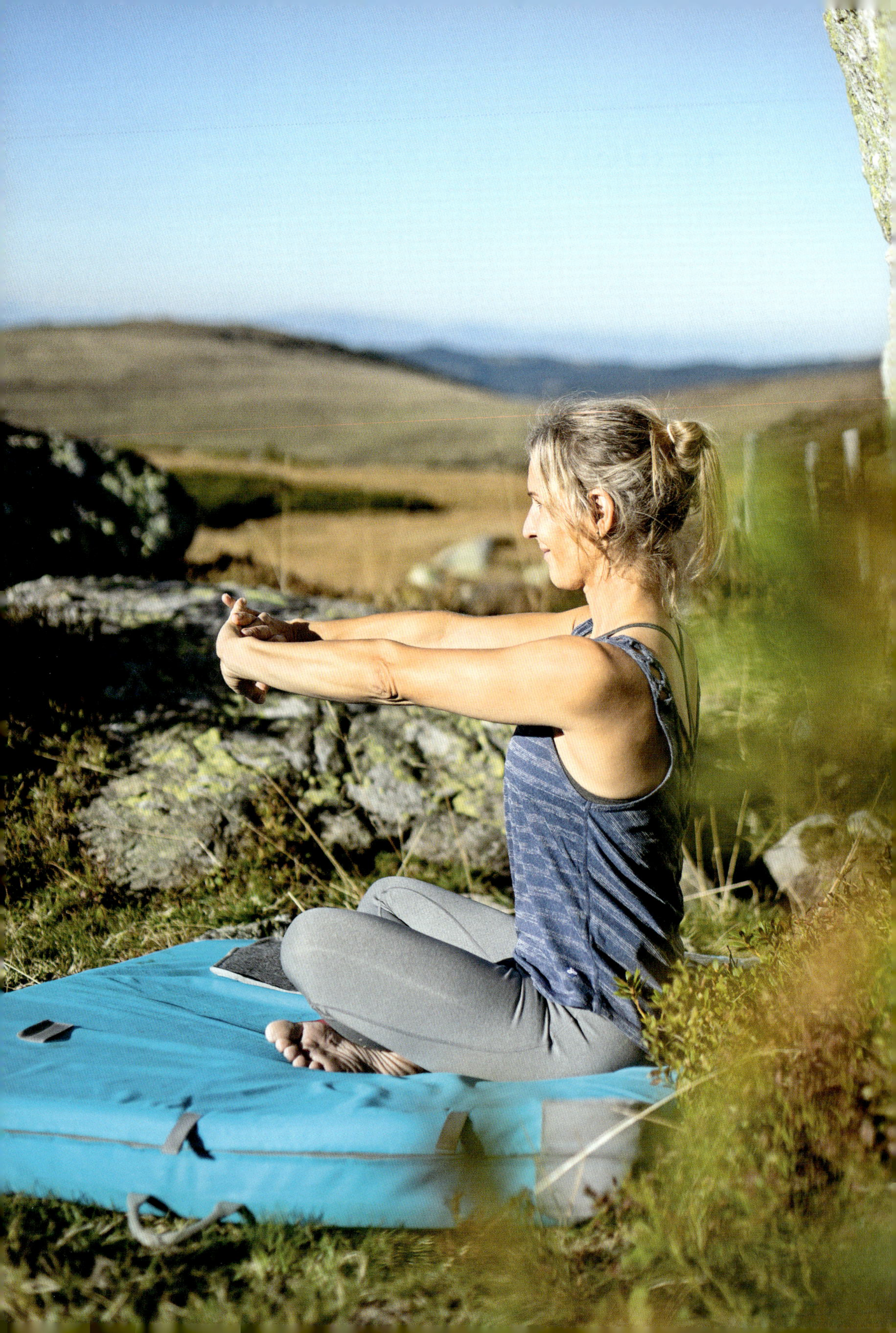

YOGAÜBUNGEN FÜR UNTERARME, HANDGELENKE UND FINGER

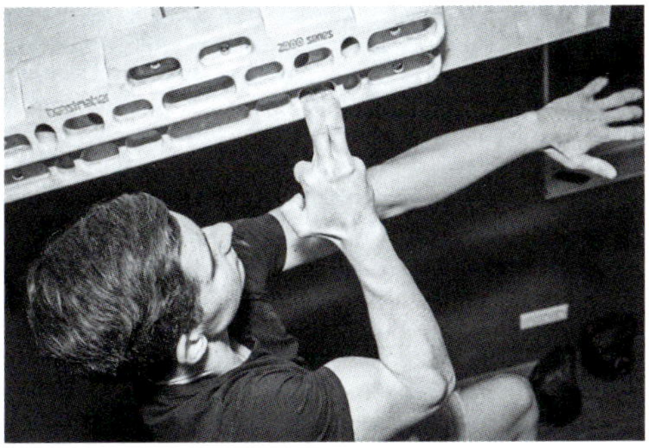

Niko Ferlitsch beim Fingerlochtraining.

In keiner anderen Sportart werden die Hand, der Unterarm und vor allem die Finger so stark belastet wie beim Sportklettern. Für die Übungspraxis ist es wichtig zu wissen, dass Hand und Arm und insbesondere der Unterarm in ihrer Funktion nicht zu trennen sind. Die Unterarmmuskeln lassen sich in zwei große Gruppen einteilen: die Fingerbeuger und die Fingerstrecker. Die Fingerbeuger liegen auf der Seite der Handfläche und die Fingerstrecker auf der Seite des Handrückens. Die Fingerbeuger sind verantwortlich für das Fixieren von Griffen, steuern das Zugreifen und benötigen den Ausgleich daher hauptsächlich in Form von Dehnung. Die Fingerstrecker hingegen müssen in erster Linie gekräftigt werden. Die folgenden Übungen mobilisieren die Handgelenke und dehnen vor allem die stark belasteten Fingerbeuger.

Das Handgewölbe

Wenn man auf den Füßen steht, weiß man, wie wichtig es ist, dass die Füße nicht einknicken und dass ein aktiv aufgebautes Fußgewölbe die restliche Aufrichtung des Körpers merklich beeinflusst. Bei großer Beanspruchung der Beine steht die Gesundheit von Knie, Hüften und der Wirbelsäule deutlich in Zusammenhang mit einer korrekten Fußhaltung. Bei den Händen ist das genauso: Wenn in der Yogapraxis Körpergewicht auf die Hände kommt z. B. in Stützhaltungen, ist es besonders wichtig ein »Handgewölbe« aufzubauen. Dadurch werden die Handgelenke geschont und die Arme, die Schultern und der Nacken können sich gut ausrichten und bleiben dadurch beschwerdefrei.

Das Handgelenk ist am stärksten auf der Handinnenseite, aber schwächer an der Außenseite. Unbewusst bringt der Körper jedoch die meiste Kraft auf die Handaußenseite. Aus diesem Grund muss man die Innenseite bewusst aktivieren und das Gewicht auf das Daumen- und Zeigefingergrundgelenk bringen. Zudem soll man Kraft in den Fingerspitzen aufbauen und wie ein Gecko den Boden krallen. Durch die Aktivierung der Finger hebt sich die Handinnenfläche dann vom Boden.

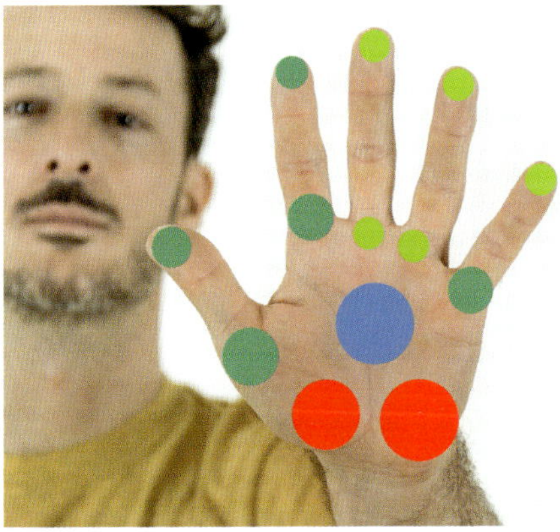

- ● *Verankere diese Bereiche besonders fest in der Yogamatte.*
- ● *Drücke diese Bereiche aktiv in die Yogamatte.*
- ● *Dieser Bereich hebt wie ein Saugnapf vom Boden ab.*
- ● *Vermeide, dass das ganze Gewicht hier abgelegt wird.*

THOMAS HOCHHOLZER

Orthopäde, Sportmediziner, Universitätsdozent, Buchautor, Expeditionsarzt und leidenschaftlicher Bergsteiger

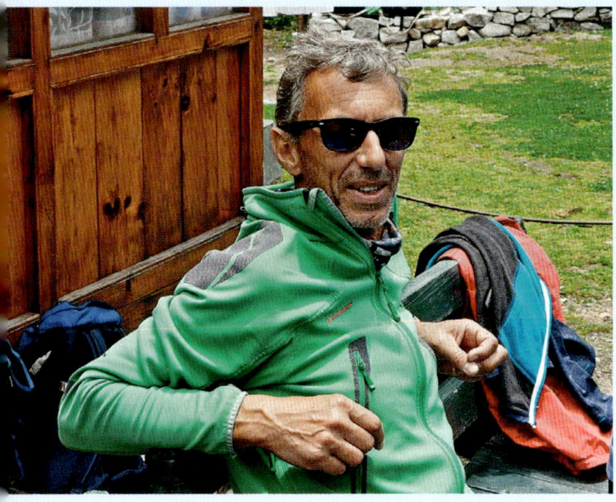

So weit die Hände greifen …

Hände sind wohl das komplexeste »Werkzeug«, das die Natur je geschaffen hat. Wenn sie durch Verletzungen oder Erkrankungen nicht mehr funktionieren, bemerkt der Betroffene sehr bald eine massive Einschränkung der Lebensqualität. Sportler sind dabei häufige Patienten. Selten werden Finger und Hände so intensiv belastet wie beim Sportklettern.

Ich hatte in den letzten dreißig Jahren die Möglichkeit, die Entwicklung des Sportkletterns bei vielen Patienten und Freunden verfolgen zu dürfen. Dabei hat sich vieles zum Positiven verändert: Fühlten sich Kletterer vor Jahren kaum als Leistungssportler, so wurde das Sportklettern immer mehr professionalisiert und wird 2022 sogar olympisch. Verletzungsanfällige Trainingsmethoden wurden verlassen, das Training ist sehr komplex geworden und besteht nicht mehr nur aus Hängeübungen und Maximalkrafttraining an schmalen Leisten. Aber sind die Probleme mit Fingerverletzungen geringer geworden? Wohl kaum.

Ich möchte kurz drei der häufigsten Verletzungen der Finger bei Kletterern ansprechen. Dies sind die Sehnenscheidenentzündungen der Finger, die Risse der Ringbänder am Finger und bei Jugendlichen die Probleme mit den Wachstumsfugen der Finger.

Die Sehnenscheidenentzündung einzelner Finger ist das häufigste Überlastungssyndrom bei Sportkletterern. Die Schmerzen liegen dabei meist im ersten Fingerglied. Vor allem in den Wintermonaten mit intensiven Trainingsphasen an der Boulderwand mit aufgestellten Fingern häufen sich diese Beschwerden. Wie wir alle wissen, ist diese Position oft nicht vermeidbar, aber trotzdem die ungünstigste Belastung für Gelenke und Sehnenscheiden. Ein maximal gebeugtes Mittelgelenk bringt sehr hohe Druckspitzen auf das Gelenk und starke Umlenkkräfte für die Beugesehnen. Sehnenscheidenentzündungen können zwar während des Kletterns auch akut beginnen, aber es liegt nie eine echte Verletzung (Sturz, Hängenbleiben eines Fingers usw.) vor.

Beim Riss der Ringbänder an den Fingern hingegen ist die Ursache ein echtes Trauma mit einem Abrutschen oder einem dynamischen Durchzug eines Griffes. Oft ist ein Knall- oder Schnalzgeräusch zu hören. Die Schmerzen sind meist nicht besonders

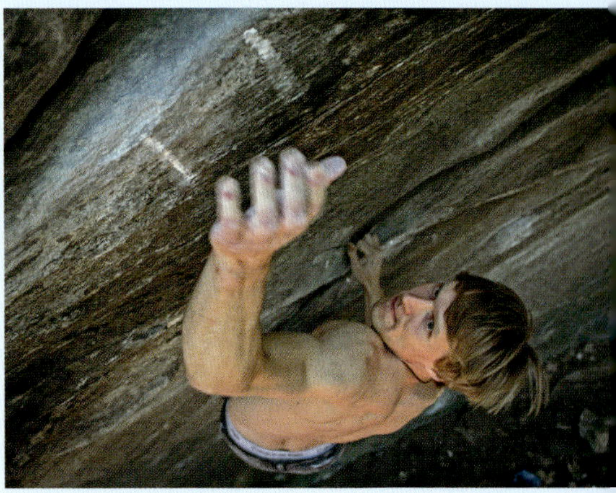

Viel schwieriger geht's nicht! Nalle Hukkataival in »Emotional Landscapes« 8C, Maltatal.

groß, sodass die Verletzung bagatellisiert und oft zu spät behandelt wird.
Jugendliche klettern mittlerweile Routen in Schwierigkeiten, die noch vor Jahren absoluten Spitzenkönnern vorbehalten waren. Unterstützt werden sie dabei durch ihr optimales Last-Kraft-Verhältnis. Seit circa zwanzig Jahren sind etwa einhundert junge Kletterer im Alter von 13 bis 16 Jahren mit Gelenkschwellungen und Schmerzen am Mittelgelenk bei mir in der Praxis vorstellig geworden. Bei ihnen zeigten sich Stressreaktionen der Wachstumsfuge mit einem teilweisen Absterben des Knochens, was zu einer frühzeitigen Arthrose des Mittelgelenks führen kann.
Welche Schlussfolgerungen kann man nun als Arzt aus den Behandlungen vieler verletzter Sportkletterer ziehen? Bei allen diesen drei vorgestellten Problemen besteht die eindeutige Empfehlung an den Sportler: sofortige Pause, genaue Diagnosestellung und adäquate Therapie! Viele Kletterer könnten nach Verletzungen wieder schneller in ihren Sport zurückkehren, wenn ein optimales Management nach Verletzungen befolgt werden würde. Mit dem Klettern sollte erst nach dem Ausheilen der Verletzung wieder begonnen werden.
Ein weiterer entscheidender Punkt für erlebnisreiche und verletzungsarme Kletterjahre ist das Erfahren der eigenen körperlichen Belastungsgrenze. Beim Ausdauersport ist allgemein bekannt, dass nicht jeder einen Marathon in zweieinhalb Stunden laufen kann. Diese Grenzen sind beim Klettern vielleicht für viele junge Sportkletterer nicht so einfach zu akzeptieren. Hier greift das Prinzip des Gleichgewichts zwischen Belastungsfähigkeit von Gelenken, Sehnen und Bändern und der optimalen Belastung im Training. Die Leistungssteigerung beim Klettern ist beim Jugendlichen und Anfänger in der ersten Zeit enorm und rasant. Dann aber müssen Trainingsumfang und -intensität über Jahre (!) vorsichtig gesteigert werden, um der Muskulatur und dem Gewebe die Möglichkeit einer Anpassung an die geforderten Belastungen zu geben. Es wird die wichtigste Erkenntnis für junge Sportler sein, dass es klar determinierte genetische Grenzen in ihrem Leistungssport geben wird. Diese Grenze muss langsam durch das »Hineinhören« in den eigenen Körper und das dem Sportler doch so wichtige »Körpergefühl« und natürlich durch den Erfahrungsaustausch mit älteren Kletterpartnern und Trainern »ertastet« werden. Die Entwicklung weiterer sportmotorischer Fähigkeiten wie Bewegungsgefühl, Koordination, Stellung im Raum und Stabilisation der Rumpfmuskulatur, sowie alternative Bewegungserfahrungen und Entspannungstechniken (Yoga!) sollen das Trainingsspektrum ergänzen. Wie heißt es so schön: »Der wichtigste Muskel beim Klettern ist das Hirn.«

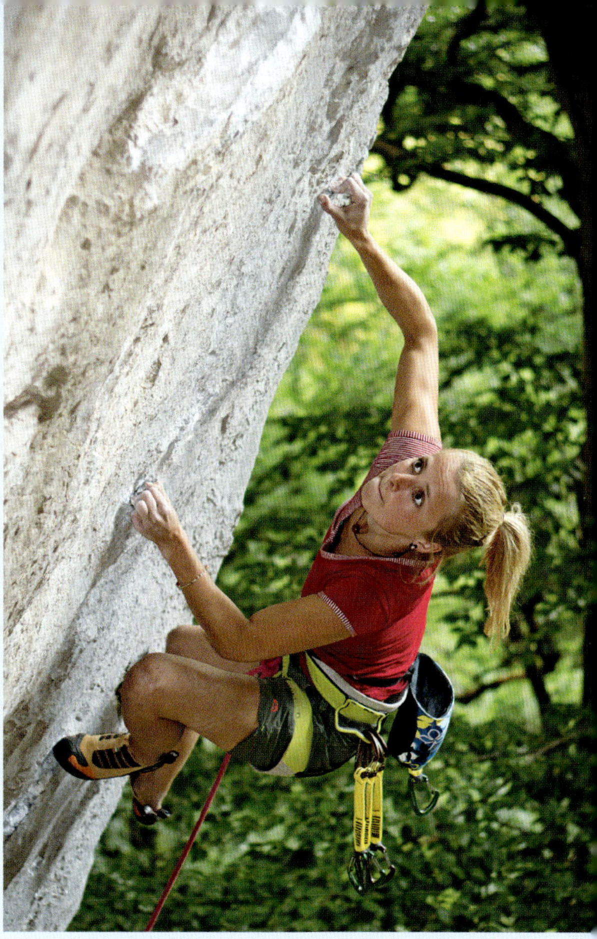
Leistenkraft ist Trumpf für Hedi Friedl in »Train & Terror« 8a, Arena, Steiermark.

1 UNTERARM-MASSAGE

Diese einfache Selbstmassage lockert die gesamte Unterarmmuskulatur, ohne dass der »massierende Arm« sich dabei wieder verspannt.

- Ausgangsposition: Vierfüßer (siehe S. 15).

1

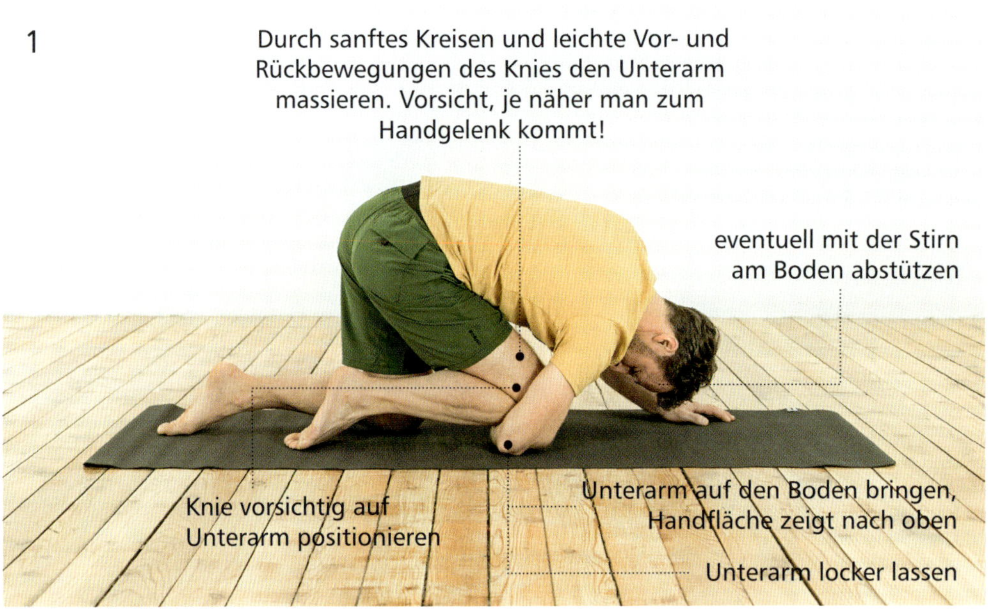
Durch sanftes Kreisen und leichte Vor- und Rückbewegungen des Knies den Unterarm massieren. Vorsicht, je näher man zum Handgelenk kommt!
eventuell mit der Stirn am Boden abstützen
Knie vorsichtig auf Unterarm positionieren
Unterarm auf den Boden bringen, Handfläche zeigt nach oben
Unterarm locker lassen

2

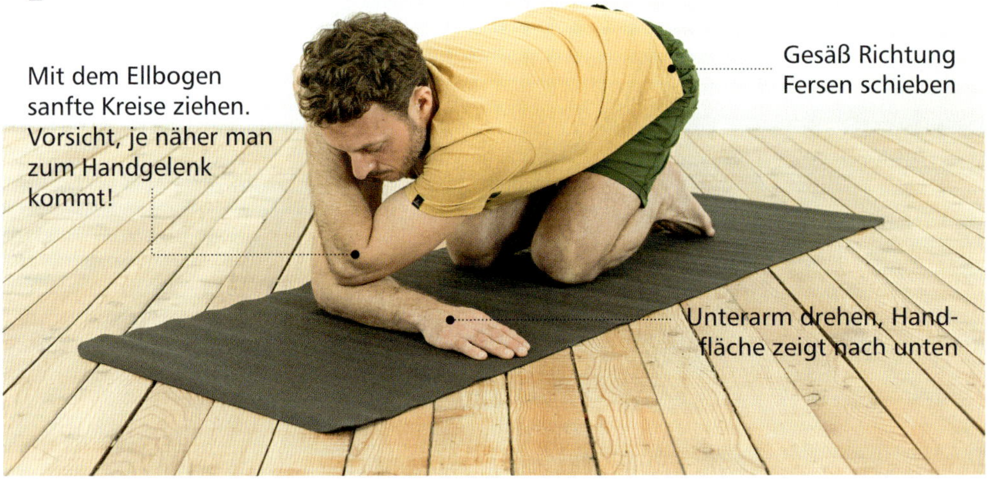
Mit dem Ellbogen sanfte Kreise ziehen. Vorsicht, je näher man zum Handgelenk kommt!
Gesäß Richtung Fersen schieben
Unterarm drehen, Handfläche zeigt nach unten

- Dauer: Ca. 1 Minute pro Unterarm.
- Endposition: Fersensitz (siehe S. 16).
- Vorsicht: Bei akuten Entzündungen und Verletzungen der Hand und des Unterarms.

Variante: Handmassage

Diese einfache Selbstmassage lockert die gesamte Handmuskulatur, ohne dass der »massierende Arm« sich dabei wieder verspannt.

- Ausgangsposition: Position 1 Unterarm-Massage

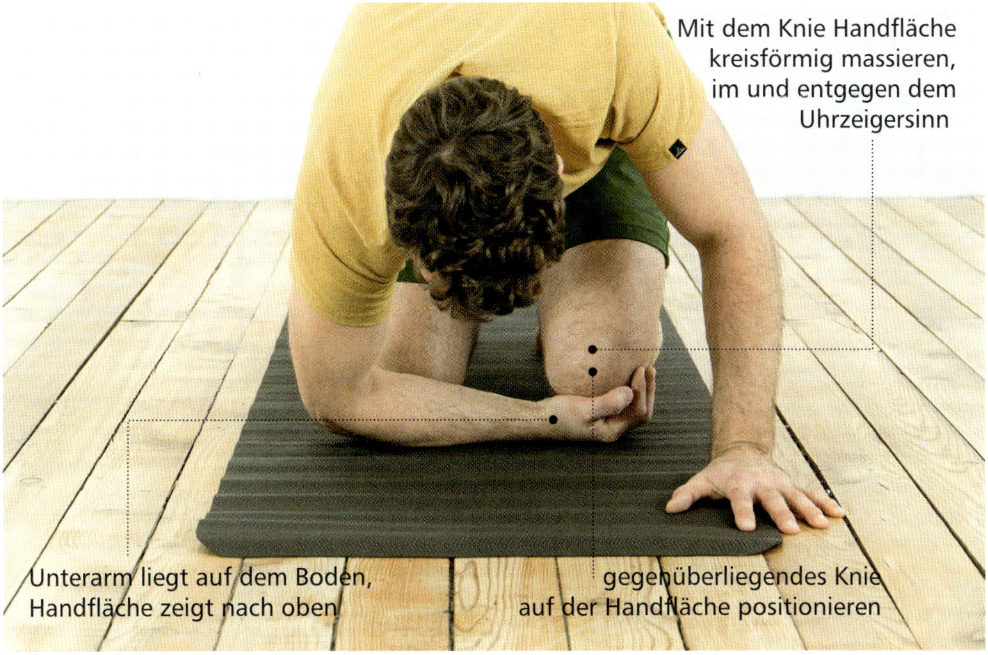
Mit dem Knie Handfläche kreisförmig massieren, im und entgegen dem Uhrzeigersinn
Unterarm liegt auf dem Boden, Handfläche zeigt nach oben
gegenüberliegendes Knie auf der Handfläche positionieren

- Wiederholungen: 5–7 Kreise in jede Richtung pro Hand.
- Endposition: Fersensitz (siehe S. 16).

2 FINGERMASSAGE

Diese einfache Selbstmassage lockert die bindegewebigen Strukturen in den einzelnen Fingern.

- Ausgangsposition: Berghaltung (siehe S. 14), Sitz mit gekreuzten Beinen (siehe S. 15) oder Fersensitz (siehe S. 16).

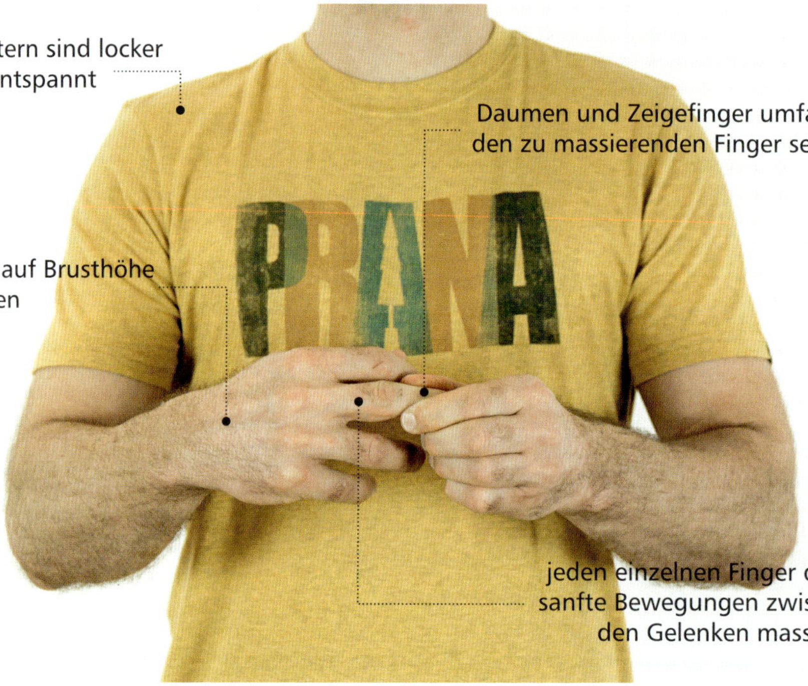

- Wiederholungen: An jedem Finger alle drei Fingerglieder einmal auf- und abmassieren.
- Endposition: Berghaltung, Sitz mit gekreuzten Beinen oder Fersensitz.
- Vorsicht: Bei akuten Entzündungen und Verletzungen in den Fingern.

HANDGELENKE KREISEN

Diese Übung mobilisiert die Handgelenke.

- Ausgangsposition: Berghaltung (siehe S. 14), Sitz mit gekreuzten Beinen (siehe S. 15) oder Fersensitz (siehe S. 16).

1

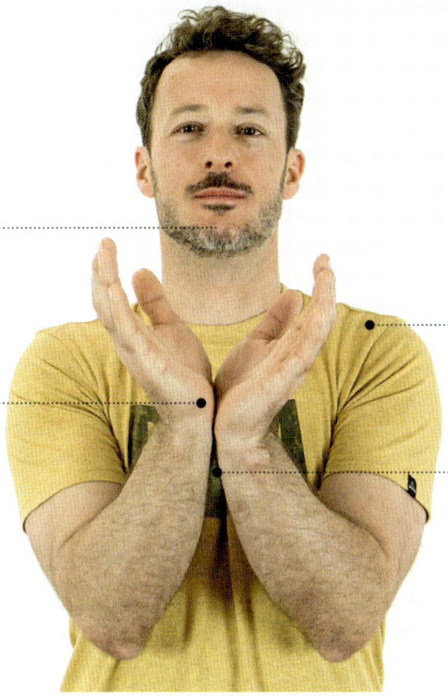
Kinn sanft nach hinten ziehen
Handgelenke vor der Brust aneinanderlegen
Schultern sind locker und entspannt
Brustbein zieht nach vorne

- Hände nach innen (körperwärts) drehen, sodass die Handrücken aneinanderliegen (Position 2), dann die Fingerspitzen nach unten drehen (Position 3). Anschließend die Hände nach vorne bewegen und wieder nach oben führen, wodurch die Handflächen wieder zusammenkommen.
- Die Handgelenke sollen zu jedem Zeitpunkt der Bewegung Kontakt zueinander halten!

2

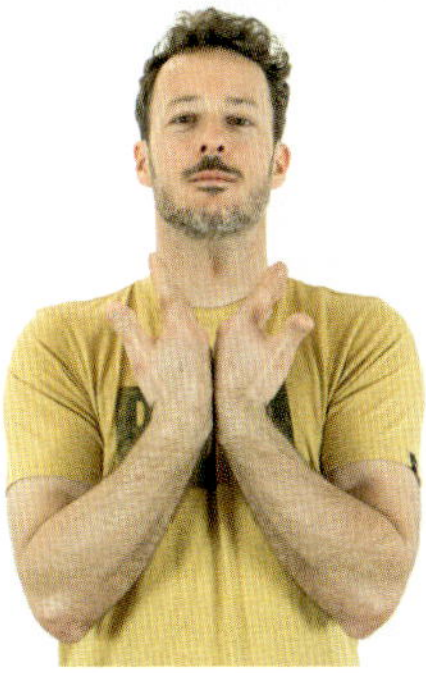

3

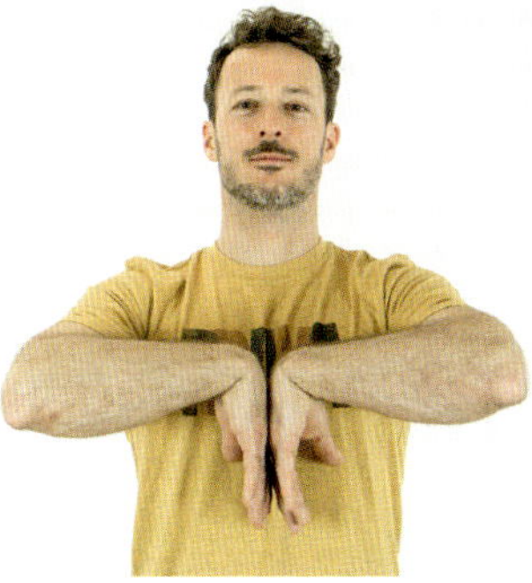

- Wiederholungen: 5 Runden in jede Richtung.
- Endposition: Berghaltung, Sitz mit gekreuzten Beinen oder Fersensitz.
- Vorsicht: Bei akuten Entzündungen oder Verletzungen in den Handgelenken.

4 FINGERBEUGER-FLOW

Diese Übung dehnt die Fingerbeugemuskulatur und die Handgelenksbeugemuskulatur.

- Ausgangsposition: Berghaltung oder Sitz mit gekreuzten Beinen (siehe S. 14, 15).

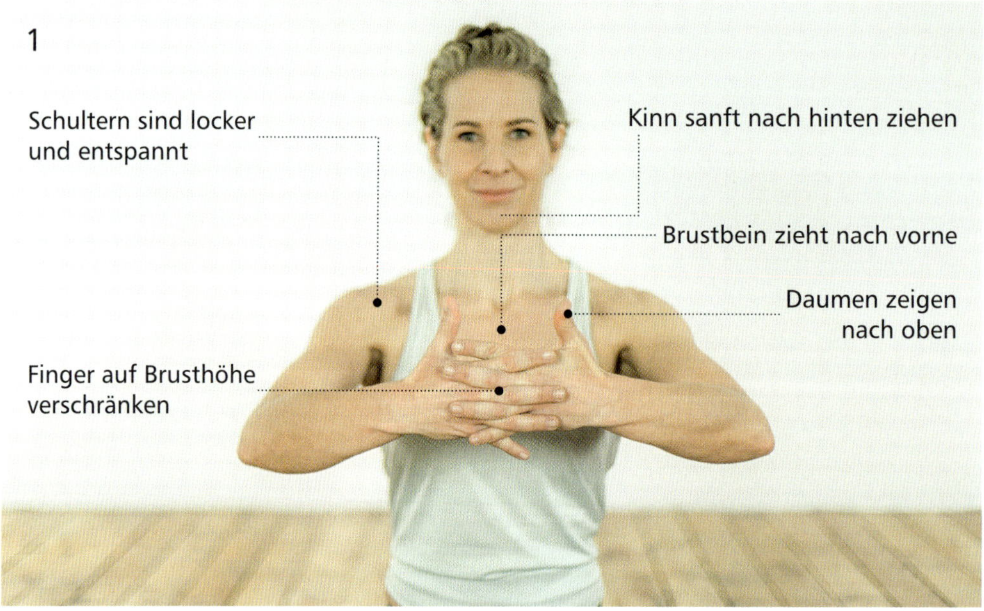
1
Schultern sind locker und entspannt
Kinn sanft nach hinten ziehen
Brustbein zieht nach vorne
Daumen zeigen nach oben
Finger auf Brusthöhe verschränken

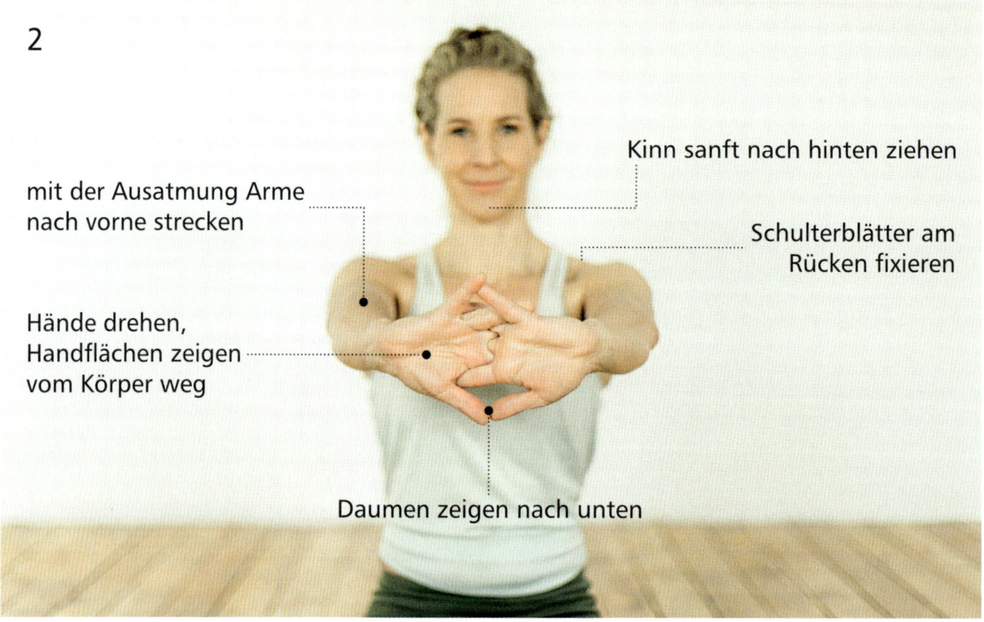
2
Kinn sanft nach hinten ziehen
mit der Ausatmung Arme nach vorne strecken
Schulterblätter am Rücken fixieren
Hände drehen, Handflächen zeigen vom Körper weg
Daumen zeigen nach unten

- Mit der Einatmung Hände zum Körper zurückziehen, siehe Position 1.

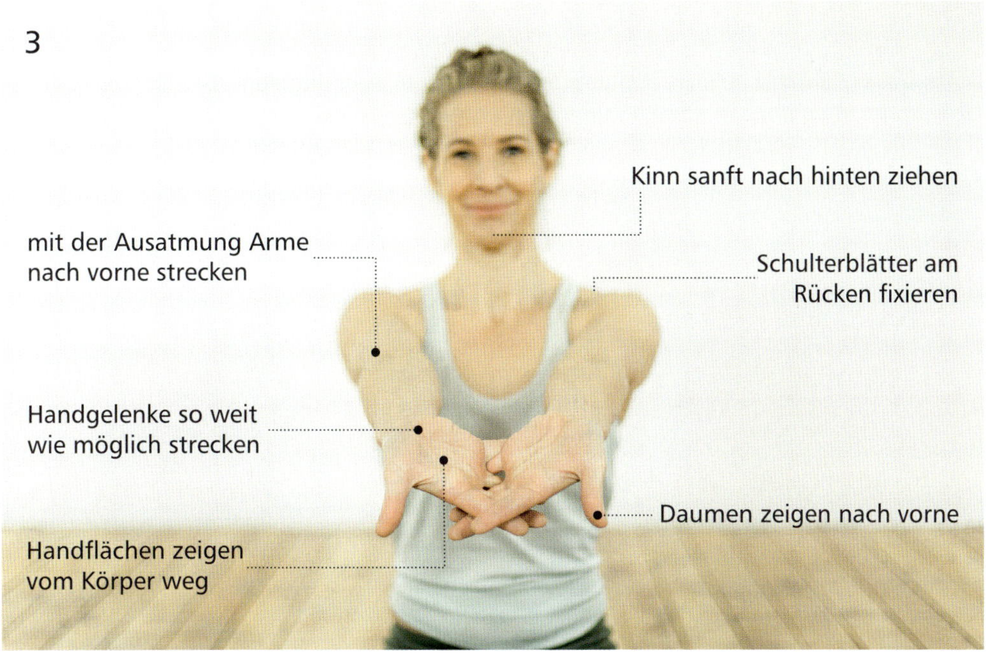
3
Kinn sanft nach hinten ziehen
mit der Ausatmung Arme nach vorne strecken
Schulterblätter am Rücken fixieren
Handgelenke so weit wie möglich strecken
Daumen zeigen nach vorne
Handflächen zeigen vom Körper weg

- Mit der Einatmung Hände wieder zum Körper zurückziehen, siehe Position 1.
- Wiederholungen: 3–5.
- Endposition: Berghaltung oder Sitz mit gekreuzten Beinen (siehe S. 14, 15).
- Vorsicht: Bei akuten Entzündungen oder Verletzungen in den Finger- und Handgelenken.

5 FINGERBEUGER-STRETCH

Diese Übung dehnt die Fingerbeugemuskulatur auf eine aktive Weise, bei der die Handgelenke nicht überdehnt werden können. Gut als Auflockerung zwischen den Kletterrouten.

- Ausgangsposition: Berghaltung oder Sitz mit gekreuzten Beinen (siehe S. 14, 15).

1

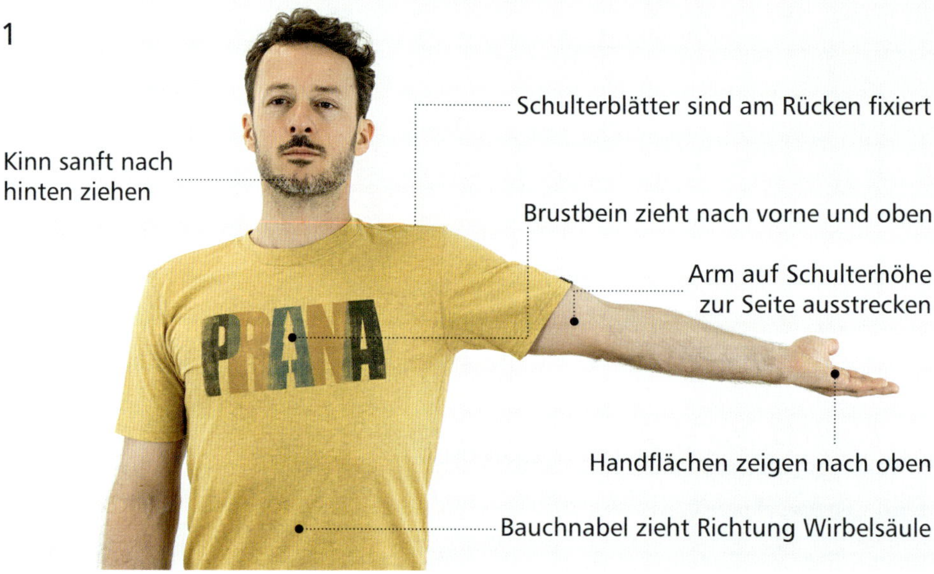

2

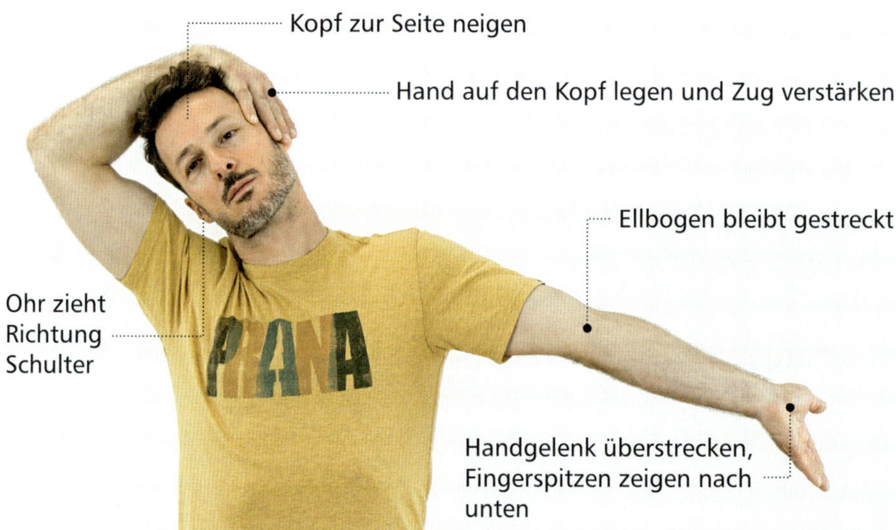

- Dauer: 3–7 Atemzüge pro Seite.
- Endposition: Sitz mit gekreuzten Beinen oder Berghaltung.
- Vorsicht: Bei akuten Entzündungen oder Verletzungen in den Handgelenken.

ARMWELLE

Diese wellenförmige Bewegung lockert sowohl die Schulter- und Ellbogengelenke als auch die Hand- und Fingergelenke. Sie eignet sich z. B. gut zur Mobilisierung der Handgelenke nach dem Rissklettern.

- Ausgangsposition: Berghaltung (siehe S. 14), Sitz mit gekreuzten Beinen (siehe S. 15) oder Fersensitz (siehe S. 16).

1

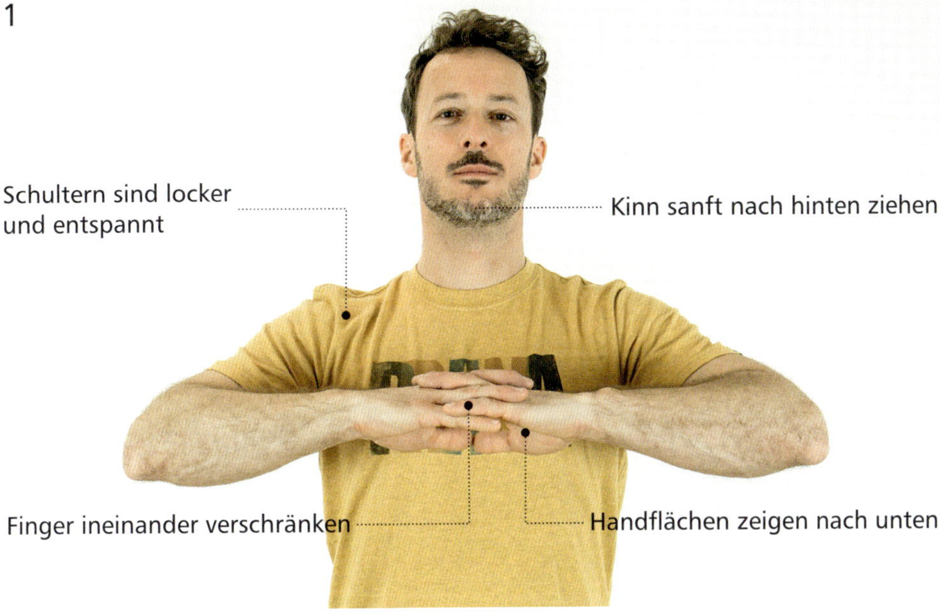
Schultern sind locker und entspannt
Kinn sanft nach hinten ziehen
Finger ineinander verschränken
Handflächen zeigen nach unten

- Eine Auf- und Abbewegung in den Händen initiiert eine Welle durch beide Arme (Position 2).
- Wiederholungen: 5–7 Wellenbewegungen in jede Richtung, die Finger beim Richtungswechsel so verschränken, dass jeweils der andere Daumen vorne ist.

2

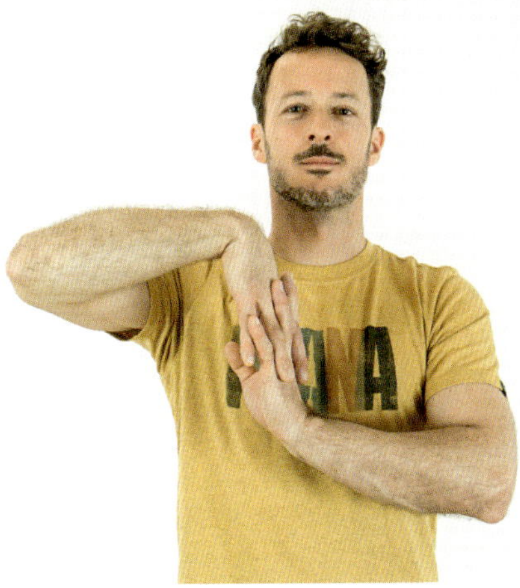

- Endposition: Berghaltung, Sitz mit gekreuzten Beinen oder Fersensitz.
- Vorsicht: Bei akuten Entzündungen oder Verletzungen von Hand, Arm oder Schulter.

7 FINGER-STRETCH

Diese Übung dehnt die Fingerbeugemuskulatur und ermöglicht durch die Dehnung ein endgradigeres Beugen in den einzelnen Fingergelenken.

- Ausgangsposition: Sitz mit gekreuzten Beinen (siehe S. 15).

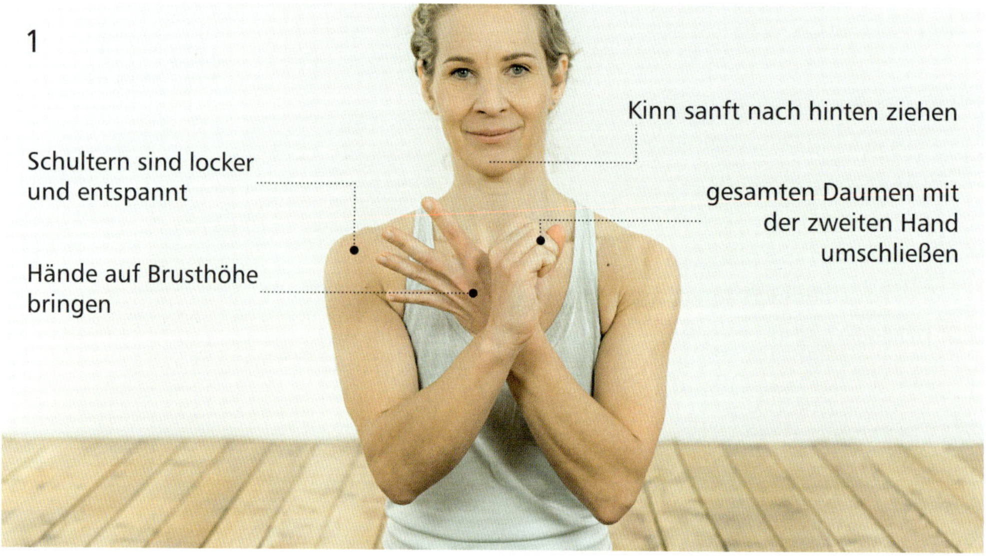

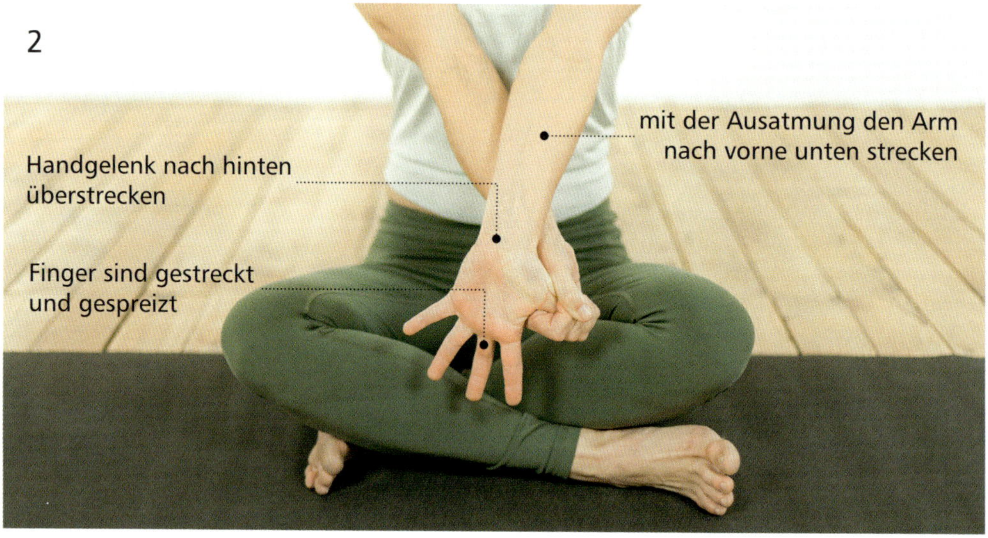

- Arm wieder in Position 1 bringen und nächsten Finger umfassen.
- Alle Finger durchdehnen, dann Hand wechseln.
- Dauer: Jeden Finger in der Endposition für drei Atemzüge halten.
- Endposition: Sitz mit gekreuzten Beinen.
- Vorsicht: Bei akuten Entzündungen und Verletzungen in den Fingern und im Handgelenk.

FINGERSTAND

Diese Übung hat eine stabilisierende Funktion auf die Fingerbeugemuskulatur und ist eine Kräftigung der sogenannten kurzen Handmuskulatur.

- Ausgangsposition: Vierfüßer (siehe S. 15).

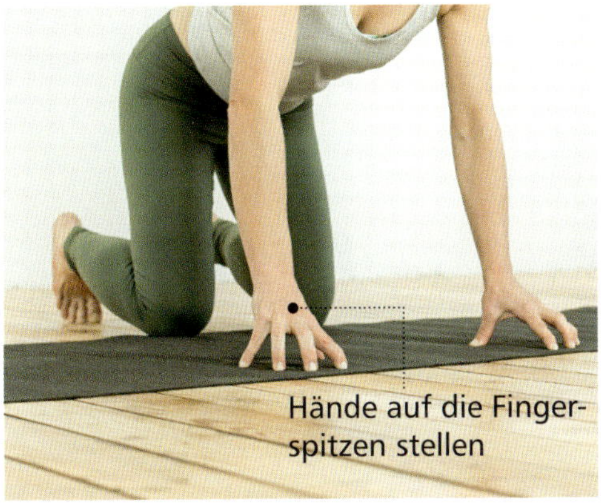
Hände auf die Fingerspitzen stellen

- Finger sind aktiv, wie wenn sie einen Tennisball umschließen.
- Kraftvollen Druck mit den Fingerspitzen gegen den Boden ausüben.
- Je nach Fingerkraft, mehr oder weniger Gewicht auf die Hände bringen, indem das Gesäß weiter nach vorne oder hinten schiebt.
- Dauer: 5–10 Atemzüge, eventuell 2–3 Wiederholungen.
- Endposition: Fersensitz.
- Vorsicht: Bei Entzündungen oder Verletzungen in den Finger- und Handgelenken.

Variante: Herabschauender Hund im Fingerstand

Diese Variante erfordert mehr Koordination, außerdem erfolgt die Belastung der Finger aus einem anderen Winkel.

- Ausgangsposition: Fingerstand im Vierfüßer (siehe oben).

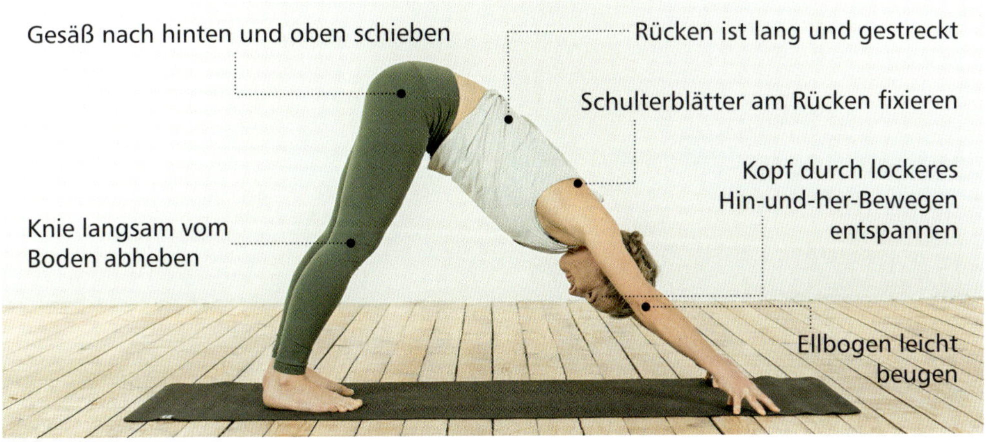
Gesäß nach hinten und oben schieben
Rücken ist lang und gestreckt
Schulterblätter am Rücken fixieren
Kopf durch lockeres Hin-und-her-Bewegen entspannen
Knie langsam vom Boden abheben
Ellbogen leicht beugen

- Um den Druck auf die Finger zu reduzieren, können die Knie gestreckt werden.
- Finger sind aktiv, wie wenn sie einen Tennisball umschließen.
- Kraftvollen Druck mit den Fingerspitzen gegen den Boden ausüben.
- Dauer: 3–7 Atemzüge.
- Endposition: Kindeshaltung (siehe S. 17).

9 FUSS-HAND-HALTUNG

Diese Übung ist eine Rückbeuge für die Handgelenke und dehnt dadurch die Fingerstrecker. Außerdem werden die Handflächen gut massiert.

- Ausgangsposition: Berghaltung (siehe S. 14).

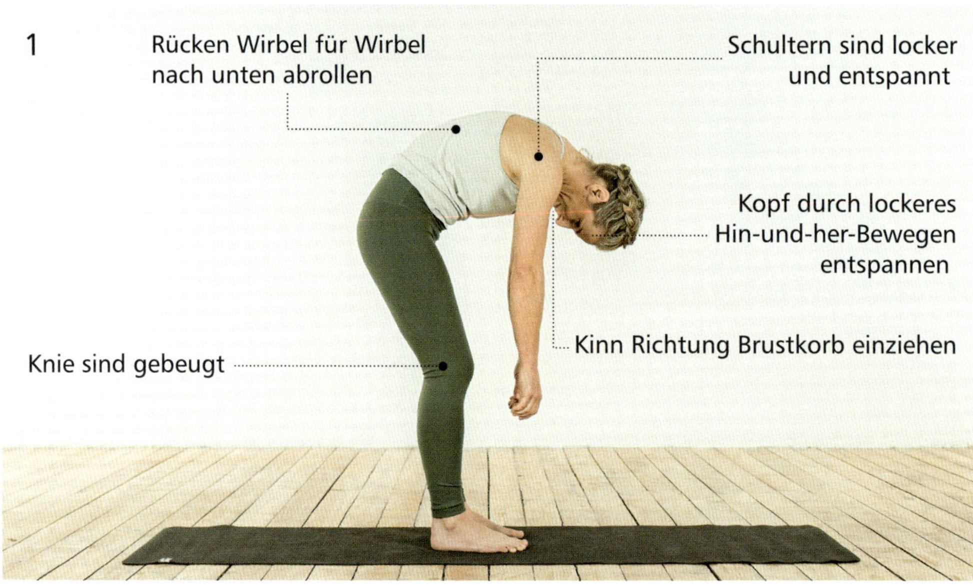
1
Rücken Wirbel für Wirbel nach unten abrollen
Schultern sind locker und entspannt
Kopf durch lockeres Hin-und-her-Bewegen entspannen
Kinn Richtung Brustkorb einziehen
Knie sind gebeugt

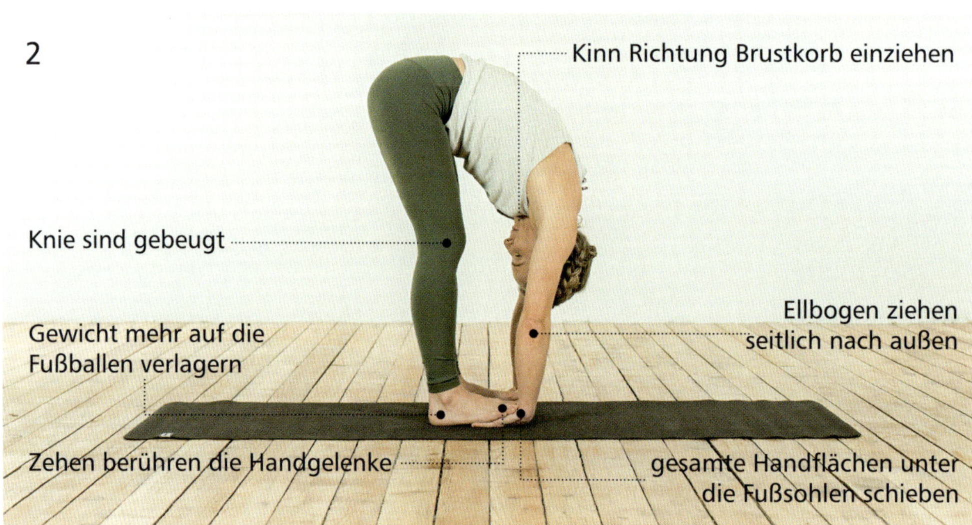
2
Kinn Richtung Brustkorb einziehen
Knie sind gebeugt
Ellbogen ziehen seitlich nach außen
Gewicht mehr auf die Fußballen verlagern
Zehen berühren die Handgelenke
gesamte Handflächen unter die Fußsohlen schieben

- Bei jeder Ausatmung in der Endposition den Mund öffnen, um die Kiefergelenke zu lockern.
- Am Ende Wirbel für Wirbel wieder in die Berghaltung hochrollen.
- Kopf erst am Schluss anheben.

- Dauer: 5–10 Atemzüge in Position 2 verharren.
- Endposition: Berghaltung.
- Vorsicht: Bei akuten Entzündungen oder Verletzungen der Finger- und Handgelenke. Bei unbehandeltem stark erhöhtem Blutdruck sowie bei Migräne, starken Kopfschmerzen oder erhöhtem Augeninnendruck.

Variante: Squat

Bei dieser Variante wird die Balance gefordert und der Massagedruck auf die Handballen erhöht.

- Ausgangsposition: Fuß-Hand-Haltung Position 2 (siehe links).

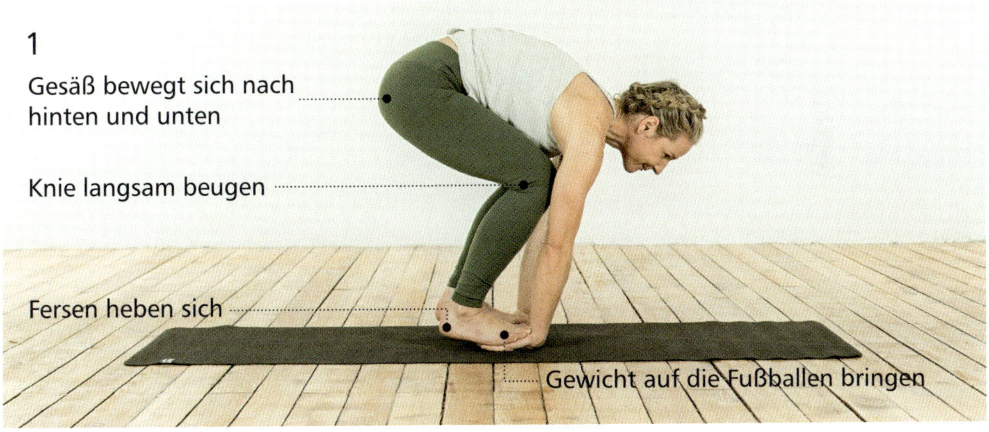
1
Gesäß bewegt sich nach hinten und unten
Knie langsam beugen
Fersen heben sich
Gewicht auf die Fußballen bringen

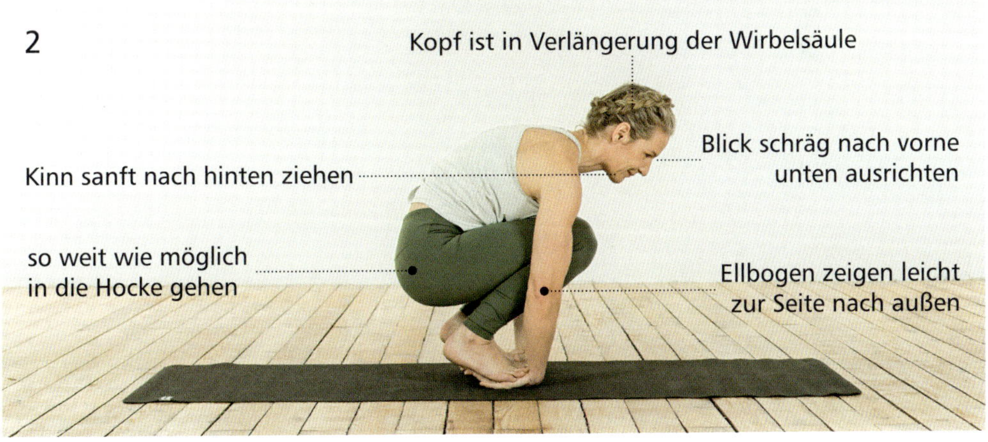
2
Kopf ist in Verlängerung der Wirbelsäule
Blick schräg nach vorne unten ausrichten
Kinn sanft nach hinten ziehen
so weit wie möglich in die Hocke gehen
Ellbogen zeigen leicht zur Seite nach außen

- Am Ende wieder in die Fuß-Hand-Haltung (Position 2) gehen.
- Dann Wirbel für Wirbel in die Berghaltung hochrollen.
- Kopf erst am Schluss anheben.
- Dauer: 5–10 Atemzüge.
- Endposition: Berghaltung.

10 HÄNDE BELEBEN

Diese Übung bringt die Fingergelenke endgradig in Streckung, aktiviert somit die Fingerstreckmuskulatur und ist ein guter Ausgleich für die stark beanspruchte Fingerbeugemuskulatur.

- Ausgangsposition: Berghaltung (siehe S. 14), Sitz mit gekreuzten Beinen (siehe S. 15) oder Fersensitz (siehe S. 16).

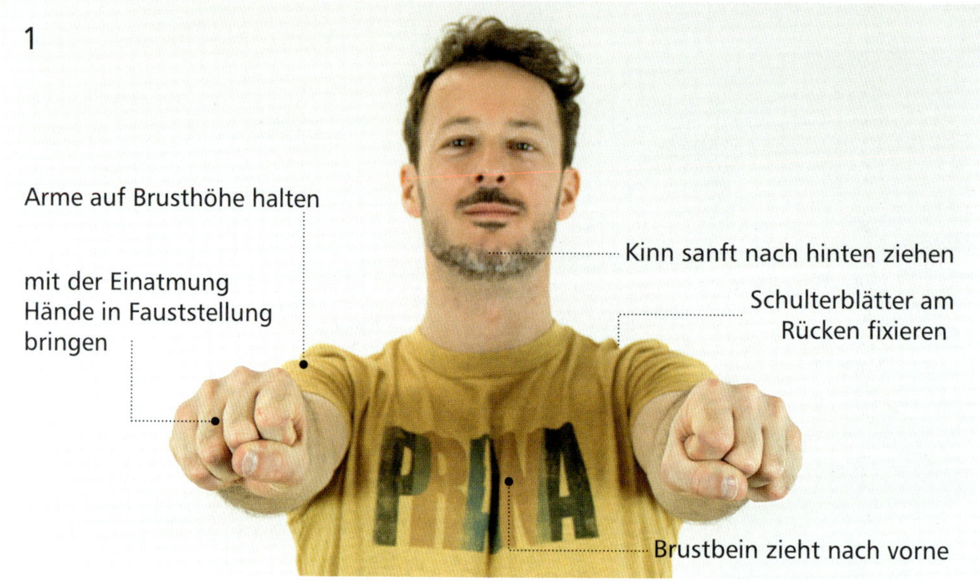
1
Arme auf Brusthöhe halten
Kinn sanft nach hinten ziehen
mit der Einatmung Hände in Fauststellung bringen
Schulterblätter am Rücken fixieren
Brustbein zieht nach vorne

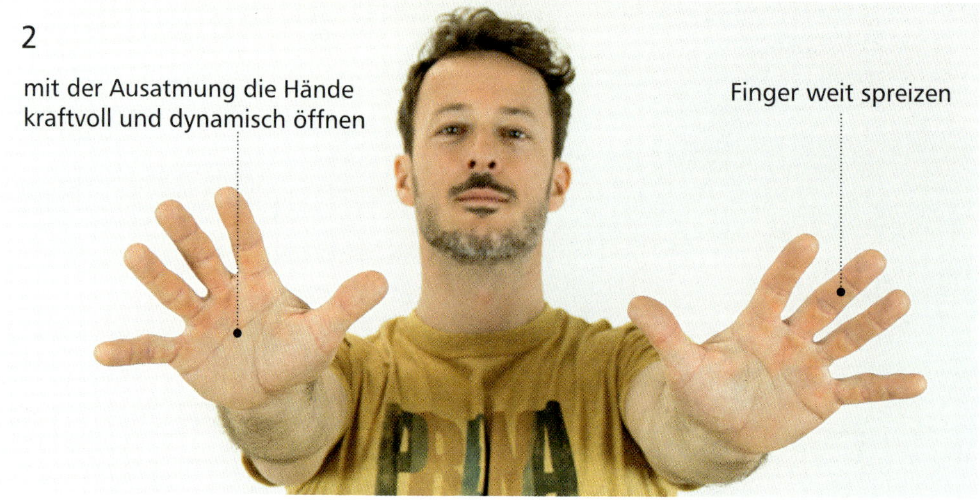
2
mit der Ausatmung die Hände kraftvoll und dynamisch öffnen
Finger weit spreizen

- Mit der Einatmung wieder Fäuste machen.
- Wiederholungen: 10–15.
- Endposition: Berghaltung, Sitz mit gekreuzten Beinen oder Fersensitz.
- Vorsicht: Bei akuten Entzündungen und Verletzungen in den Fingern und im Handgelenk.

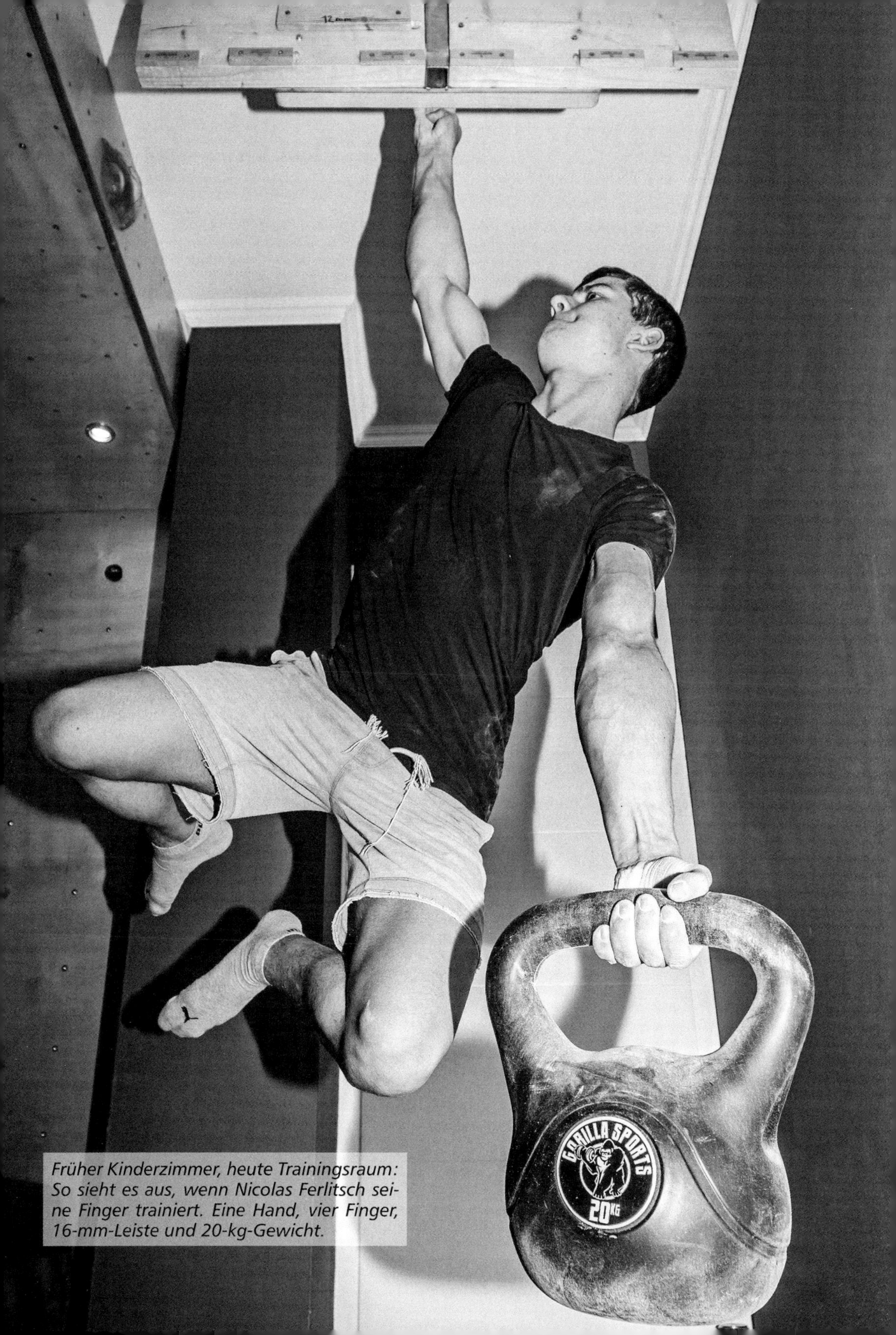

Früher Kinderzimmer, heute Trainingsraum: So sieht es aus, wenn Nicolas Ferlitsch seine Finger trainiert. Eine Hand, vier Finger, 16-mm-Leiste und 20-kg-Gewicht.

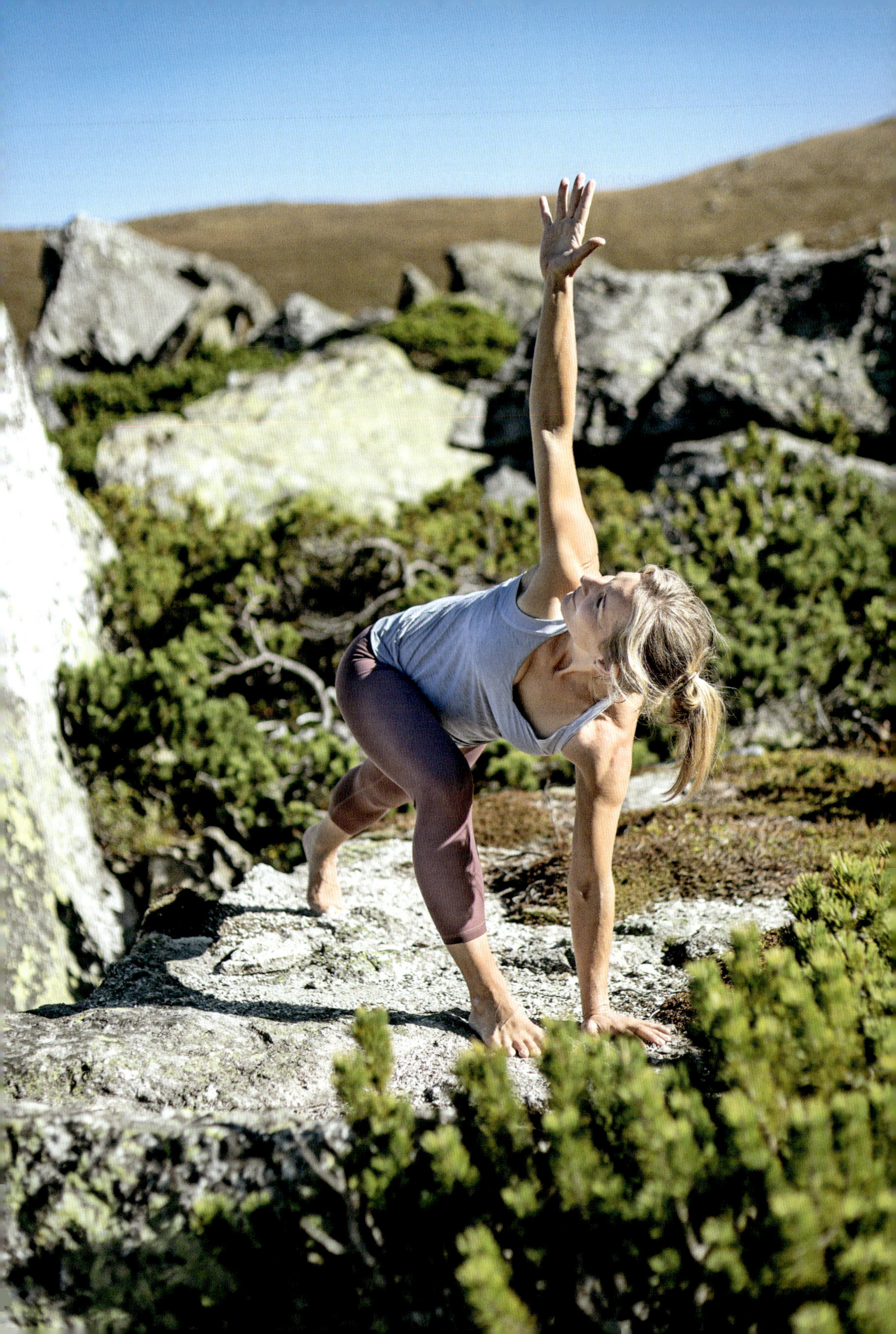

YOGAÜBUNGEN FÜR DEN RÜCKEN

Unsere Wirbelsäule besteht aus sieben Halswirbeln, zwölf Brustwirbeln, fünf Lendenwirbeln, fünf miteinander verwachsenen Kreuzbeinwirbeln und vier bis fünf Steißbeinwirbeln. Es gibt Wirbelsäulenabschnitte, die von Natur aus deutlich beweglicher sind als andere. Als Problemzonen im Rücken gelten genau jene Punkte, wo ein sehr beweglicher Abschnitt auf einen deutlich weniger beweglichen Abschnitt trifft und es dadurch zu hohen mechanischen Belastungen kommt.

Ein gesunder Rücken fordert von uns daher, dass wir unbeweglichere Abschnitte, wie die Brustwirbelsäule, durch aufmerksames Üben so flexibel wie möglich halten und beweglichere Abschnitte, wie den unteren Rücken, durch zusätzliche Muskelkraft stabilisieren.

Die folgenden Übungen vermitteln ein Gefühl für die einzelnen Abschnitte der Wirbelsäule und bewegen den gesamten Rücken von der Halswirbelsäule bis zur Lendenwirbelsäule durch.

Ein langer Klettertag in der Wand inklusive Rucksack und unbequemen Standplätzen kann auch dem Rücken zusetzen. Petra Zink in der »Palfrader Verschneidung« an der Geierwand, VI+, Dolomiten.

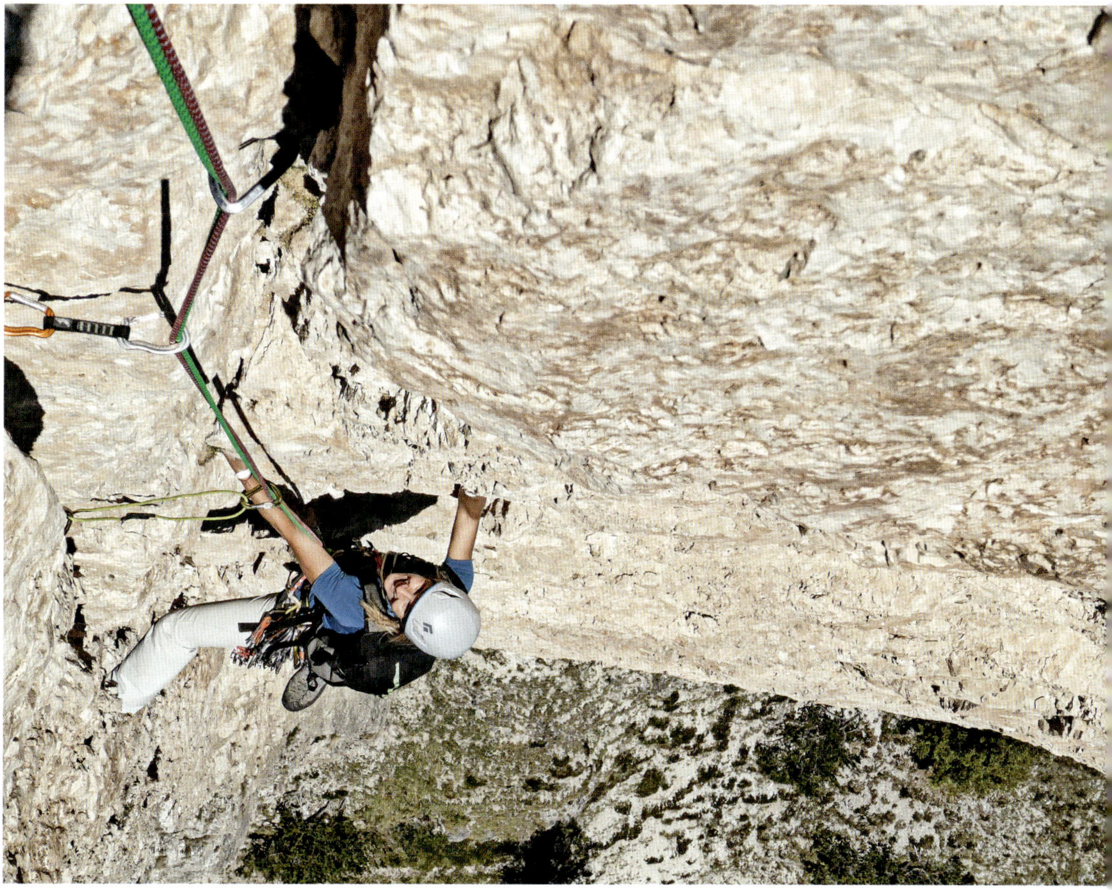

MARKUS ACHLEITNER

Allgemeinmediziner, Osteopath und Bergführer

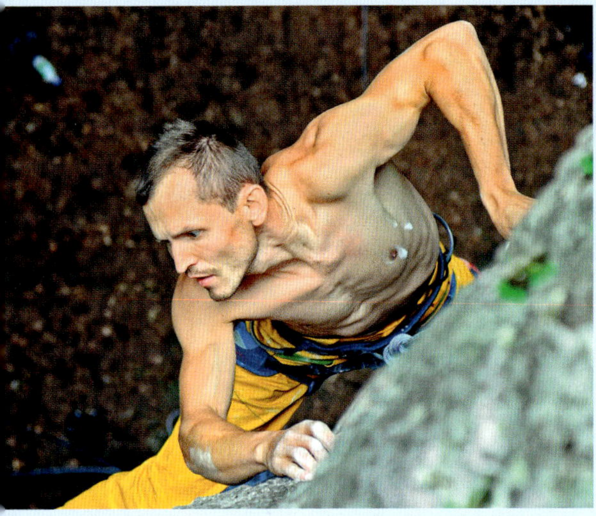

Markus Achleitner in »Hitchhike the Plane« 7c+ am Krottenseer Turm im Frankenjura.

Den Rücken frei bekommen – die Crux mit dem Kreuz

Unsere Wirbelsäule dient als tragendes Element der Aufrichtung. Sie zentriert, schützt, dämpft und bewegt uns. Zudem ist sie die Leitstruktur für unser Nervensystem. Für Kletterer ist die Wirbelsäule sowohl für die Körperspannung als auch für die Beweglichkeit von Bedeutung.

Vor einigen Jahren habe ich mir durch einen Sturz beim Tiefschneefahren den untersten Brustwirbel blockiert. Erst Wochen später setzte ein dumpfer Schmerz im Lendenbereich ein. Diagnose: Bandscheibenvorfall. Ab jenem Zeitpunkt begann ich, mich mit dem Thema Wirbelsäule intensiver zu beschäftigen. Im Laufe der Zeit stellte ich fest, dass auch gut trainierte Kletterer oft schwache Muskelsegmente in der unteren Lendenwirbelsäule haben. Und dass das Kreuzbein als Basis der Wirbelsäule bei einigen Menschen schief steht, sei es bei Frauen nach schweren Geburten oder weil man beim Bouldern einmal härter gelandet ist. Vor allem nach Verletzungen oder Operationen fühlen sich die muskuläre Spannung oder der Bewegungsfluss im Rücken nicht ausgeglichen an und man empfindet einen Teil der Wirbelsäule sogar als »abgeschnitten«.

Das Sichern ohne entsprechende Kletterbrille, Verkürzung der Brustmuskulatur, fehlendes Ausgleichstraining und langes Sitzen am Arbeitsplatz können zusätzlich zu Überlastungen der Wirbelsäule in ihren unterschiedlichen Segmenten führen. Die oft zu beobachtende Pressatmung bei athletischen Zügen kann bereits vorhandene Spannungen in tiefere Gewebeschichten bringen, wo sie für einfache Massage- oder physiotherapeutische Techniken dann weniger leicht zugänglich werden. Und prinzipiell gut therapierbare Probleme wie Muskeldysbalancen, Gelenksblockaden und schmerzhafte Rippen-Wirbelverbindungen können bei anhaltendem Stress oder einem Beckenschiefstand zu chronischen Schmerzen führen. Daher ist es wichtig, durch regelmäßige Ausgleichsbewegungen die aktiv-dynamische Schmierung und Ernährung der großen und auch der zahlreichen kleinen Wirbelgelenke sicherzustellen. Als Ausgleich zu unserem täglichen, langen Sitzen reichen 1–2 geblockte Sporteinheiten pro Woche nicht aus. Statt Work-Life-Balance im Sinne von »off-und-on-Bewegung« empfiehlt es sich, das Sitzen selbst durch Bewegung öfters zu unterbrechen.

Yogaübungen sind hier eine besonders gute Wahl, denn Verspannungen in der Brustwirbelsäule können gelöst werden, der Atem reguliert sich und die Bauchmuskeln werden auf eine Weise aktiviert, ohne dabei die Atmung oder den Beckenboden zu blockieren. Zudem fördert Yoga das mentale und körperliche Gleichgewicht, wobei sich durch Stress verursachte Blockaden und Überlastungen lösen lassen. Durch das bewusste Üben von Kraft und Beweglichkeit in den einzelnen Abschnitten empfindet man die Wirbelsäule schlussendlich als stabile und tragende Einheit im Körper.

ÜBUNGEN FÜR DIE HALSWIRBELSÄULE

Nackenschmerzen können viele Ursachen haben: zu viel Schreibtischarbeit, lang andauernder Stress, die falsche Haltung beim Sichern oder eine schlechte Trageposition vom Rucksack. Um Verspannungen in der Halswirbelsäule (HWS) zu beseitigen und vorzubeugen, braucht es eine gute Mischung aus Dehnungsübungen der Schulter- und Nackenmuskulatur, sanften Kräftigungsübungen der betreffenden Körperpartie und entspannenden Atemübungen, um hier Resilienz gegen Stress aufzubauen.

KINNROLLE

11

Diese Haltung mobilisiert die Halswirbelsäule und erweitert den Bewegungsradius.

- Ausgangsposition: Berghaltung (siehe S. 14), Sitz mit gekreuzten Beinen (siehe S. 15) oder Fersensitz (siehe S. 16).

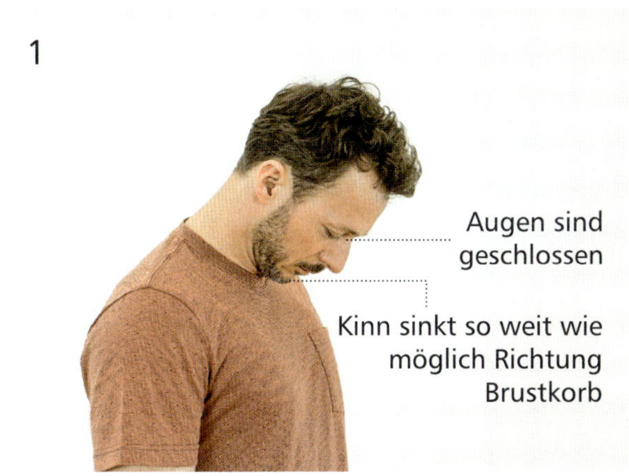

- Mit der Einatmung zeichnet das Kinn einen Viertelkreis auf den Brustkorb und wird dann so weit über die Schulter angehoben wie möglich (Position 2).

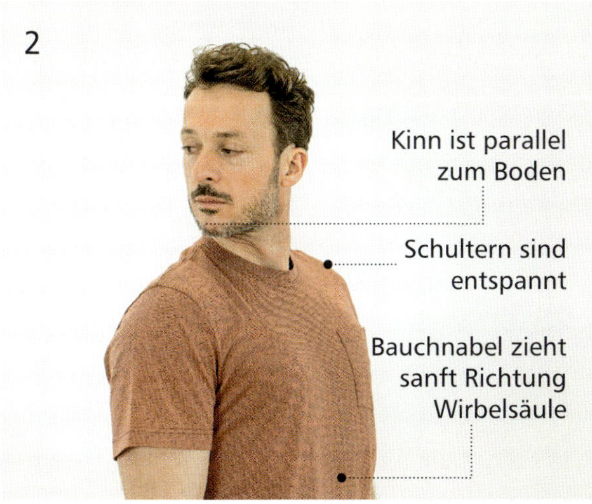

- In Position 2 zwei Atemzüge lang verweilen.
- Mit der Ausatmung bewegt sich das Kinn wieder in Position 1 zurück.
- Mit der nächsten Einatmung das Kinn auf die andere Körperseite hochdrehen.
- Wiederholungen: 5–7 Rollen pro Seite.
- Endposition: Berghaltung, Sitz mit gekreuzten Beinen oder Fersensitz.
- Vorsicht: Bei akuten Bandscheibenvorfällen und Beschwerden in der Halswirbelsäule.

12 NACKENDEHNUNG

Diese Übung dehnt die Scaleni-Muskeln, drei gestaffelt angeordnete Halsmuskeln, die oft als Ursache für Verspannungen gelten.

- Ausgangsposition: Sitz mit gekreuzten Beinen (siehe S. 15).

1

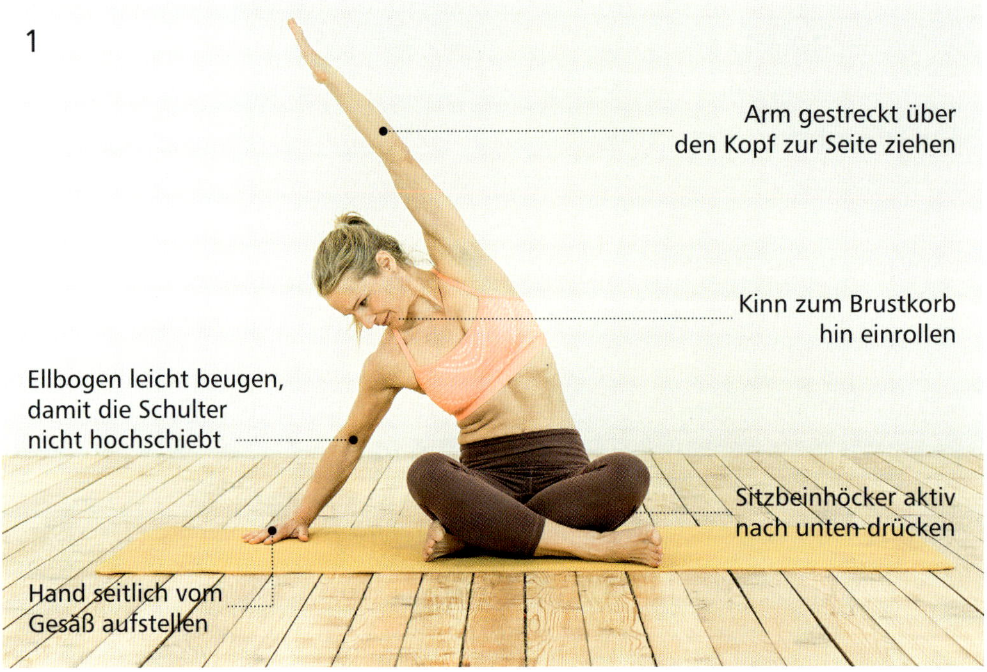
Arm gestreckt über den Kopf zur Seite ziehen
Kinn zum Brustkorb hin einrollen
Ellbogen leicht beugen, damit die Schulter nicht hochschiebt
Sitzbeinhöcker aktiv nach unten drücken
Hand seitlich vom Gesäß aufstellen

2

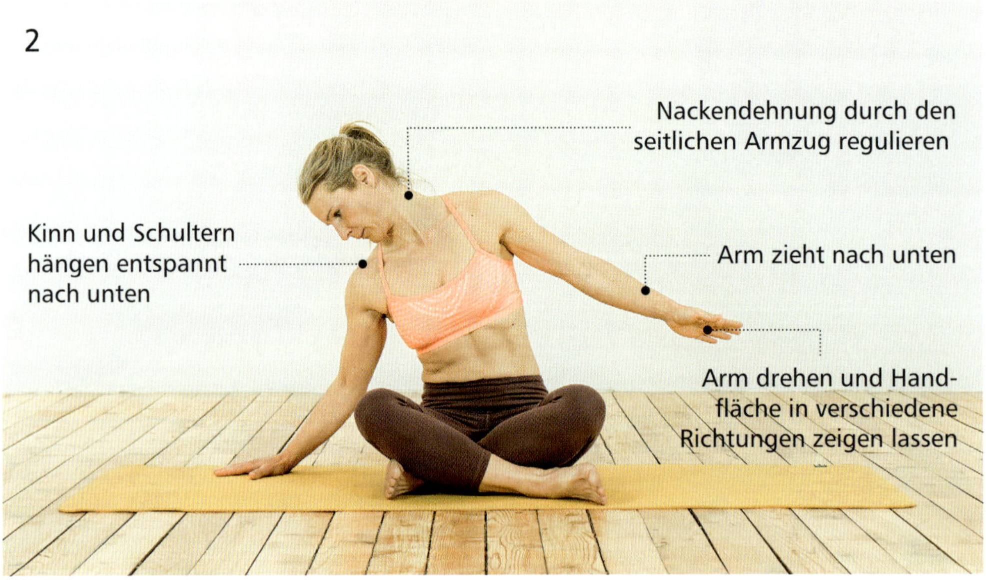
Nackendehnung durch den seitlichen Armzug regulieren
Kinn und Schultern hängen entspannt nach unten
Arm zieht nach unten
Arm drehen und Handfläche in verschiedene Richtungen zeigen lassen

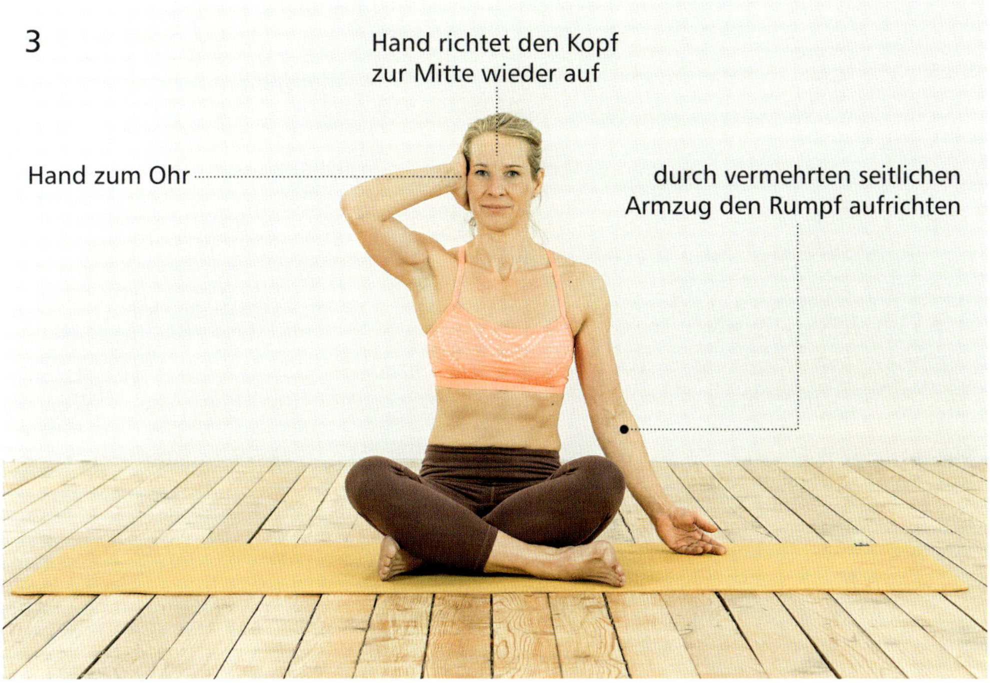
3
Hand richtet den Kopf zur Mitte wieder auf
Hand zum Ohr
durch vermehrten seitlichen Armzug den Rumpf aufrichten

- Dauer: Jeweils 5–7 Atemzüge in Position 1 und 2 bleiben, anschließend Seitenwechsel.
- Endposition: Sitz mit gekreuzten Beinen.
- Vorsicht: Bei akuten Bandscheibenvorfällen und Beschwerden in der Halswirbelsäule.

13 VORBEUGEN-FLOW

Dieser Flow mobilisiert die gesamte Wirbelsäule und dehnt die hintere Nackenfaszienkette. Zudem beruhigen Vorbeugen immer das Nervensystem und den Geist.

- Ausgangsposition: Berghaltung (siehe S. 14).

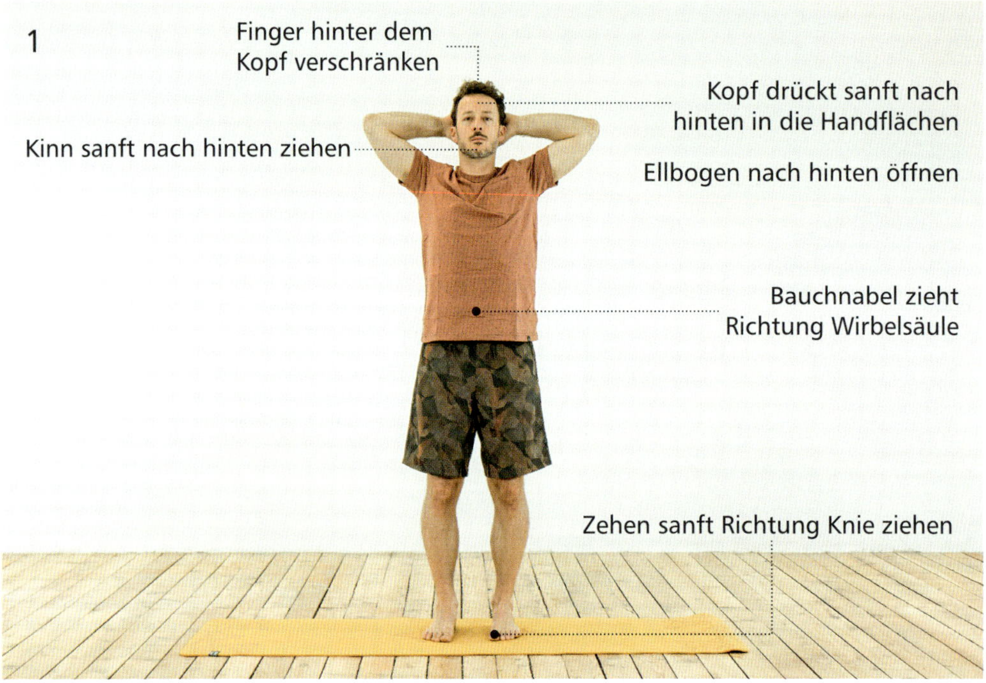
1
Finger hinter dem Kopf verschränken
Kopf drückt sanft nach hinten in die Handflächen
Kinn sanft nach hinten ziehen
Ellbogen nach hinten öffnen
Bauchnabel zieht Richtung Wirbelsäule
Zehen sanft Richtung Knie ziehen

- 2–3 Atemzüge in dieser Position bleiben.

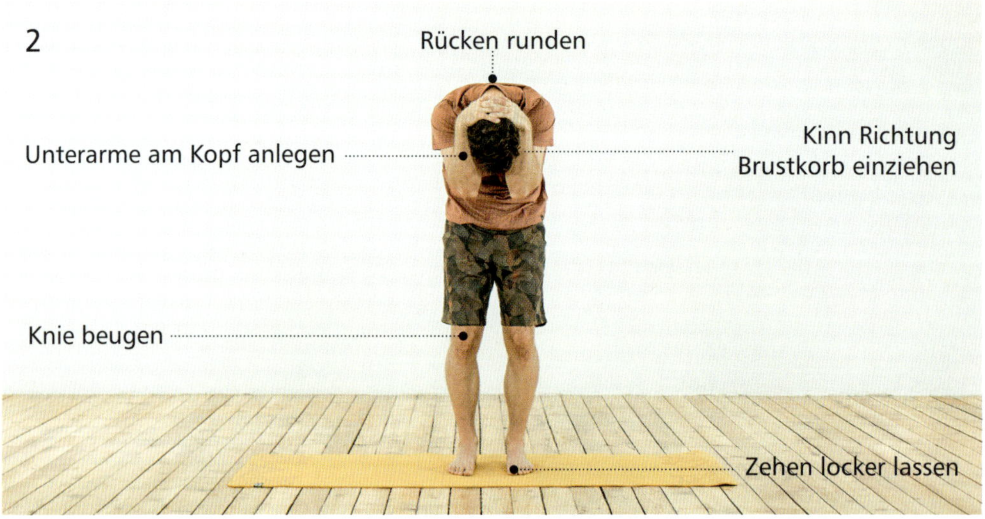
2
Rücken runden
Unterarme am Kopf anlegen
Kinn Richtung Brustkorb einziehen
Knie beugen
Zehen locker lassen

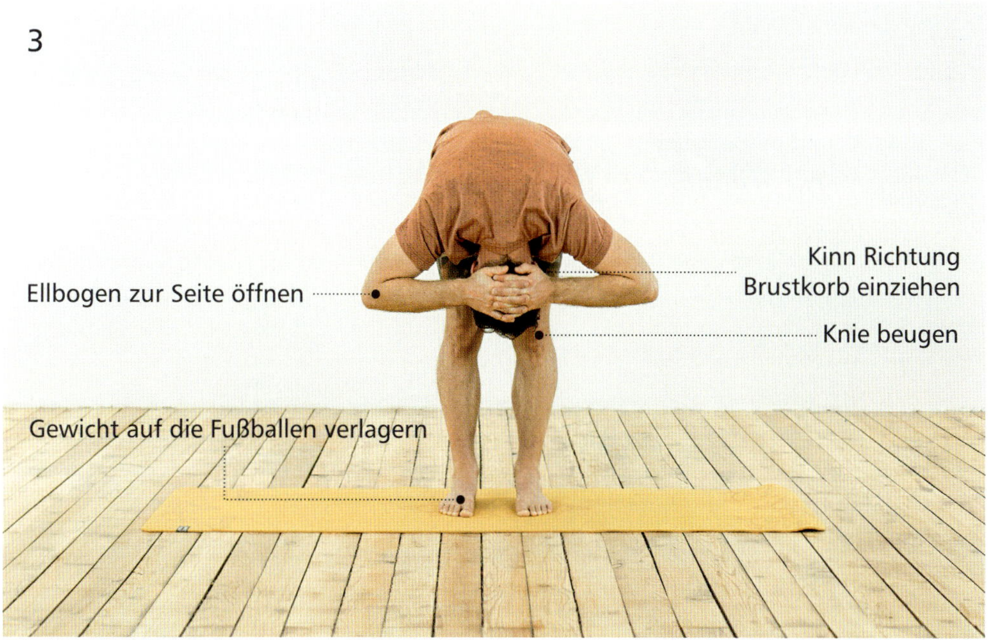
3
Ellbogen zur Seite öffnen
Kinn Richtung Brustkorb einziehen
Knie beugen
Gewicht auf die Fußballen verlagern

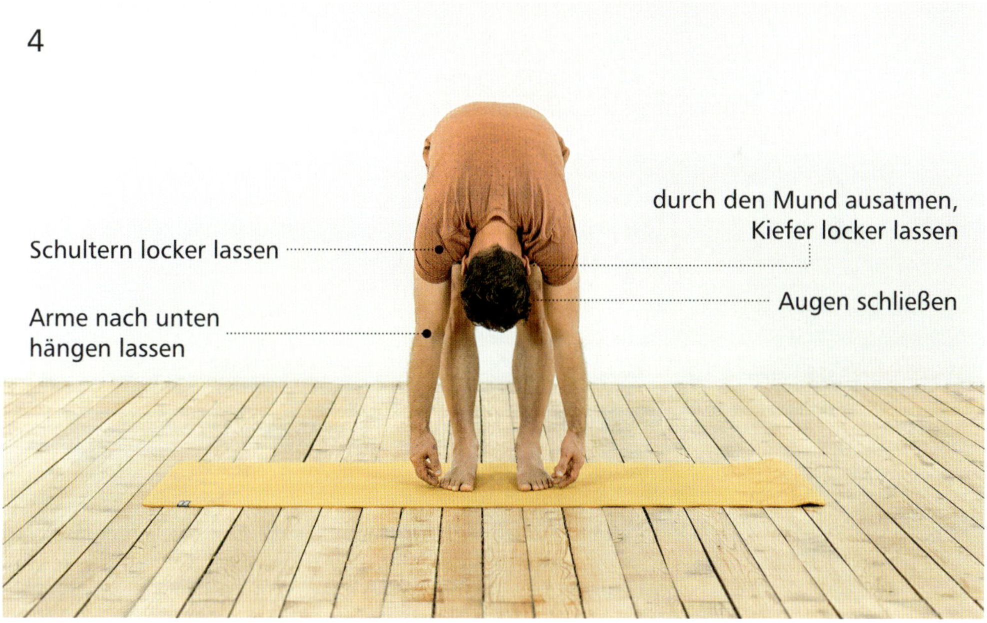
4
durch den Mund ausatmen, Kiefer locker lassen
Schultern locker lassen
Augen schließen
Arme nach unten hängen lassen

- 5 Atemzüge lang in Position 4 verweilen.
- Wirbel für Wirbel hochrollen und nochmals in Position 1 gehen.
- Wiederholungen: 3–5.
- Endposition: Berghaltung.
- Vorsicht: Bei unbehandeltem stark erhöhtem Blutdruck sowie bei Migräne, starken Kopfschmerzen oder erhöhtem Augeninnendruck.

ÜBUNGEN FÜR DIE BRUSTWIRBELSÄULE

Durch die einseitigen Belastungen des Kletter- und Bergsports und natürlich auch durch das Arbeiten am Computer kann die Beweglichkeit der Brustwirbelsäule (BWS), insbesondere die Rotation der Brustwirbelsäule stark eingeschränkt werden. Verlieren wir genau diese Drehbeweglichkeit, dann wird der Brustkorb zu einem starren Brustkasten und der Bewegungsspielraum und die Reichweite beim Klettern werden eingeschränkt. Zudem übernimmt die Lendenwirbelsäule mehr Rotation, als sie eigentlich sollte, wodurch es zu Überlastungen und Verletzungen kommen kann. Aus diesem Grund ist es für Kletterer besonders wichtig, durch Rückbeugen, Twists und tiefe Atemzüge sich Flexibilität und Weite in diesem Wirbelsäulenabschnitt zu erhalten.

14 PASSIVE RÜCKBEUGE MIT BLÖCKEN

Diese Haltung ist eine gute Vorbereitung auf tiefere Rückbeugen. Sie kann je nach Beweglichkeit und gewünschter Intensität gut variiert werden und ist ein guter Start für die Yogapraxis.

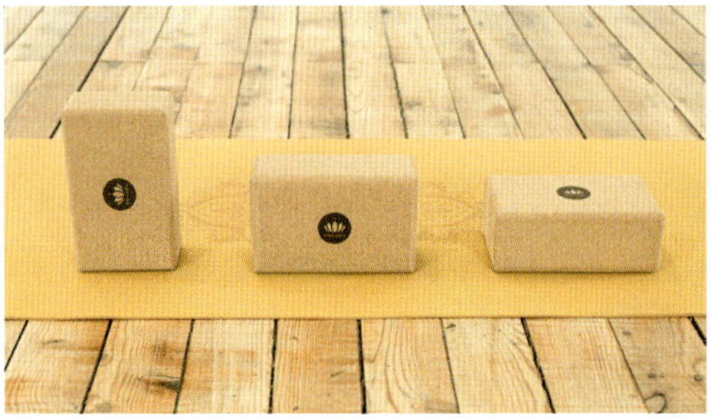

- Je nach gewünschter Intensität wird die entsprechende Position des 1. Blocks gewählt.

- Ausgangsposition: Sitz mit aufgestellten Beinen (siehe S. 16).

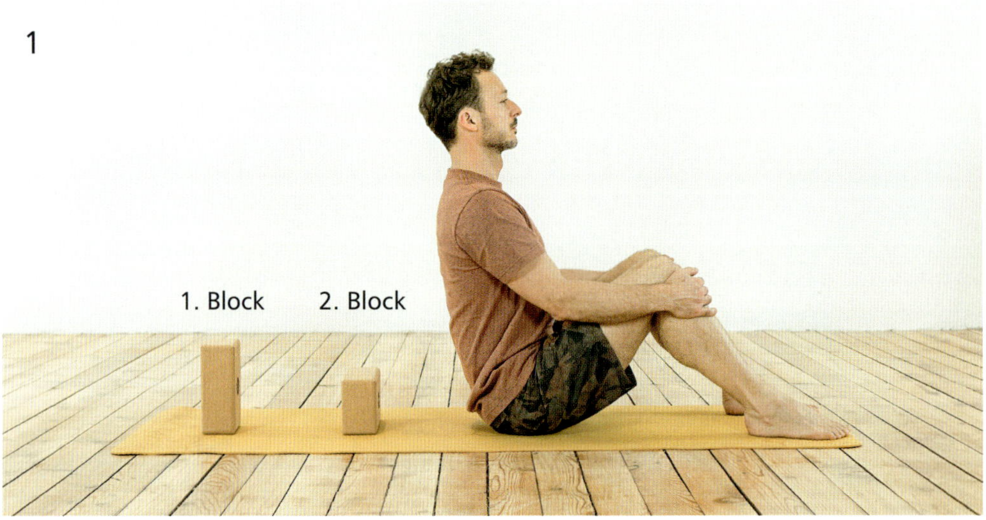

2

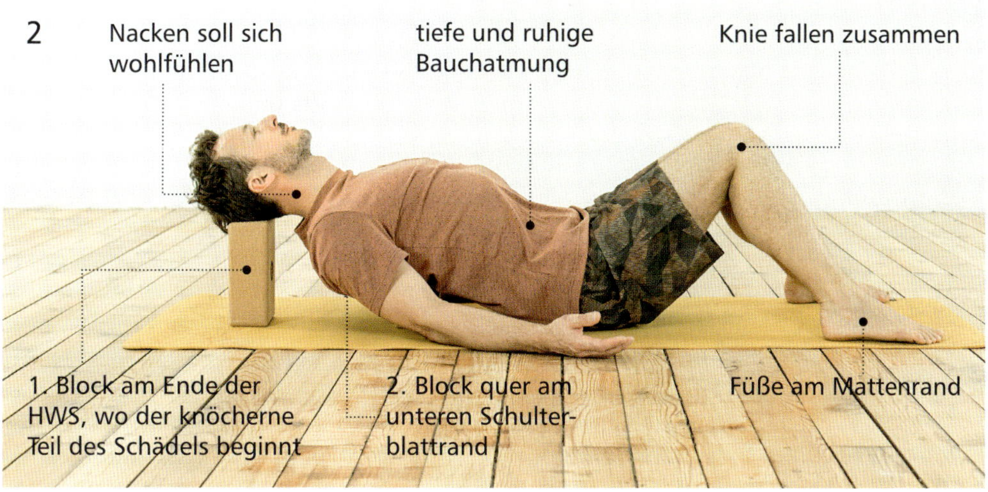

- Dauer: 10 Atemzüge – 3 Minuten, je nachdem, wie lange es angenehm ist.
- Am Ende von den Blöcken seitlich langsam herunterrollen.
- Endposition: Rückenlage mit aufgestellten Beinen.
- Um es weicher zu machen, kann eine dünne Decke über die Blöcke gelegt werden.
- Vorsicht: Bei Bandscheibenvorfällen und Beschwerden in der Lenden- und Halswirbelsäule.

Variante:

Mit dem 2. Block längs wird der Bereich zwischen den Schulterblättern mobilisiert.

- Ausgangsposition: Sitz mit aufgestellten Beinen (siehe S. 16).

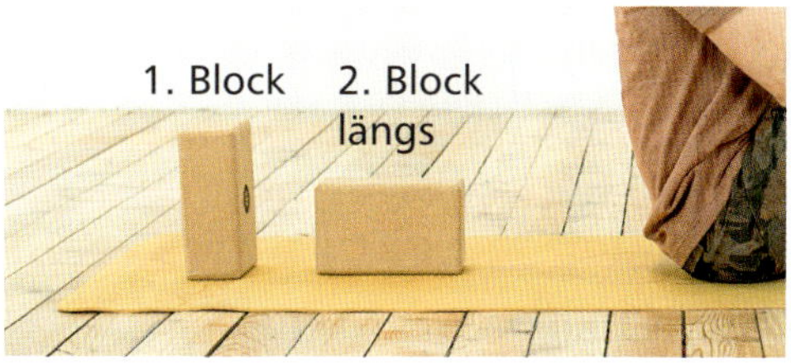

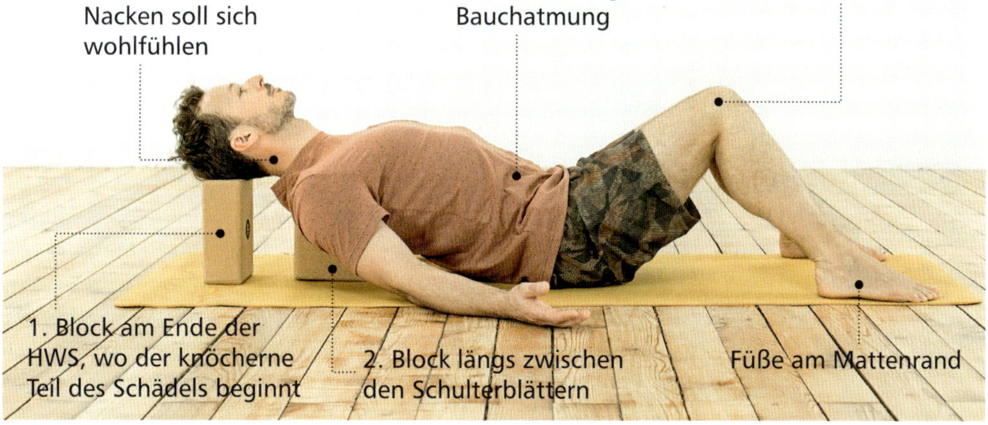

- Dauer: 10 Atemzüge – 2 Minunten, je nachdem, wie lange es angenehm ist.

15 TWIST IN RÜCKENLAGE

Diese Haltung gibt Raum im unteren Rücken, sie öffnet den Brustkorb und die Schultergelenke.

- Ausgangsposition: Rückenlage mit aufgestellten Beinen (siehe S. 18).

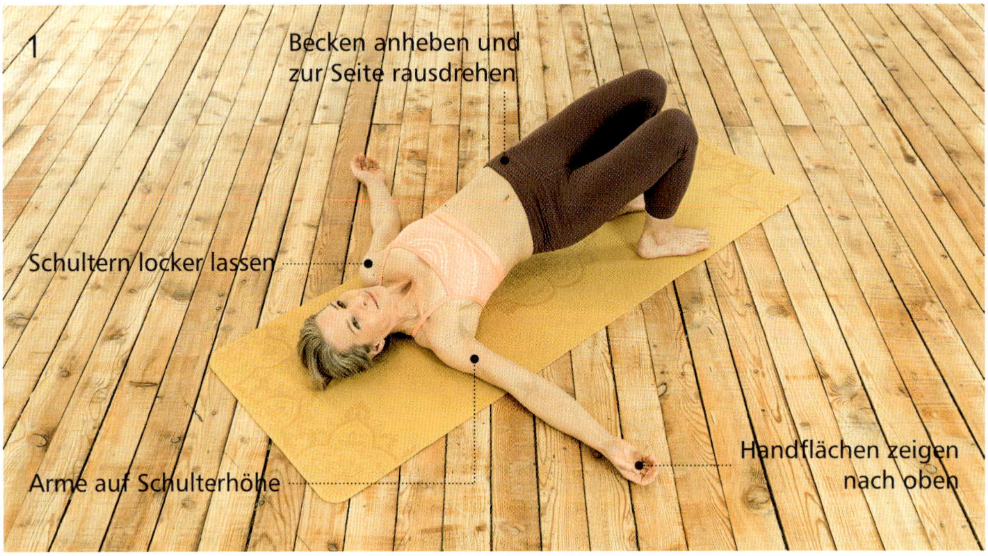
1
Becken anheben und zur Seite rausdrehen
Schultern locker lassen
Arme auf Schulterhöhe
Handflächen zeigen nach oben

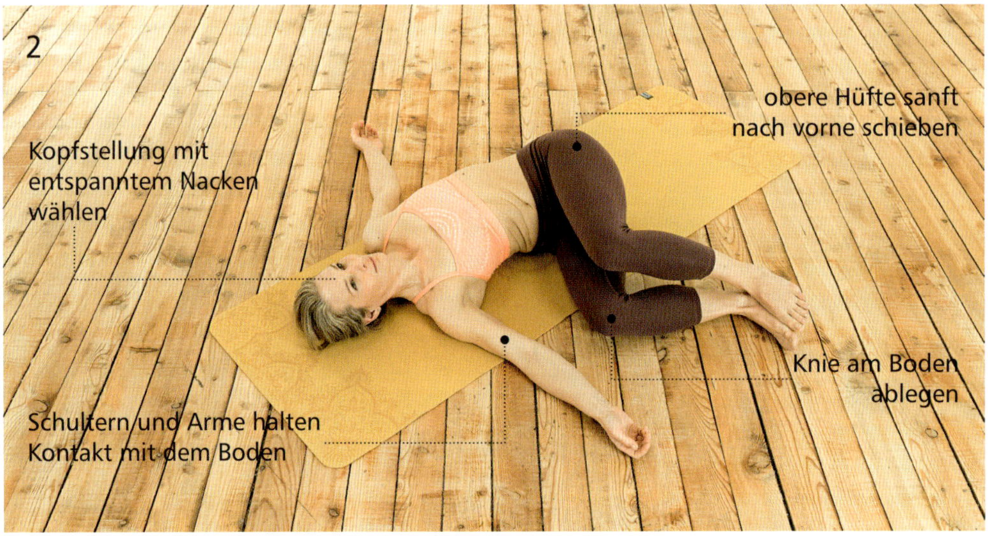
2
obere Hüfte sanft nach vorne schieben
Kopfstellung mit entspanntem Nacken wählen
Knie am Boden ablegen
Schultern und Arme halten Kontakt mit dem Boden

- Falls die Schulter abhebt, eventuell einen Block unter das Knie bringen.
- Dauer: 5–10 Atemzüge pro Seite.
- Endposition: Rückenlage mit aufgestellten Beinen.
- Vorsicht: Bei Bandscheibenvorfällen und akuten Beschwerden in der Lendenwirbelsäule. Bei akuten Schulterbeschwerden die Arme nahe an den Rumpf bringen.

Variante: Criss-Cross-Beine

Um den Twist zu vertiefen, kann man noch einen Schritt weitergehen und die Beine übereinanderschlagen.

- Ausgangsposition: Twist in Rückenlage, Position 2 (siehe links).

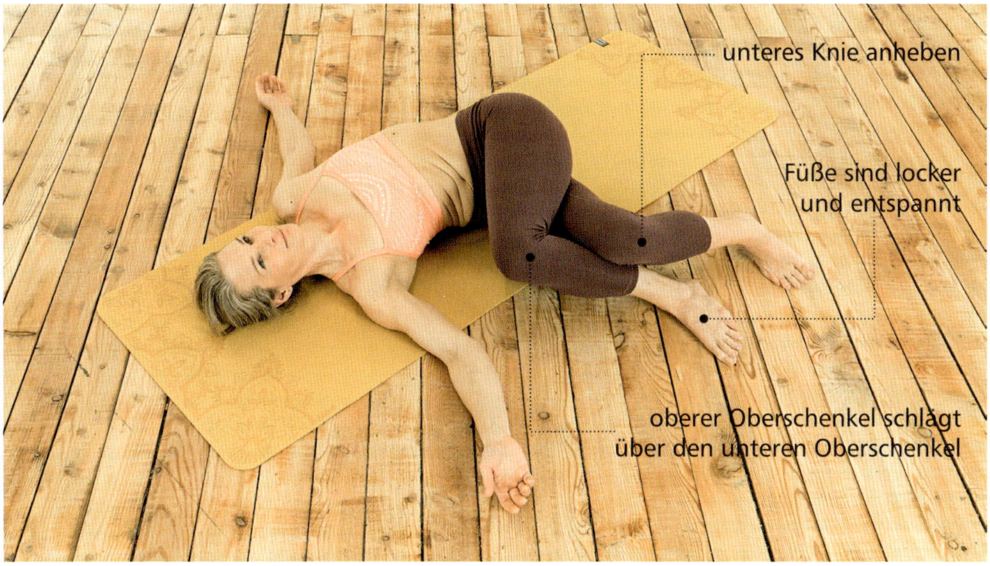
unteres Knie anheben
Füße sind locker und entspannt
oberer Oberschenkel schlägt über den unteren Oberschenkel

- Dauer: 3–7 Atemzüge pro Seite.
- Endposition: Rückenlage mit aufgestellten Beinen.

16 DURCHFÄDLER

Diese Haltung mobilisiert die Brustwirbelsäule, dehnt die Schultermuskulatur und lässt den unteren Rücken entspannen.

- Ausgangsposition: Vierfüßer (siehe S. 15).

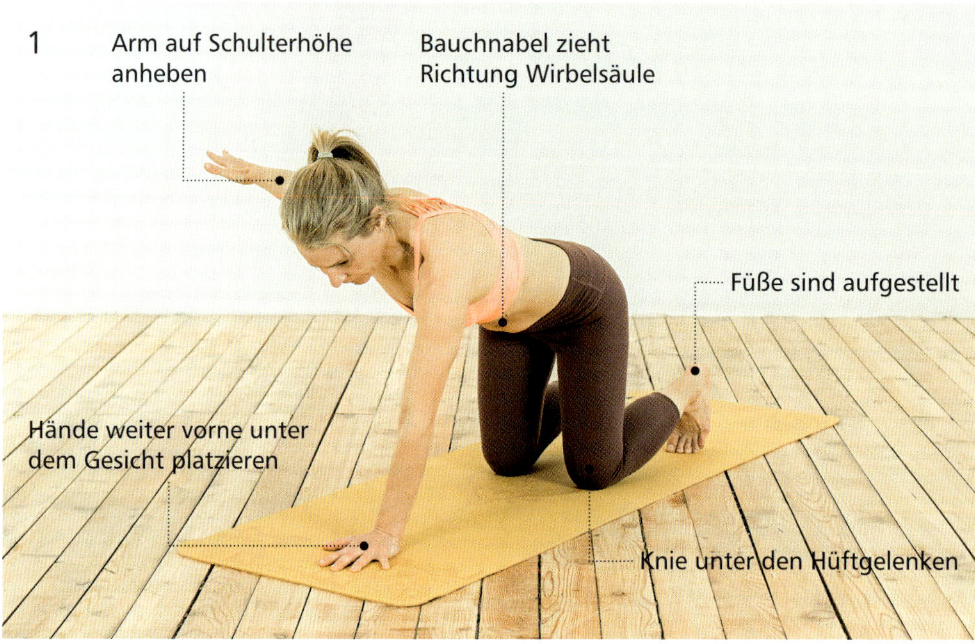
1
Arm auf Schulterhöhe anheben
Bauchnabel zieht Richtung Wirbelsäule
Füße sind aufgestellt
Hände weiter vorne unter dem Gesicht platzieren
Knie unter den Hüftgelenken

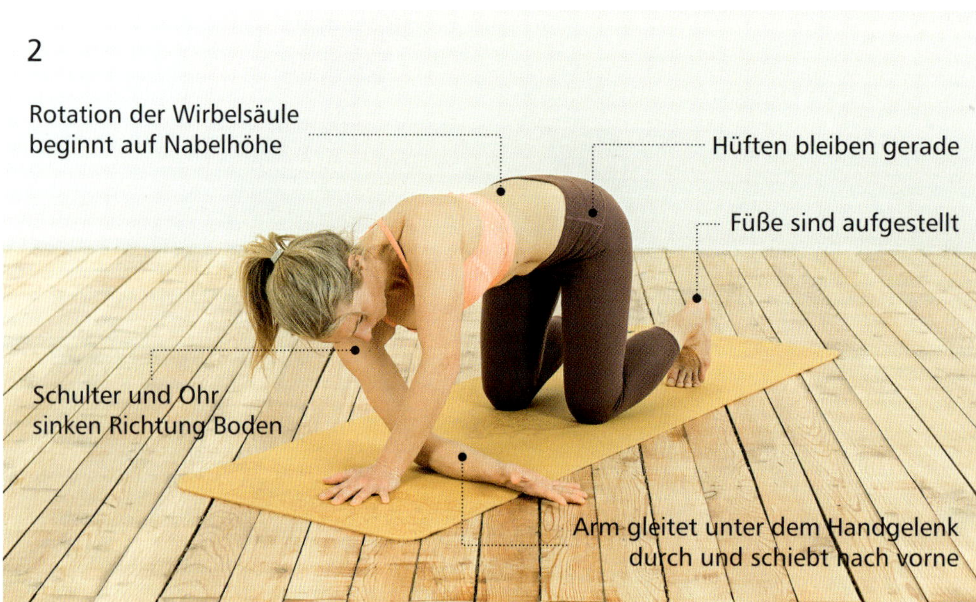
2
Rotation der Wirbelsäule beginnt auf Nabelhöhe
Hüften bleiben gerade
Füße sind aufgestellt
Schulter und Ohr sinken Richtung Boden
Arm gleitet unter dem Handgelenk durch und schiebt nach vorne

3

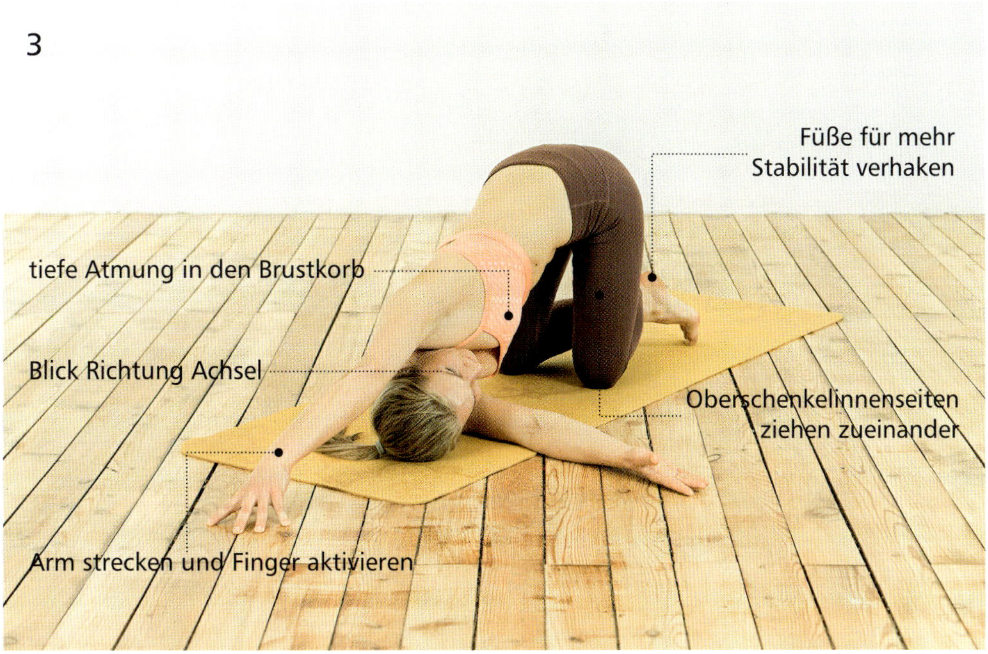
Füße für mehr
Stabilität verhaken
tiefe Atmung in den Brustkorb
Blick Richtung Achsel
Oberschenkelinnenseiten
ziehen zueinander
Arm strecken und Finger aktivieren

- Eventuell eine Decke unter der Schulter platzieren.
- Dauer: 3–5 Atemzüge pro Seite.
- Endposition: Kindeshaltung (siehe S. 17).
- Vorsicht: Bei Bandscheibenvorfällen und akuten Beschwerden in der Halswirbelsäule.

17 BOOT-TWIST

Diese Haltung bringt Bewegung in die Brustwirbelsäule, dehnt die Brustmuskulatur und schafft Länge im unteren Rücken.

- Ausgangsposition: Sitz mit aufgestellten Beinen (siehe S. 16).

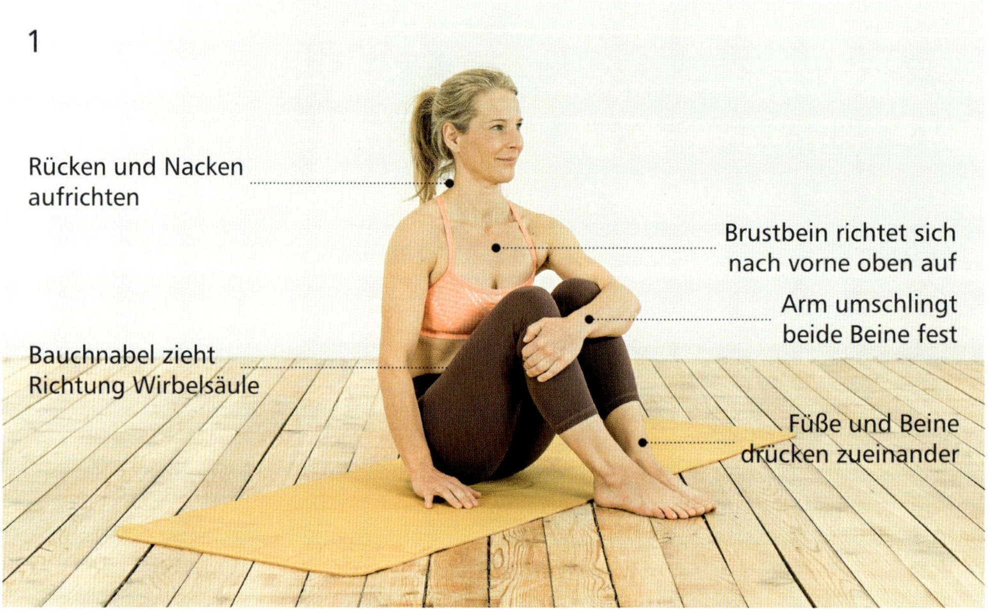
1
Rücken und Nacken aufrichten
Brustbein richtet sich nach vorne oben auf
Arm umschlingt beide Beine fest
Bauchnabel zieht Richtung Wirbelsäule
Füße und Beine drücken zueinander

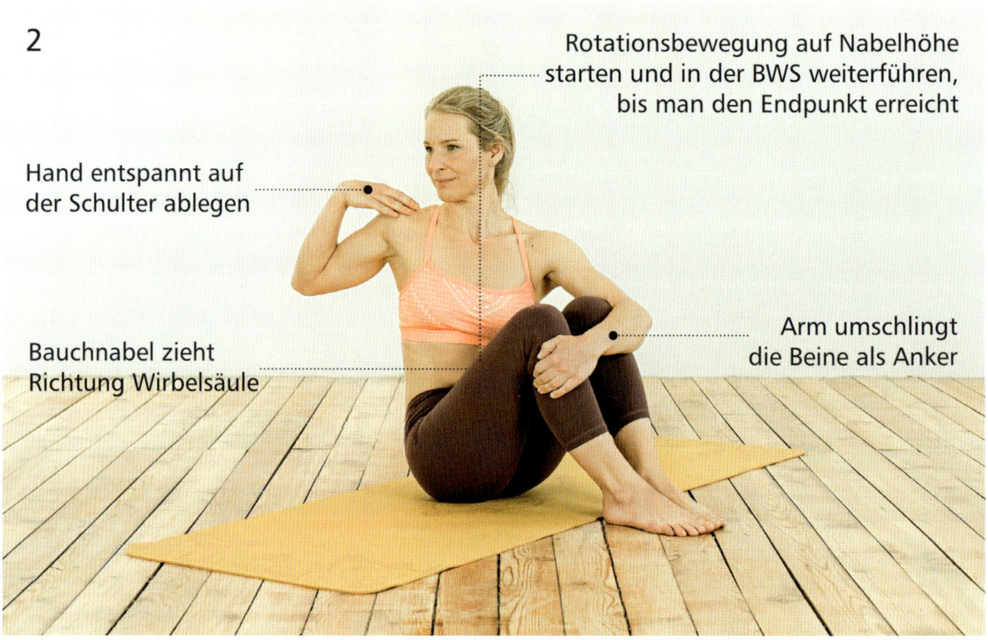
2
Rotationsbewegung auf Nabelhöhe starten und in der BWS weiterführen, bis man den Endpunkt erreicht
Hand entspannt auf der Schulter ablegen
Arm umschlingt die Beine als Anker
Bauchnabel zieht Richtung Wirbelsäule

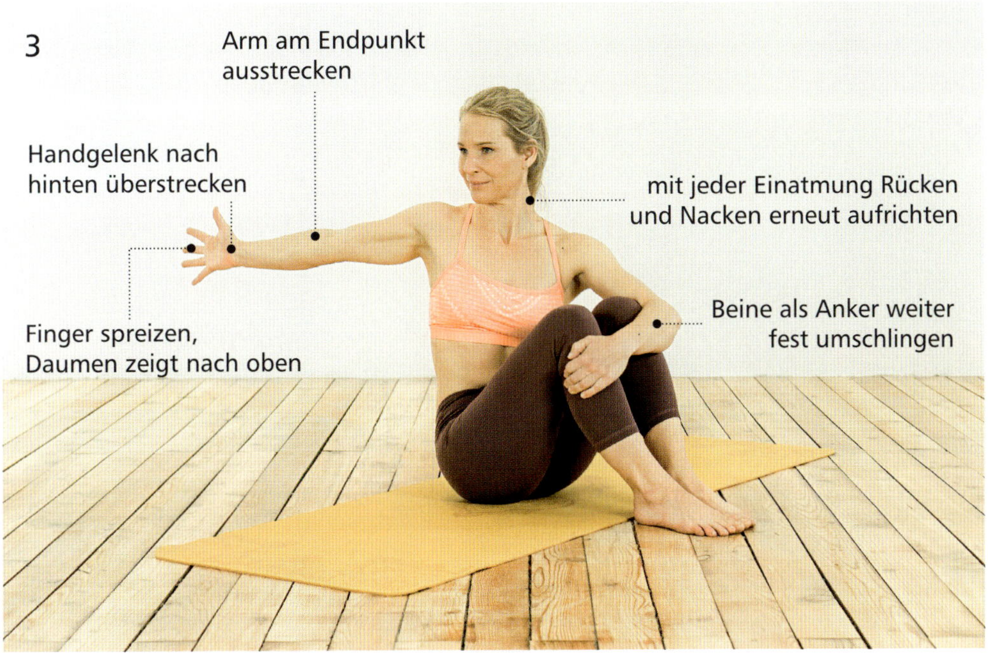
3
Arm am Endpunkt ausstrecken
Handgelenk nach hinten überstrecken
mit jeder Einatmung Rücken und Nacken erneut aufrichten
Beine als Anker weiter fest umschlingen
Finger spreizen, Daumen zeigt nach oben

- Dauer: 3–5 Atemzüge pro Seite.
- Endposition: Rückenlage mit aufgestellten Beinen (siehe S. 18).
- Vorsicht: Bei Bandscheibenvorfällen und akuten Beschwerden in der Lenden- und Halswirbelsäule.

18 LUNGE-TWIST

Diese Übung dehnt den Hüftbeuger, mobilisiert die Brustwirbelsäule und gibt Raum im unteren Rücken.

- Ausgangsposition: Vierfüßer (siehe S. 15).

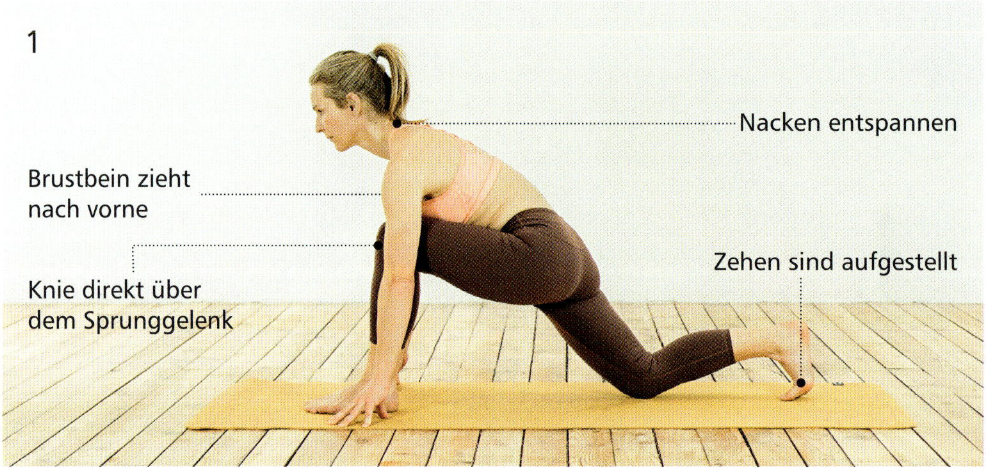
1
Nacken entspannen
Brustbein zieht nach vorne
Zehen sind aufgestellt
Knie direkt über dem Sprunggelenk

- Hände eventuell zu Fäusten machen oder Blöcke verwenden.

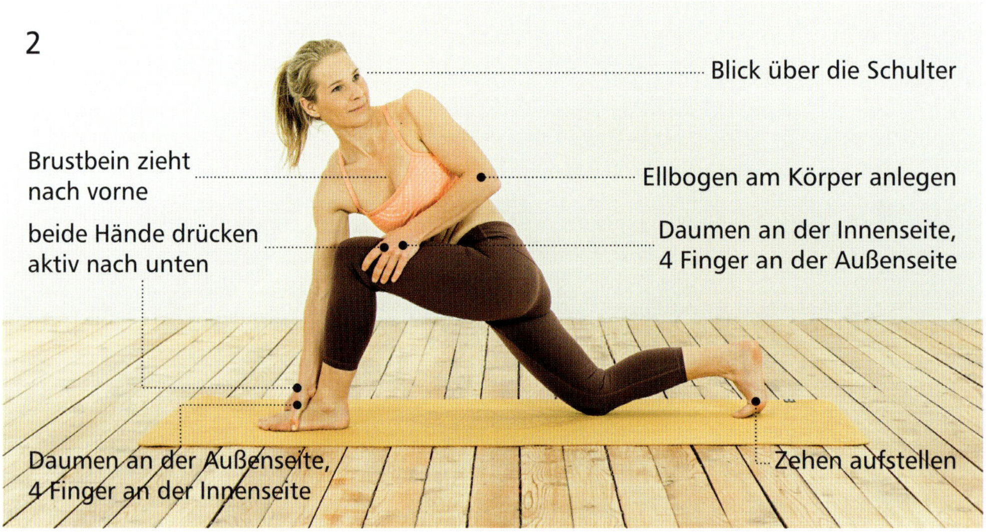
2
Blick über die Schulter
Brustbein zieht nach vorne
Ellbogen am Körper anlegen
beide Hände drücken aktiv nach unten
Daumen an der Innenseite, 4 Finger an der Außenseite
Daumen an der Außenseite, 4 Finger an der Innenseite
Zehen aufstellen

- Dauer: 3–5 Atemzüge pro Position, dann Seitenwechsel.
- Endposition: Vierfüßer, dann eventuell Kindeshaltung (siehe S. 17).
- Vorsicht: Bei Bandscheibenvorfällen und Beschwerden in der Lenden- und Halswirbelsäule.

Auch der Rucksack will die Wand hinauf – ein starker Rumpf hilft dabei! Alexandra Horner in der Nordwestwand des Mangart, 2679 m, Julische Alpen.

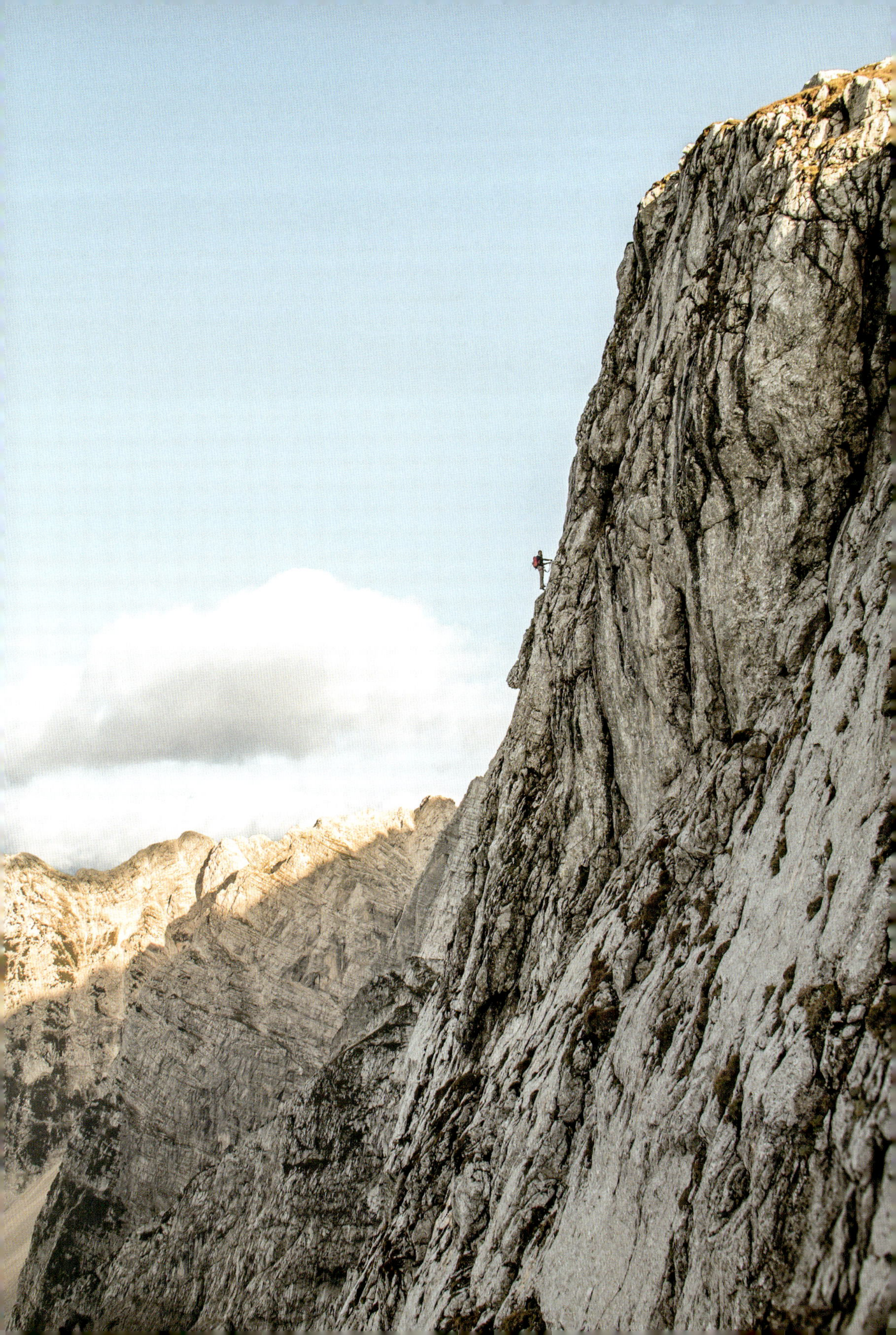

19 SPHINX

Diese Haltung ist eine modifizierte Form der klassischen Kobra. Sie ist eine sehr sanfte Rückbeuge, in der sich der Brustkorb öffnen kann, der Schultergürtel weitet und die Körpervorderseite gedehnt wird. Die Sphinx kann aktiv oder passiv geübt werden, hier wird die passive Yin-Variante vorgestellt.

- Ausgangsposition: Bauchlage (siehe S. 18).

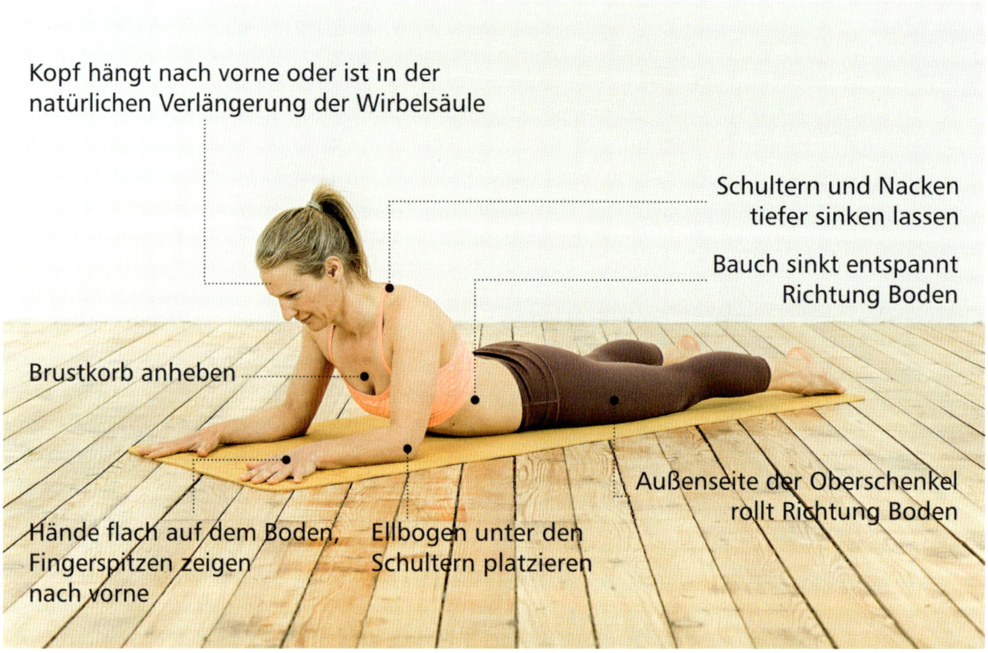
Kopf hängt nach vorne oder ist in der natürlichen Verlängerung der Wirbelsäule
Schultern und Nacken tiefer sinken lassen
Bauch sinkt entspannt Richtung Boden
Brustkorb anheben
Außenseite der Oberschenkel rollt Richtung Boden
Hände flach auf dem Boden, Fingerspitzen zeigen nach vorne
Ellbogen unter den Schultern platzieren

- Der untere Rücken fühlt sich breit und lang an.
- Wenn es sich gut und sicher anfühlt, das Gesäß locker lassen.
- Die Füße können je nach Gefühl näher zusammen oder weiter voneinander weg sein.
- Bei Druck im unteren Rücken, die Ellbogen weiter nach vorne setzen.
- Um die Rückbeuge zu vertiefen, die Unterarme auf Polster oder Blöcke legen.
- Dauer: 3–5 Minuten.
- Endposition: Bauchlage, dann Kindeshaltung (siehe S. 17).
- Vorsicht: Bei akuten Entzündungen im Bauchraum und bei Verletzungen an den Rippen.

Variante: Seehund

Um die Rückbeuge zu vertiefen, kann man noch einen Schritt weitergehen, die Arme durchstrecken und so in den Seehund kommen.

- Ausgangsposition: Sphinx (siehe links).

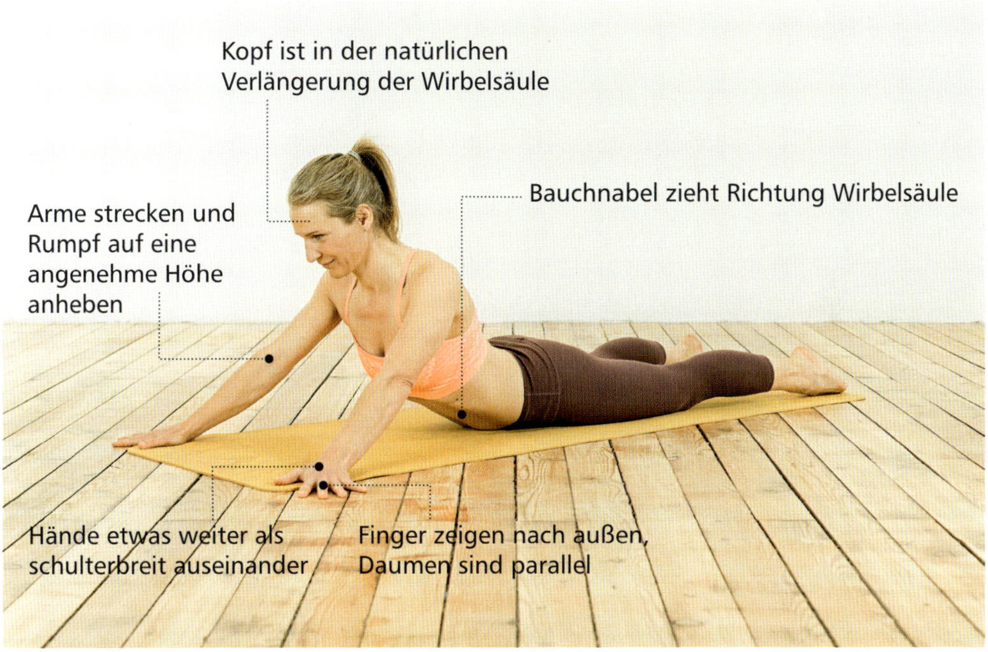
Kopf ist in der natürlichen Verlängerung der Wirbelsäule
Bauchnabel zieht Richtung Wirbelsäule
Arme strecken und Rumpf auf eine angenehme Höhe anheben
Hände etwas weiter als schulterbreit auseinander
Finger zeigen nach außen, Daumen sind parallel

- Der untere Rücken fühlt sich breit und lang an.
- Wenn es sich gut und sicher anfühlt, das Gesäß locker lassen.
- Die Füße können je nach Gefühl näher zusammen oder weiter voneinander weg sein.
- Bei Druck im unteren Rücken, die Hände weiter vorne platzieren oder die Position verlassen.
- Dauer: 3–7 Atemzüge.
- Endposition: Bauchlage, dann Kindeshaltung (siehe S. 17).

20 DREHSITZ

Diese Übung mobilisiert den Brustkorb und die Zwischenrippenmuskeln, gibt Raum im unteren Rücken und regt die Atmung in die Körperflanken an.

- Ausgangsposition: Langsitz (siehe S. 17), eventuell Gesäß mit einer Decke erhöhen.

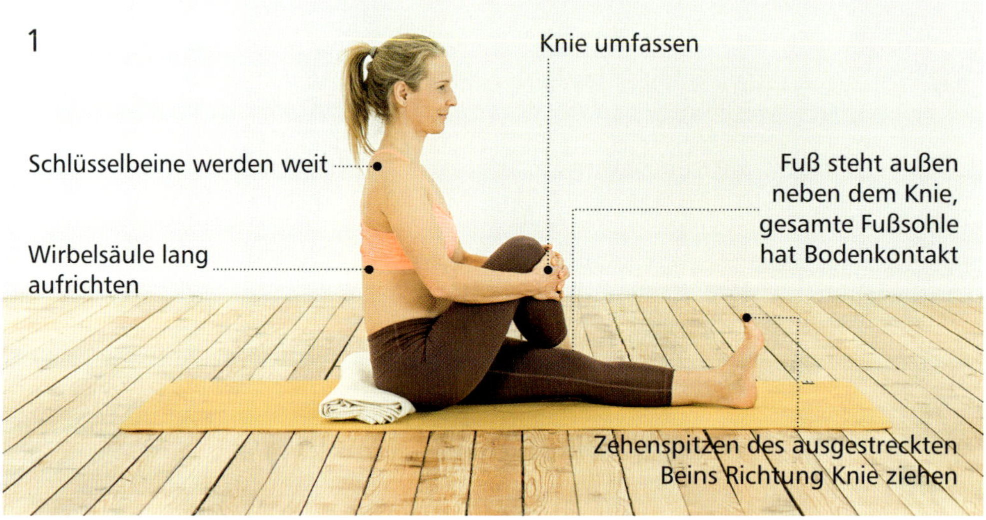
1
Knie umfassen
Schlüsselbeine werden weit
Fuß steht außen neben dem Knie, gesamte Fußsohle hat Bodenkontakt
Wirbelsäule lang aufrichten
Zehenspitzen des ausgestreckten Beins Richtung Knie ziehen

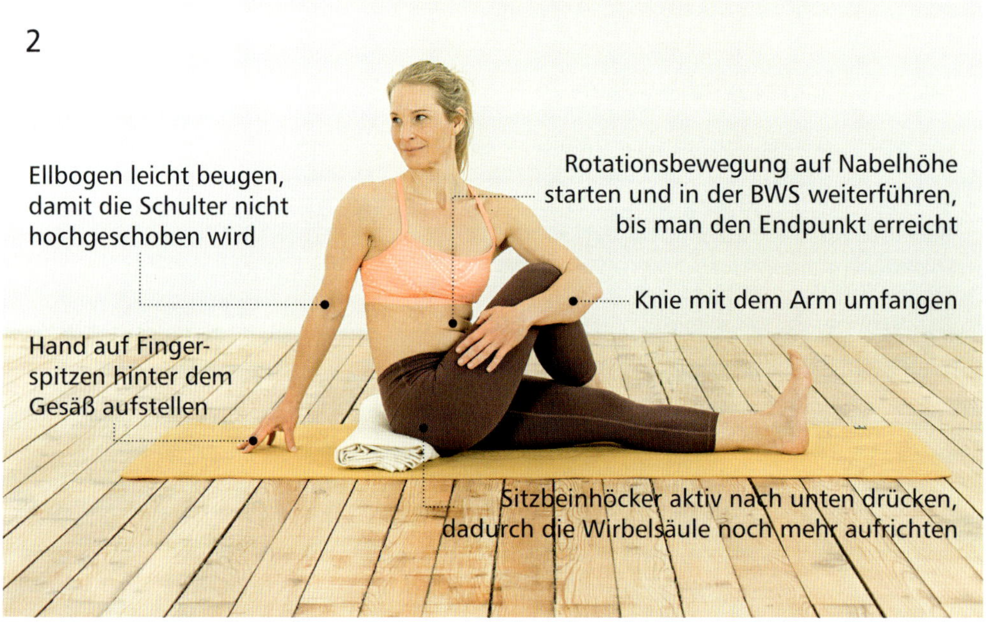
2
Ellbogen leicht beugen, damit die Schulter nicht hochgeschoben wird
Rotationsbewegung auf Nabelhöhe starten und in der BWS weiterführen, bis man den Endpunkt erreicht
Knie mit dem Arm umfangen
Hand auf Fingerspitzen hinter dem Gesäß aufstellen
Sitzbeinhöcker aktiv nach unten drücken, dadurch die Wirbelsäule noch mehr aufrichten

- Dauer: 5–7 Atemzüge in der Endhaltung, dann Seitenwechsel.
- Endposition: Langsitz.
- Vorsicht: Bei Bandscheibenvorfällen und bei akuten Entzündungen im Bauchraum.

Variante: Drehsitz mit gebeugten Beinen

Die Variante mit gebeugten Beinen intensiviert die Drehung. Sie sollte jedoch erst geübt werden, wenn das Gesäß satt am Boden aufliegt und auch in der Endposition nicht abhebt.

- Ausgangsposition: Drehsitz Position 1 (siehe links).

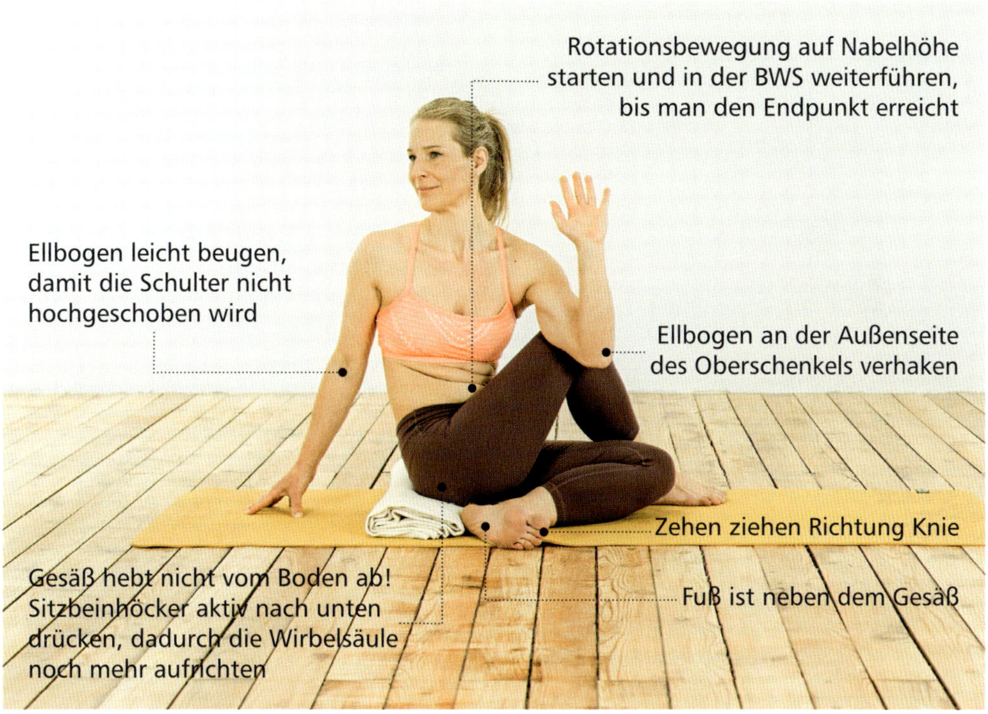
Rotationsbewegung auf Nabelhöhe starten und in der BWS weiterführen, bis man den Endpunkt erreicht
Ellbogen leicht beugen, damit die Schulter nicht hochgeschoben wird
Ellbogen an der Außenseite des Oberschenkels verhaken
Zehen ziehen Richtung Knie
Gesäß hebt nicht vom Boden ab! Sitzbeinhöcker aktiv nach unten drücken, dadurch die Wirbelsäule noch mehr aufrichten
Fuß ist neben dem Gesäß

- Dauer: 5–7 Atemzüge in der Endhaltung, dann Seitenwechsel.
- Endposition: Langsitz.

ÜBUNGEN FÜR DIE LENDENWIRBELSÄULE

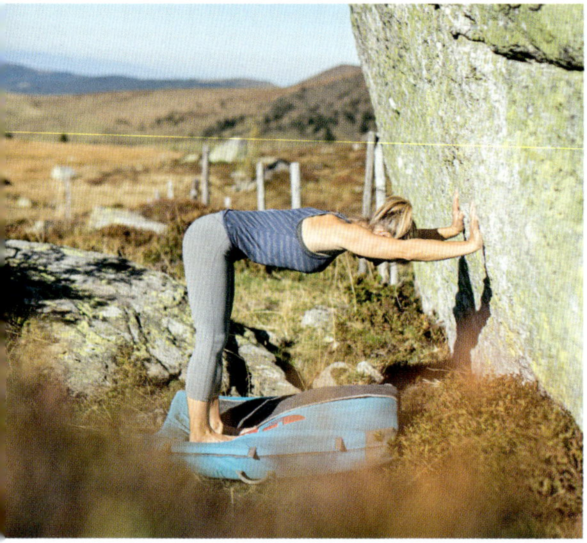

Neben beweglichen Hüften, gedehnter Oberschenkelmuskulatur und genügend Raum im unteren Rücken leistet vor allem die Kräftigung der Bauchmuskulatur einen wichtigen Beitrag für einen gesunden unteren Rücken. Für die Entlastung der Wirbelsäule sind jedoch nicht Sixpack und endlose Sit-ups verantwortlich, sondern es ist die transversale, tiefe Bauchmuskulatur, die unseren Rücken stabilisiert und somit das Verletzungsrisiko beim Sport senkt. Sie setzt an der Bindegewebsschicht an, die den Rückenstrecker im Lendenbereich umgibt, dadurch kann sie der Beugung der Wirbelsäule direkt entgegenwirken.

Eine Stretchingpause zwischendurch schafft Raum in der Lendenwirbelsäule (LWS).

21 UNTERBAUCH-SPANNUNG

Diese Haltung kräftigt die schräg verlaufende tiefe Bauchmuskulatur. Um diesen Muskel richtig zu trainieren, ist es wichtig, den Bauchnabel Richtung Wirbelsäule zu ziehen. Dabei sollte jedoch die natürliche Krümmung der Lendenwirbelsäule erhalten bleiben.

- Ausgangsposition: Vierfüßer (siehe S. 15).

1

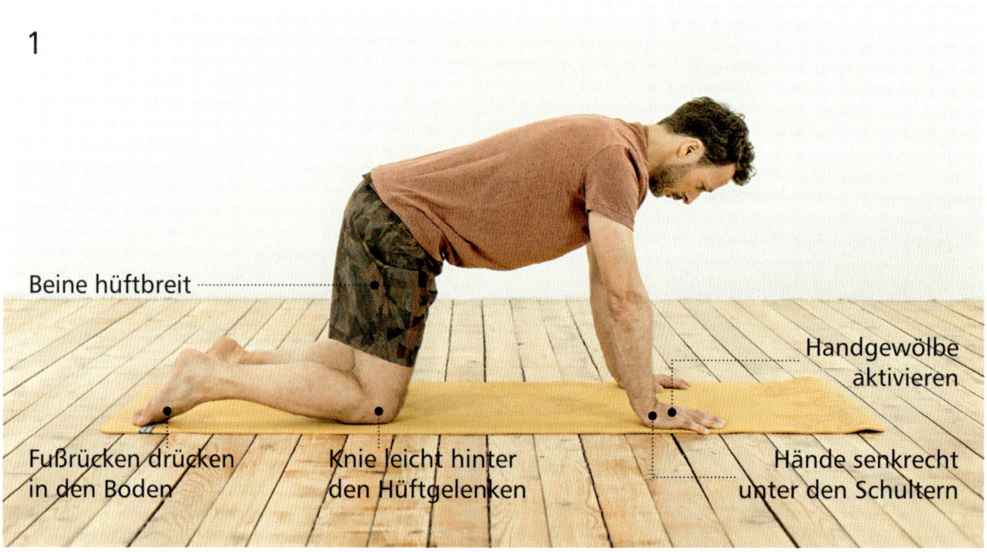
Beine hüftbreit
Handgewölbe aktivieren
Fußrücken drücken in den Boden
Knie leicht hinter den Hüftgelenken
Hände senkrecht unter den Schultern

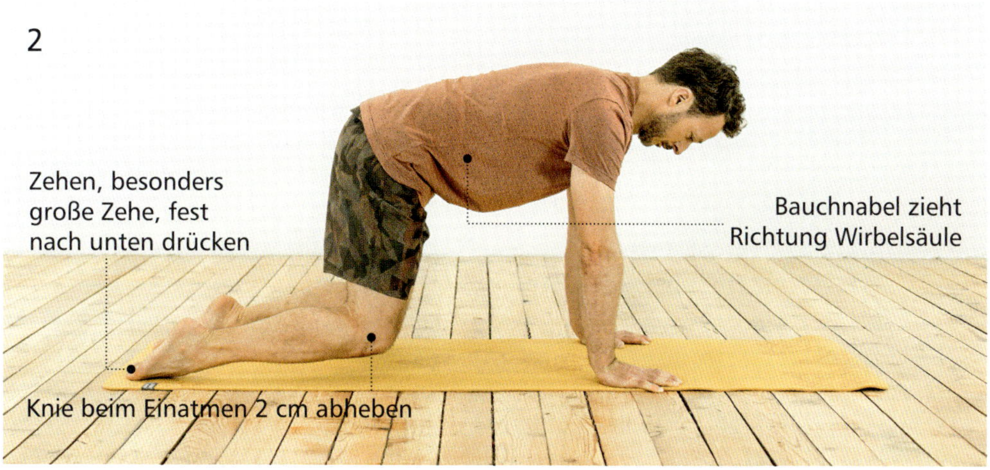
2
Zehen, besonders große Zehe, fest nach unten drücken
Bauchnabel zieht Richtung Wirbelsäule
Knie beim Einatmen 2 cm abheben

- Beim Ausatmen die Knie langsam und kontrolliert absetzen.
- Wiederholungen: 5–7, bei der letzten Wiederholung Position 2 für 3–5 Atemzüge halten.
- Endposition: Kindeshaltung (siehe S. 17).
- Vorsicht: Bei chronischen Beschwerden der Handgelenke, wie Sehnenscheidenentzündungen, Karpaltunnelsyndrom, Überbeine im Bereich der Handgelenke (hier eventuell auf die Fäuste stützen). Bei Problemen im Fußgelenk oder im Bereich der Fußschaufel.

Variante: Mit aufgestellten Füßen

Die folgende Variante bringt etwas mehr Dynamik in diese Übungsform: Der stabile Rumpf soll trotz der Bewegungsimpulse gehalten werden.

- Ausgangsposition: Vierfüßer (siehe S. 15).

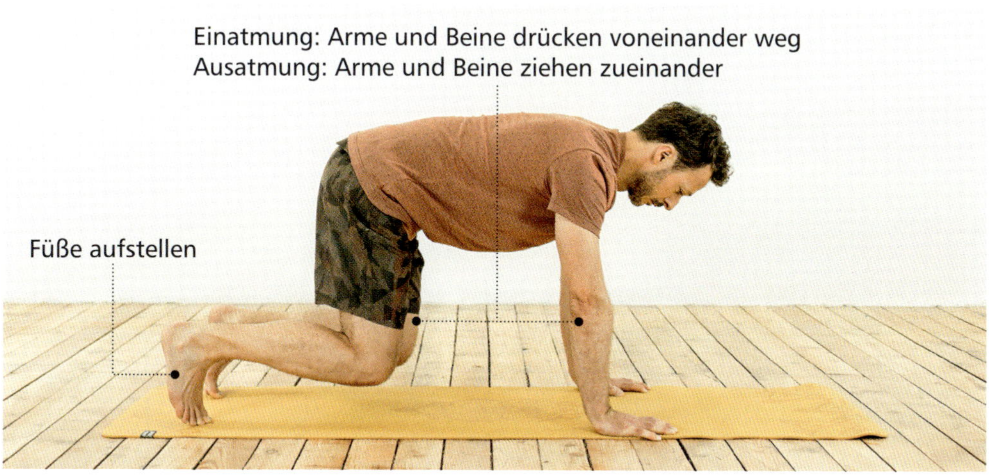
Einatmung: Arme und Beine drücken voneinander weg
Ausatmung: Arme und Beine ziehen zueinander
Füße aufstellen

- Wiederholungen: 5–7.
- Endposition: Kindeshaltung (siehe S. 17).

22 PFERD

Diese klassische Übung trainiert die tiefe Bauch- und Rückenmuskulatur und mobilisiert dazu die Wirbelsäule. Wichtig ist es auch, hier den Bauchnabel zur Wirbelsäule zu ziehen und diese Spannung ebenso zu halten, wenn die Dynamik dazukommt.

- Ausgangsposition: Vierfüßer (siehe S. 15).

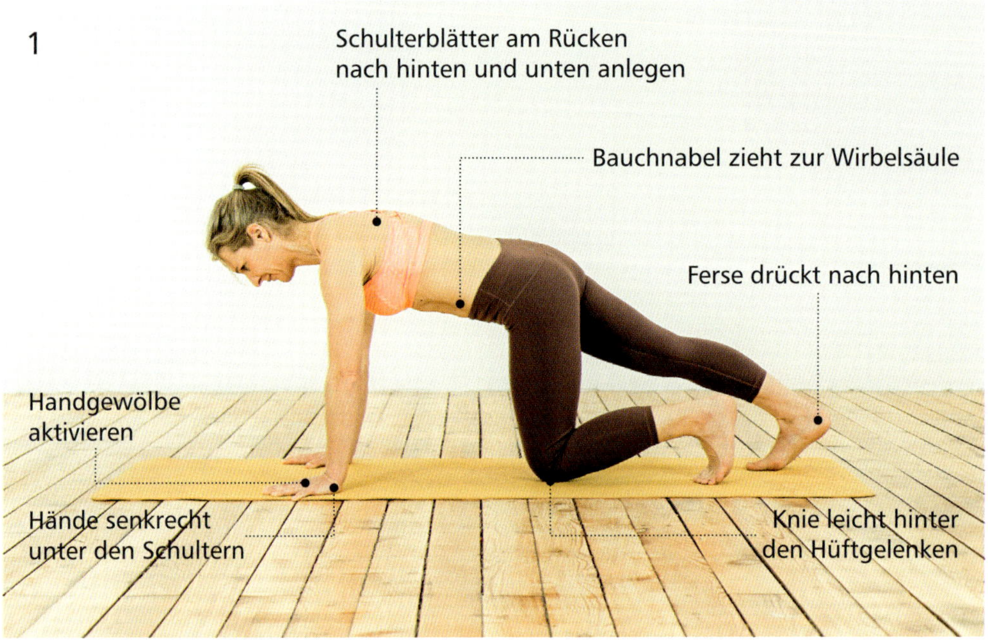
1
Schulterblätter am Rücken nach hinten und unten anlegen
Bauchnabel zieht zur Wirbelsäule
Ferse drückt nach hinten
Handgewölbe aktivieren
Hände senkrecht unter den Schultern
Knie leicht hinter den Hüftgelenken

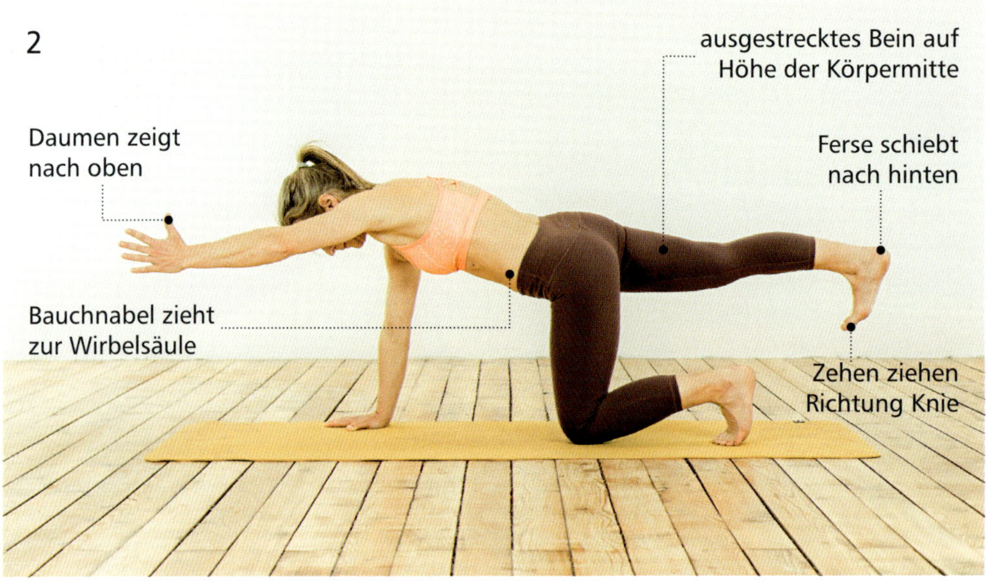
2
ausgestrecktes Bein auf Höhe der Körpermitte
Daumen zeigt nach oben
Ferse schiebt nach hinten
Bauchnabel zieht zur Wirbelsäule
Zehen ziehen Richtung Knie

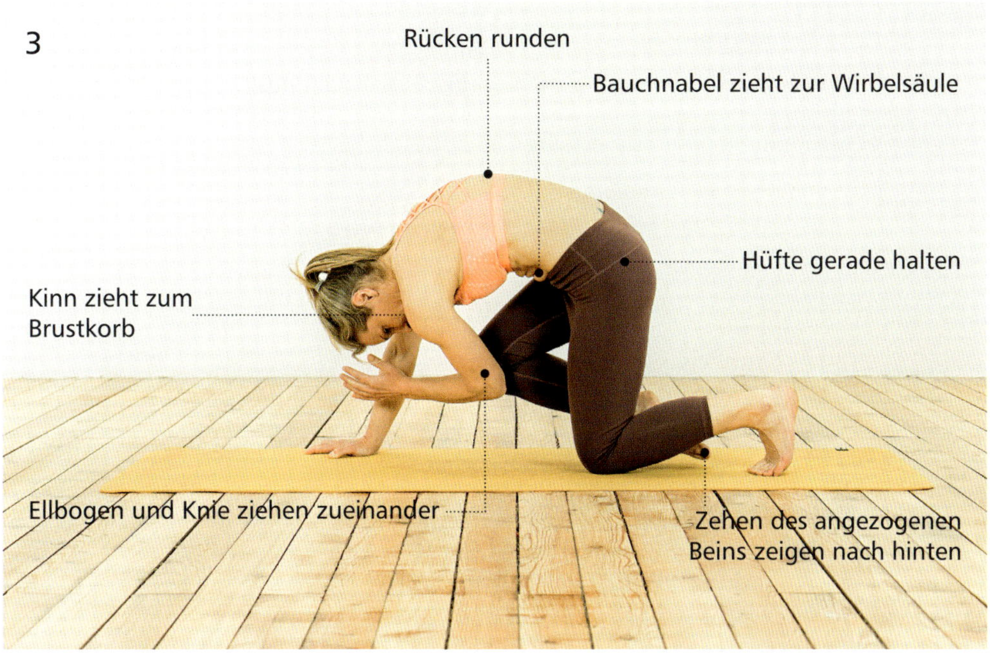
3
Rücken runden
Bauchnabel zieht zur Wirbelsäule
Hüfte gerade halten
Kinn zieht zum Brustkorb
Ellbogen und Knie ziehen zueinander
Zehen des angezogenen Beins zeigen nach hinten

- Wiederholungen: 3–5 pro Seite, bei der letzten Wiederholung die gestreckte Position 2 für 2–3 Atemzüge halten.
- Endposition: Kindeshaltung (siehe S. 17).
- Vorsicht: Bei chronischen Beschwerden der Handgelenke, wie Sehnenscheidenentzündungen, Karpaltunnelsyndrom, Überbeine im Bereich der Handgelenke (hier eventuell auf die Fäuste stützen).

23 BABY-BOOT

Diese kraftvolle Gleichgewichtsübung trainiert die tiefe Bauch- und Rückenmuskulatur.

- Ausgangsposition: Sitz mit aufgestellten Beinen (siehe S. 16).

1

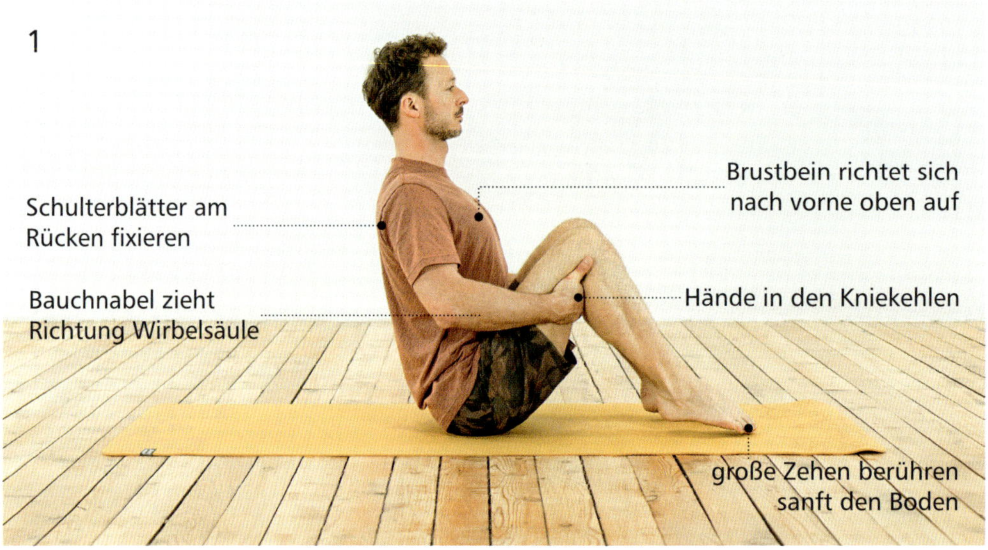
Brustbein richtet sich nach vorne oben auf
Schulterblätter am Rücken fixieren
Bauchnabel zieht Richtung Wirbelsäule
Hände in den Kniekehlen
große Zehen berühren sanft den Boden

2

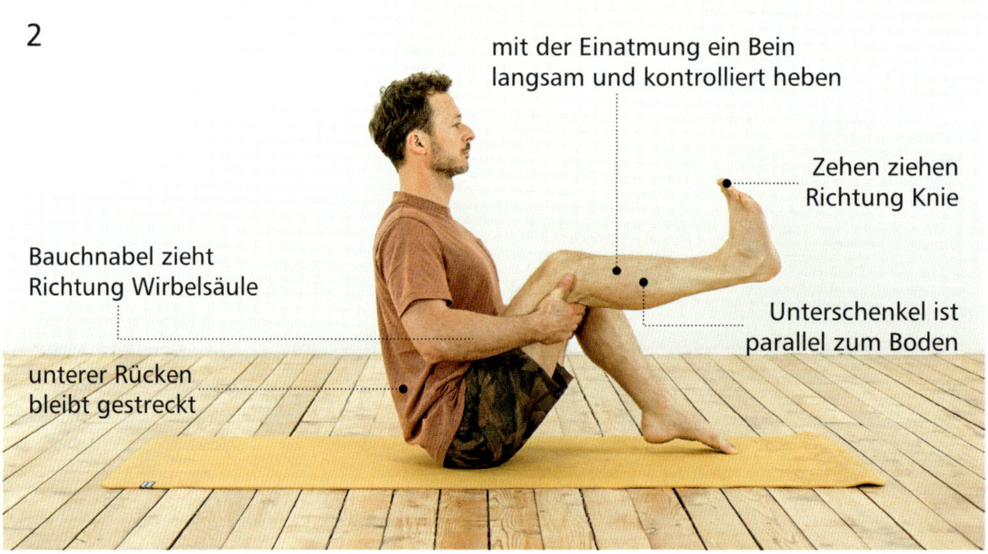
mit der Einatmung ein Bein langsam und kontrolliert heben
Zehen ziehen Richtung Knie
Bauchnabel zieht Richtung Wirbelsäule
Unterschenkel ist parallel zum Boden
unterer Rücken bleibt gestreckt

- Mit der Ausatmung Bein langsam und kontrolliert senken.
- Wiederholungen: 5–10 mal pro Seite heben und senken.
- Endposition: Sitz mit aufgestellten Beinen.
- Vorsicht: Bei Bandscheibenvorfällen und akuten Beschwerden in der Lendenwirbelsäule. Bei akuten Entzündungen im Bauchraum sowie bei akuten Schmerzen im Hüftgelenk.

Variante: Hände hinter dem Rücken

Durch das Anheben beider Beine wird bei dieser Variante die Kräftigung der Bauch- und Rückenmuskulatur intensiviert.

- Ausgangsposition: Sitz mit aufgestellten Beinen (siehe S. 16).

1

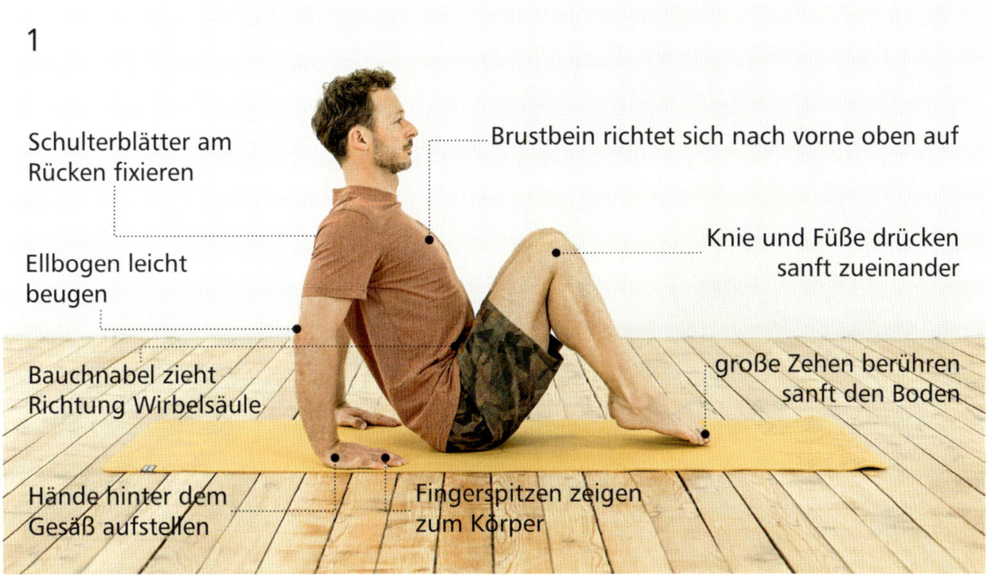
Schulterblätter am Rücken fixieren
Brustbein richtet sich nach vorne oben auf
Ellbogen leicht beugen
Knie und Füße drücken sanft zueinander
Bauchnabel zieht Richtung Wirbelsäule
große Zehen berühren sanft den Boden
Hände hinter dem Gesäß aufstellen
Fingerspitzen zeigen zum Körper

2

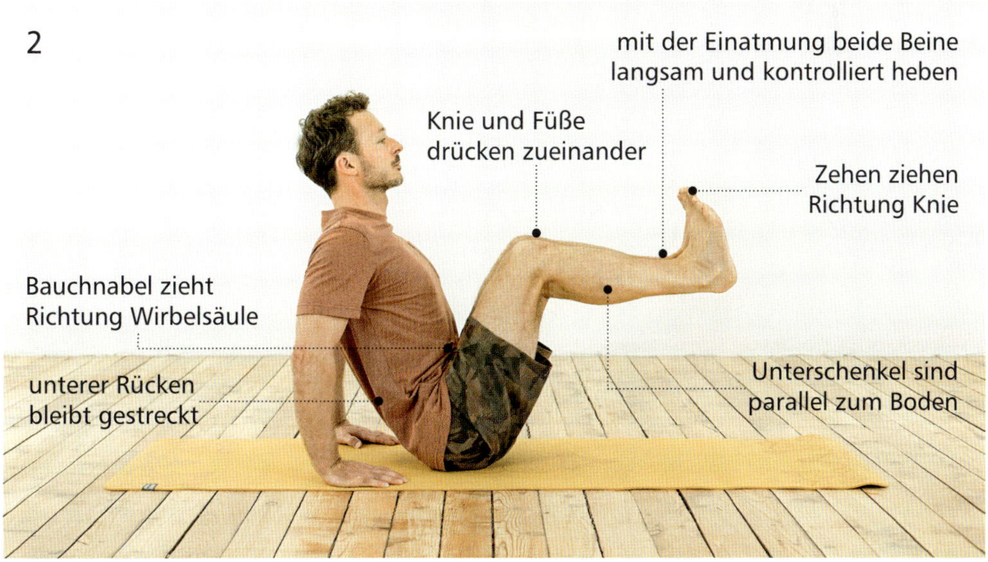
mit der Einatmung beide Beine langsam und kontrolliert heben
Knie und Füße drücken zueinander
Zehen ziehen Richtung Knie
Bauchnabel zieht Richtung Wirbelsäule
unterer Rücken bleibt gestreckt
Unterschenkel sind parallel zum Boden

- Oberschenkel immer näher zum Bauch ziehen.
- Dauer: 5–10 Atemzüge.
- Endposition: Sitz mit aufgestellten Beinen.

24 KLEINER HUND

Diese leichte Umkehrhaltung gibt der Wirbelsäule eine intensive Dehnung und entlastet zugleich die Hals- und Lendenwirbelsäule, indem sich die Bandscheiben durch die Aufhebung der Schwerkraft mit Flüssigkeit füllen können. Zudem kräftigt sie die Schultermuskulatur.

- Ausgangsposition: Vierfüßer (siehe S. 15).

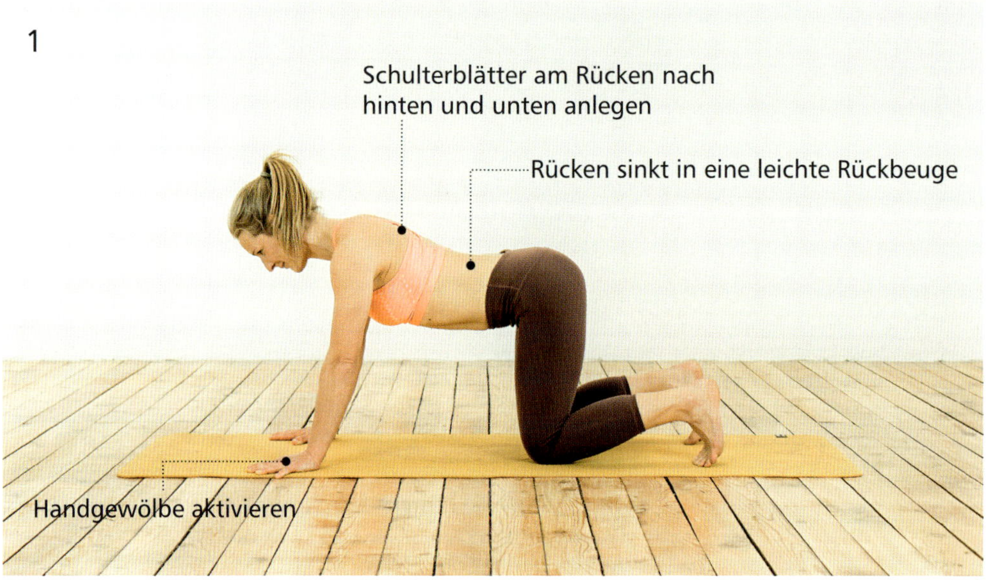
1
Schulterblätter am Rücken nach hinten und unten anlegen
Rücken sinkt in eine leichte Rückbeuge
Handgewölbe aktivieren

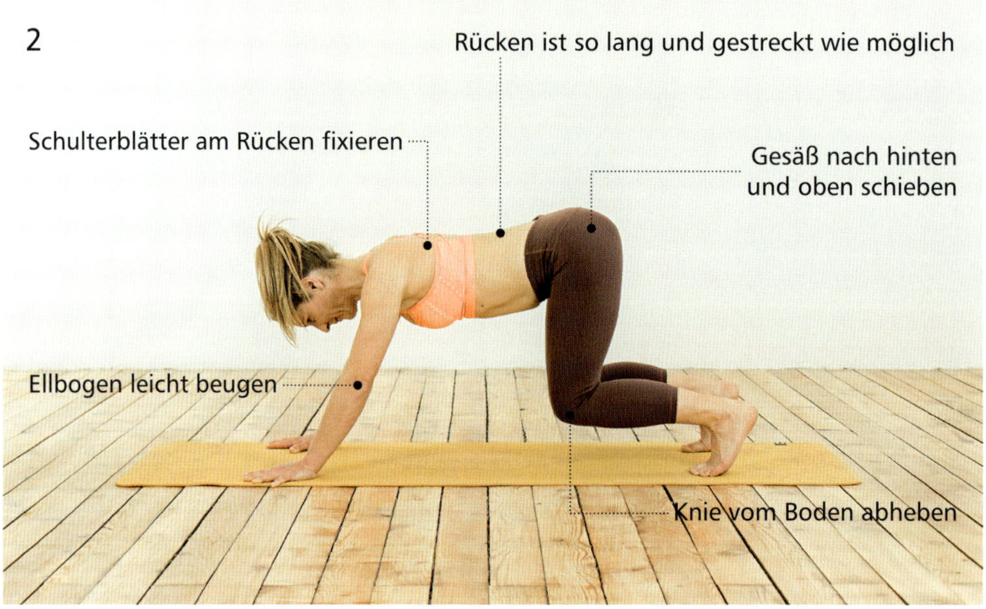
2
Rücken ist so lang und gestreckt wie möglich
Schulterblätter am Rücken fixieren
Gesäß nach hinten und oben schieben
Ellbogen leicht beugen
Knie vom Boden abheben

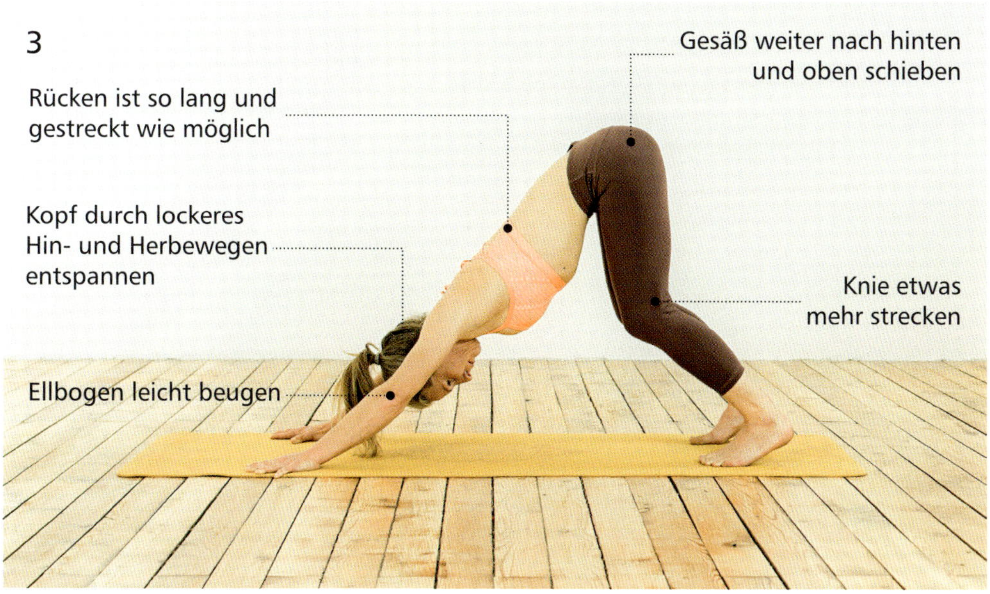
3
Rücken ist so lang und gestreckt wie möglich
Gesäß weiter nach hinten und oben schieben
Kopf durch lockeres Hin- und Herbewegen entspannen
Knie etwas mehr strecken
Ellbogen leicht beugen

- Einen imaginären Gurt um die beiden Oberarme durch Anspannung in den Armen auseinanderziehen.
- Imaginäre Blöcke zwischen den Oberarmen durch Anspannung in den Armen zueinander drücken.
- Dauer: 5–12 Atemzüge in Position 3 bleiben, beim Ausatmen immer wieder den Mund öffnen, um das Kiefergelenk zu lockern, und eventuell auch die Zunge rausstrecken.
- Endposition: Kindeshaltung (siehe S. 17).
- Vorsicht: Bei unbehandeltem stark erhöhtem Blutdruck, bei Migräne, starken Kopfschmerzen oder erhöhtem Augeninnendruck sowie bei akuten Beschwerden in der Schulter.

Variante: Hund mit Waden-Stretch

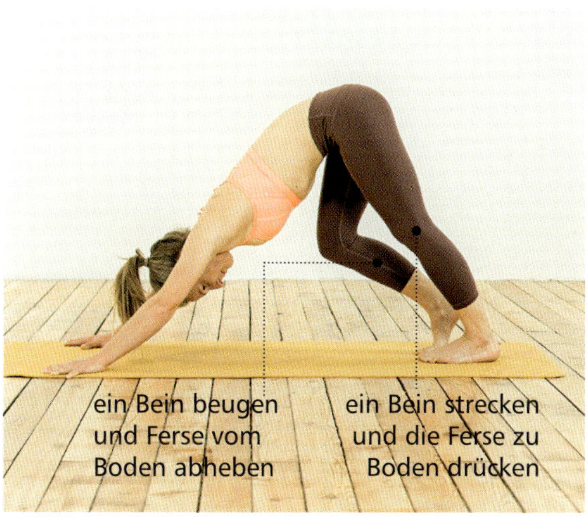
ein Bein beugen und Ferse vom Boden abheben
ein Bein strecken und die Ferse zu Boden drücken

Diese Variante dehnt zusätzlich die Wadenmuskulatur.

- Ausgangsposition: Kleiner Hund, Position 3.
- Gesäß darf mit der Beinbewegung sanft mitrotieren.
- Kopf schaukelt locker mit.
- Dauer: 5–12 Atemzüge pro Bein.
- Endposition: Kindeshaltung (siehe S. 17).

25 SITZENDE VORBEUGE

Diese Haltung dehnt und reduziert die Spannung in der hinteren Faszienkette, die als eine der Hauptursachen für Kreuzschmerzen angesehen wird. Zudem beruhigen Vorbeugen immer das Nervensystem und den Geist.

- Ausgangsposition: Langsitz (siehe S. 17), eventuell das Gesäß mit einer Decke erhöhen.

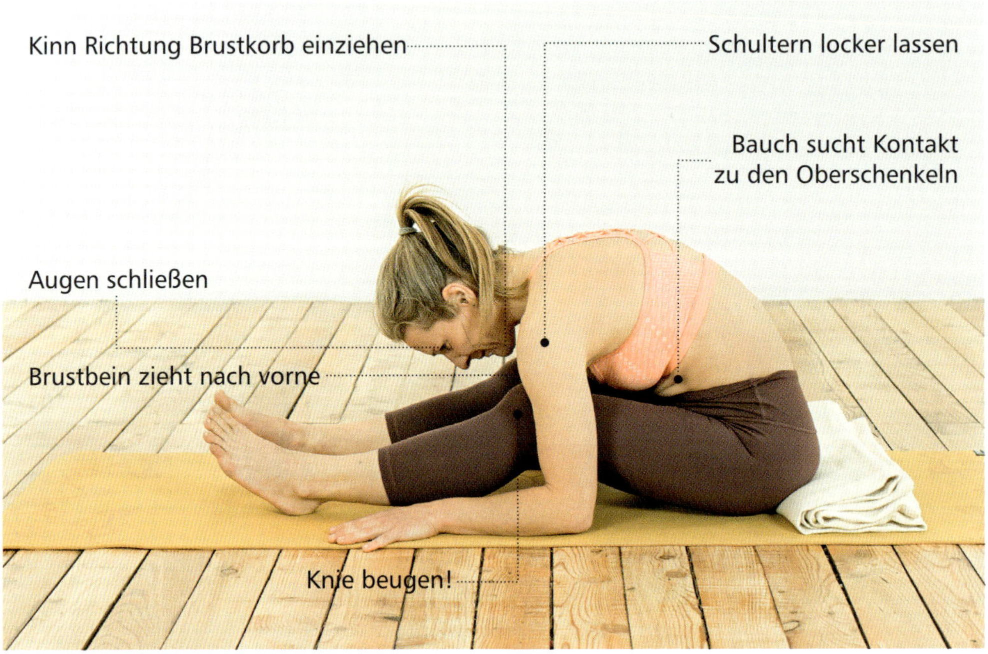

Kinn Richtung Brustkorb einziehen
Schultern locker lassen
Bauch sucht Kontakt zu den Oberschenkeln
Augen schließen
Brustbein zieht nach vorne
Knie beugen!

- Dauer: 5–15 Atemzüge. Mit der Zeit die Fersen etwas weiter nach vorne schieben, jedoch den Kontakt zwischen Bauch und Oberschenkeln halten.
- Endposition: In einem Sitz nach Wahl ein paar Momente nachspüren.
- Vorsicht: Bei Bandscheibenvorfällen und akuten Beschwerden in der Lendenwirbelsäule, bei akuten Ischiasbeschwerden, bei akuten Entzündungen im Bauchraum sowie bei akuten Schmerzen im Hüftgelenk.

SIMONE FLEISCHHACKER

Klinische- und Gesundheitspsychologin, Yogalehrerin und »yogading«-Bloggerin

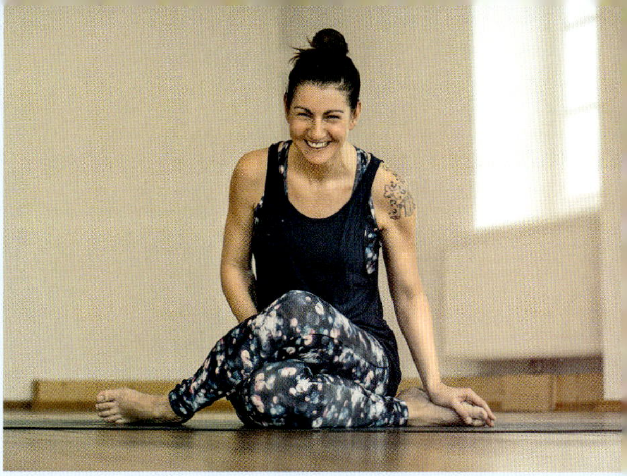

Warum Yoga und positive Psychologie ein super Paar sind

Kennst du das Gefühl nach einer guten Yogastunde? Ich fühl mich danach einfach wunderbar, mir selbst ganz nah, fokussiert, ruhig, geerdet und lebendig, ich könnte Bäume ausreißen. Meine Laune ist besser, mein Körper stabil und leicht zugleich, meine Atmung ist ruhig und entspannt. Stress ist weg, Perspektiven und kreative Ideen für mein Leben sind da! Wer das erlebt hat, braucht keine Erklärungen dafür, wie Yoga auf die Psyche wirkt. Yoga ist einfach ein geniales Gesamtpaket und die positive Psychologie ein damit sehr gut harmonierendes Element.

Irgendwie wollen wir ja alle nur das Eine – zufrieden sein. Das würde ja auch ganz gut funktionieren, wäre da nicht der Chef, der es auf uns abgesehen hat, unsere Kindheit mit ihren prägenden Erlebnissen, die Beziehung, der Autofahrer, der vor uns dahinschleicht, obwohl wir es eilig haben, das Wetter, der Wecker, der Nachbar, all die Eindrücke und Erfahrungen, die wir gemacht haben und uns in der Gegenwart handlungsunfähig machen. Alles, was im Außen passiert, hindert uns scheinbar daran glücklich, zufrieden, kraftvoll zu sein.

Was aber ist mit unserem Inneren? Stehen wir uns in vielen Situationen vielleicht nur selbst im Weg? Liegt es daran, dass wir nicht den Mut haben, Nein zu sagen, dass wir uns nicht gut genug sind, daran dass wir glauben, andere seien wertvoller? Aber woher kommen diese Gedanken, die in Sekundenschnelle unangenehme Gefühle in uns auslösen und unsere Rationalität hemmen?

In der Psychologie spricht man hier von Mustern, im Yoga von Samskaras, tiefen emotionalen Eindrücken, aus all den Erfahrungen und deren Bewertungen, die wir bis jetzt gemacht haben. Wenn diese Glaubenssätze unbewusst bleiben, hängen wir in einer Endlosschleife fest, ohne es zu bemerken, fühlen uns schlecht und finden uns immer wieder in Situationen, die sich schwer und anstrengend anfühlen. Sind wir also vielleicht doch fähig, einen Beitrag zu unserer eigenen Zufriedenheit zu leisten und über unsere Vergangenheit hinauszuwachsen?

Ja, sagen Psychologie und Yoga. Beide bieten Wege, sich dessen bewusst zu werden und etwas zu verändern. Psychologie ist das A, Yoga das OM. Es geht darum, die Yogapraxis seinen körperlichen, aber auch mentalen Bedürfnissen anzupassen. Im Yoga würde ich sagen, bitte bleib auf deiner eigenen Matte – ich habe zwar nicht auf alles, was mir im Leben passiert Einfluss, wohl aber darauf, wie ich bewerte, reagiere und handle. Yoga ist für mich praktizierte Selbstliebe, die Gelegenheit, meine innere Stimme zu hören, die Yogamatte der geschützte Übungsraum dazu. Auf der Matte gibt es nur mich und alles, was in diesem Moment in mir passiert. Ich schenke mir die Chance, zum Beobachter meiner selbst zu werden, und nehme mir die Zeit, mich zu fragen: »Wie geht's mir eigentlich jetzt in diesem Moment? Wie fühlt sich mein Körper gerade an, wie meine Atmung? Welche Gedanken tauchen auf, welche Gefühle? Passt mir das so und wenn nicht, was kann ich selbst dafür tun, es passend zu machen?« Ich nehme mir Zeit für mich, Zeit mir meiner Selbstwirksamkeit bewusst zu werden, Zeit, mich und meine Vergangenheit zu verstehen und die Beziehung zu mir zu pflegen, Zeit, um sicherzugehen, dass ich lebendig bin!

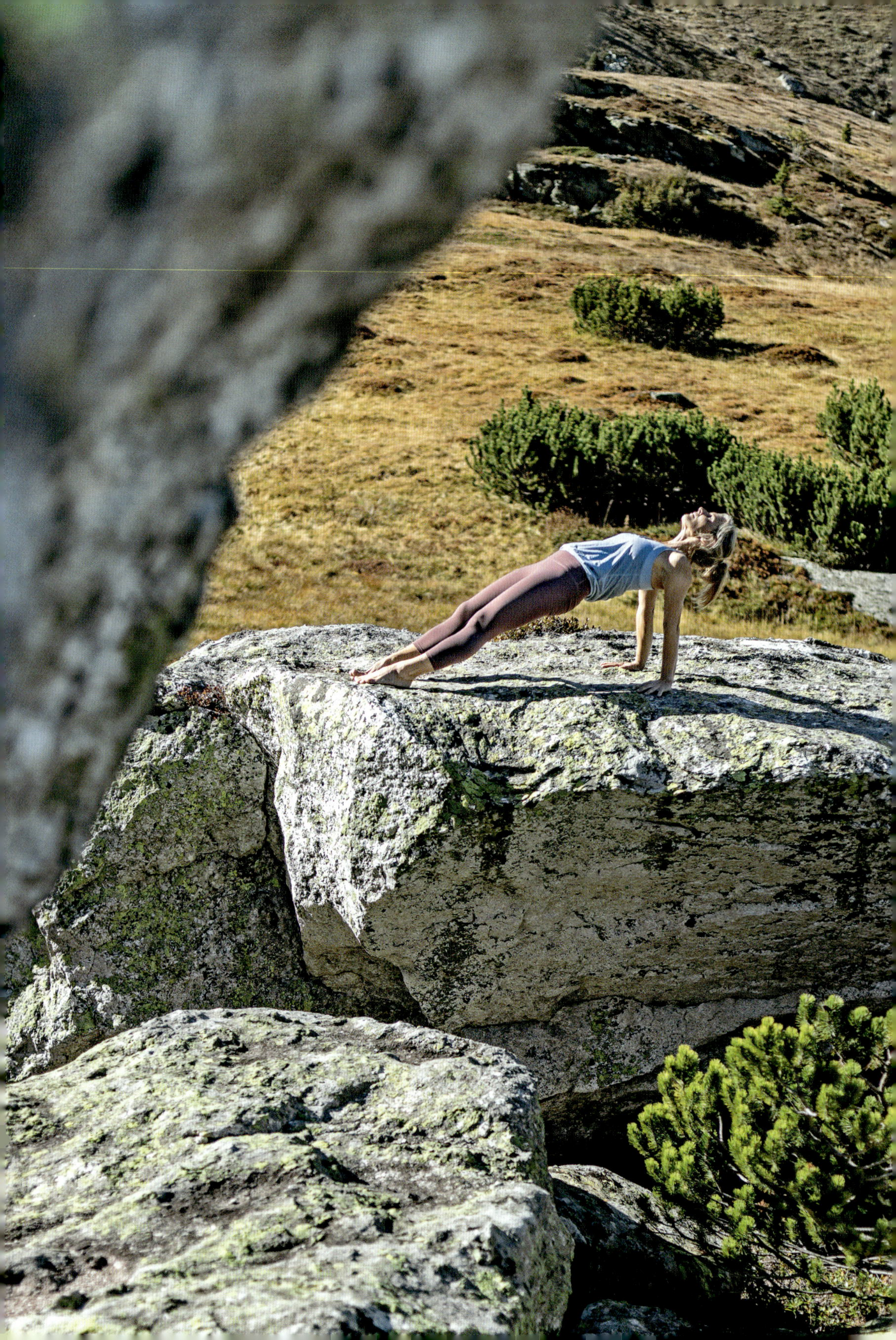

YOGAÜBUNGEN FÜR DIE SCHULTERN

Die große Bewegungsfreiheit im Schultergelenk ermöglicht unseren Armen eine Vielfalt an Bewegungen. Die Arme können nach vorne, nach hinten, nach außen und nach innen gehoben werden und können sogar rotieren. Diese Bewegungsfreiheit geht jedoch auf Kosten der Gelenksstabilität. Die Schulter weist nämlich nur eine geringe Führung durch knöcherne Strukturen auf und funktioniert hauptsächlich durch das Zusammenspiel einer Vielzahl von Muskeln, der sogenannten Rotatorenmanschette. Somit ist auch verständlich, dass sich muskuläre Dysbalancen im Schultergelenk besonders stark auswirken können. Entscheidend ist es also, die durch das Klettern stark und einseitig beanspruchte Schultermuskulatur durch gezielte Kraft- und Beweglichkeitsübungen im Lot zu halten.

Weite Züge, runde Griffe – das Kolosseum im Maltatal setzt ausreichend Schulterkraft voraus! Erst durch einen gut trainierten Schultergürtel werden gewisse Kletterpositionen möglich, vor allem High-End-Routen verlangen dem Kletterer viel ab.
Andi Matuska in »Walhalla« 8c, Maltatal.

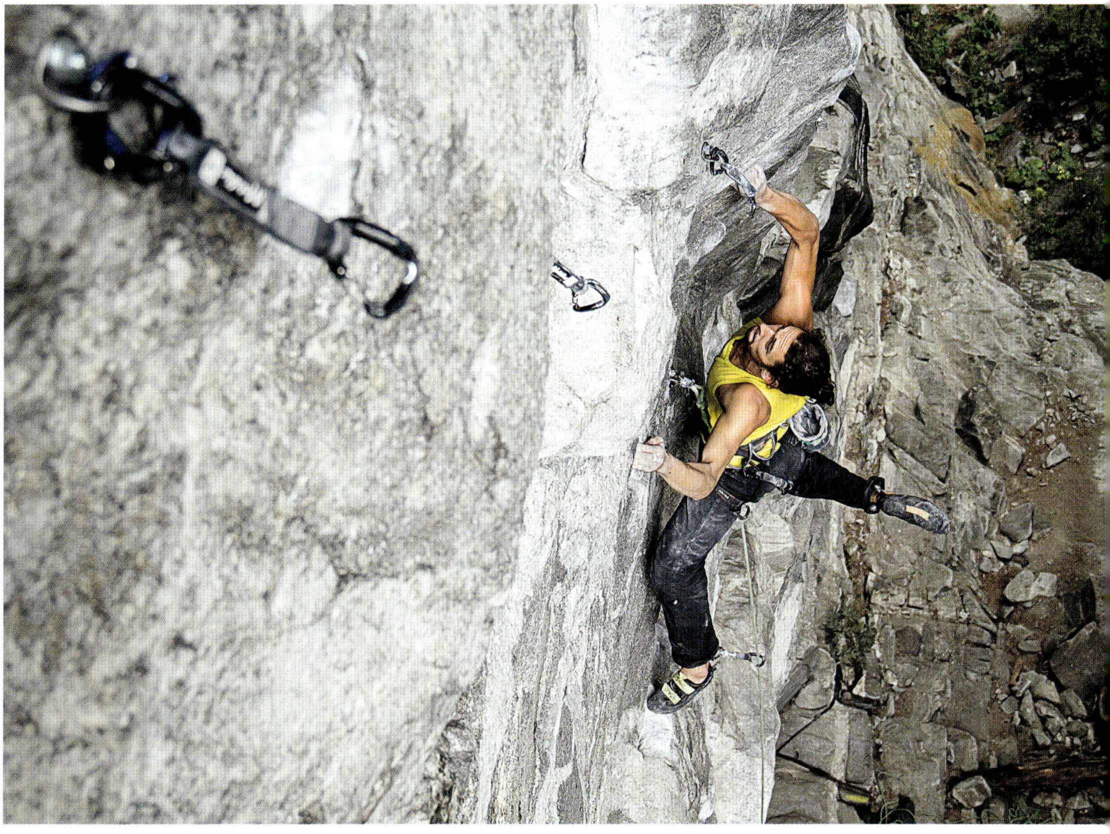

ÜBUNGEN FÜR MEHR SCHULTERSTABILITÄT

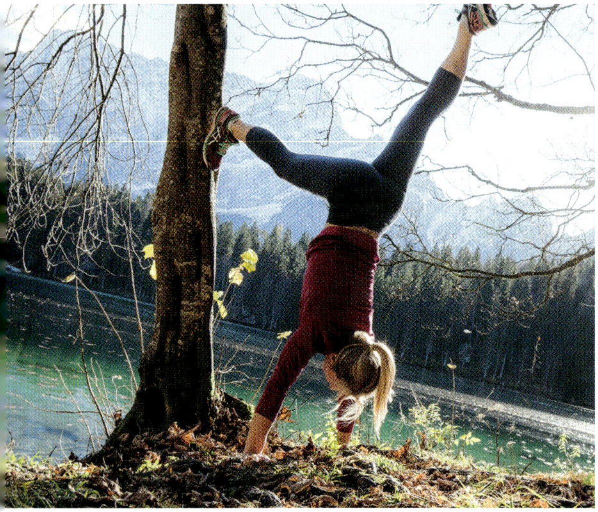

Bewegungsabläufe im Körper werden immer durch die Zusammenarbeit von mehreren Muskeln, den sogenannten Muskelschlingen, ausgeführt. Die Funktionseinheit von Muskeln, die beim Klettern beansprucht wird, wird als Zugschlinge bezeichnet. Die Gegenspieler dieser Muskeln arbeiten in der Druckschlinge zusammen, diese werden beim Stütztraining aktiviert. Beim Klettern kann es durch häufiges passives Aushängen in den Überhängen oft zu instabilitätsbedingten Beschwerden im Schultergelenk kommen. Diese relative Schwäche in den schulterblattstabilisierenden Muskelgruppen und den Muskeln der Rotatorenmanschette kann man gut durch ein Stütztraining ausgleichen.

Beim Training der Stützmuskulatur ist die korrekte Ausrichtung der Schulterblätter, des Handgewölbes und der Körpermitte unbedingt notwendig. Daher sollte man diese Ausrichtungen im Körper zuerst langsam in einfachen Übungen erspüren, bevor man sich zu schwierigen Posen weiterwagt. So kann man dann auch kopfüber mit Präzision üben.

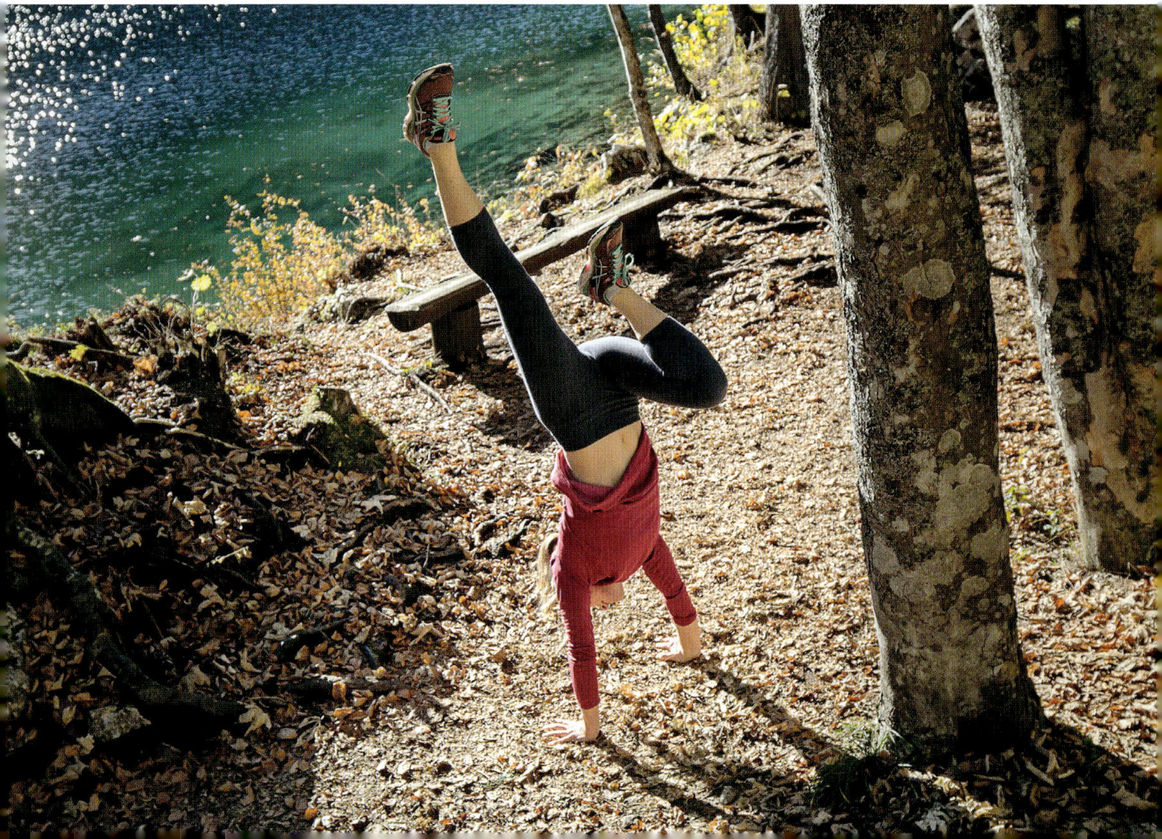

BRETT

Diese Haltung eignet sich perfekt für den Einstieg in das Training der Stützmuskulatur. Sie stärkt vor allem den Schultergürtel und die Körpermitte.

- Ausgangsposition: Vierfüßer (siehe S. 15).

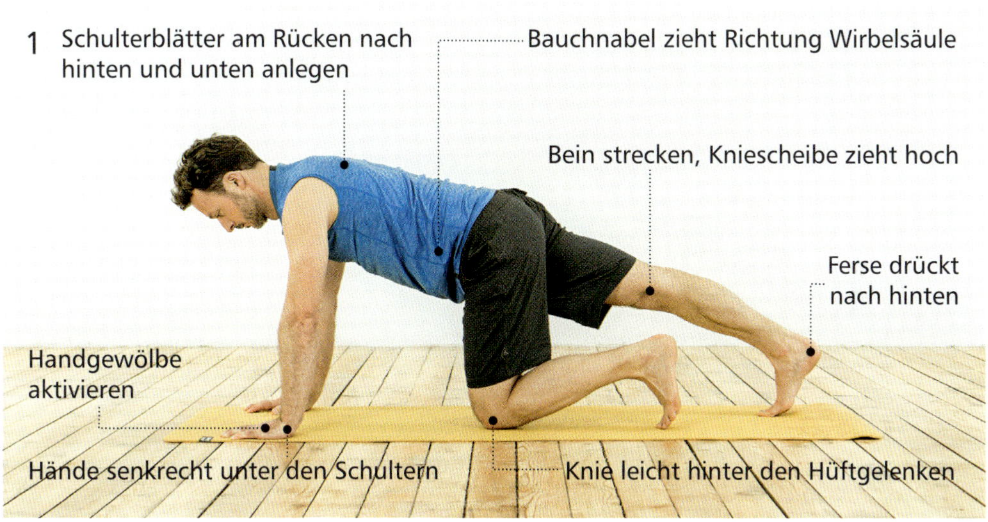
1 Schulterblätter am Rücken nach hinten und unten anlegen
Bauchnabel zieht Richtung Wirbelsäule
Bein strecken, Kniescheibe zieht hoch
Ferse drückt nach hinten
Handgewölbe aktivieren
Hände senkrecht unter den Schultern
Knie leicht hinter den Hüftgelenken

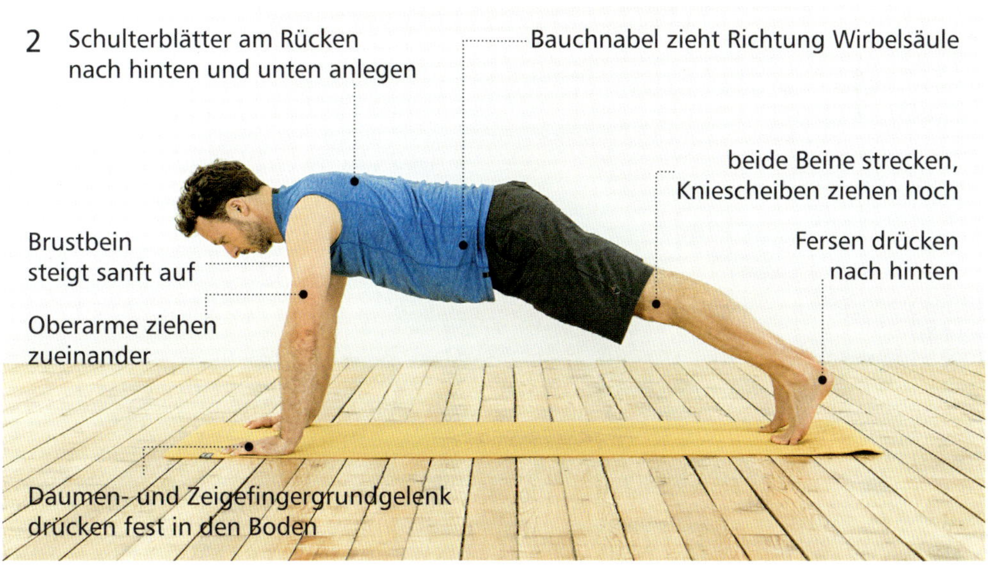
2 Schulterblätter am Rücken nach hinten und unten anlegen
Bauchnabel zieht Richtung Wirbelsäule
beide Beine strecken, Kniescheiben ziehen hoch
Fersen drücken nach hinten
Brustbein steigt sanft auf
Oberarme ziehen zueinander
Daumen- und Zeigefingergrundgelenk drücken fest in den Boden

- Dauer: 10 Sekunden – 1 Minute.
- Endposition: Kindeshaltung (siehe S. 17).
- Vorsicht: Bei stark verspannter Nacken- und Schultermuskulatur, chronischen Beschwerden der Handgelenke (hier eventuell auf die Fäuste oder die Unterarme stützen), bei akuten Beschwerden in den Schultern sowie im unteren Rücken.

Variante: Scapula-Push-up

Diese Übung kräftigt insbesondere die Muskulatur, die die Rippen mit den Schulterblättern verbindet.

- Ausgangsposition: Vierfüßer (siehe S. 15).

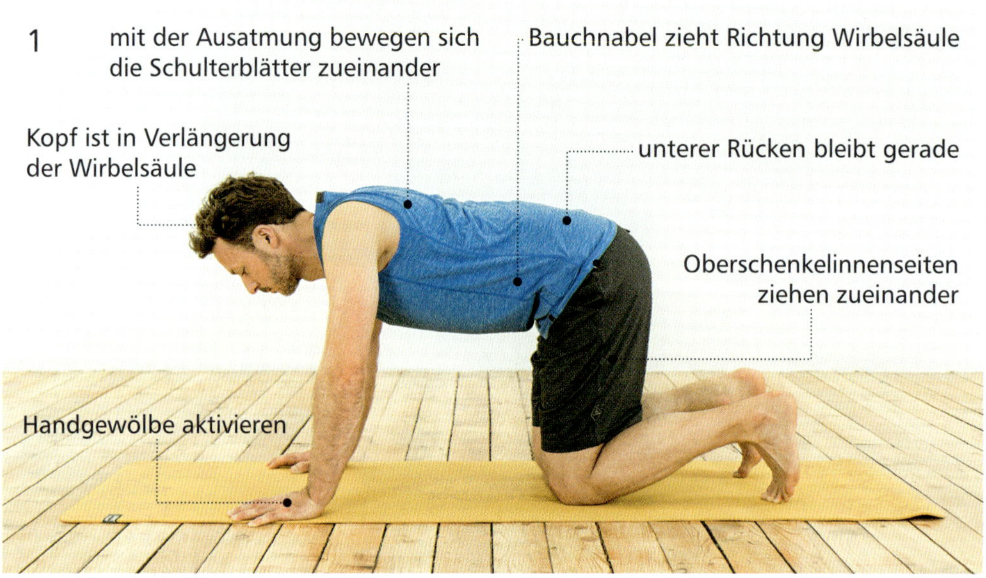
1
mit der Ausatmung bewegen sich die Schulterblätter zueinander
Bauchnabel zieht Richtung Wirbelsäule
Kopf ist in Verlängerung der Wirbelsäule
unterer Rücken bleibt gerade
Oberschenkelinnenseiten ziehen zueinander
Handgewölbe aktivieren

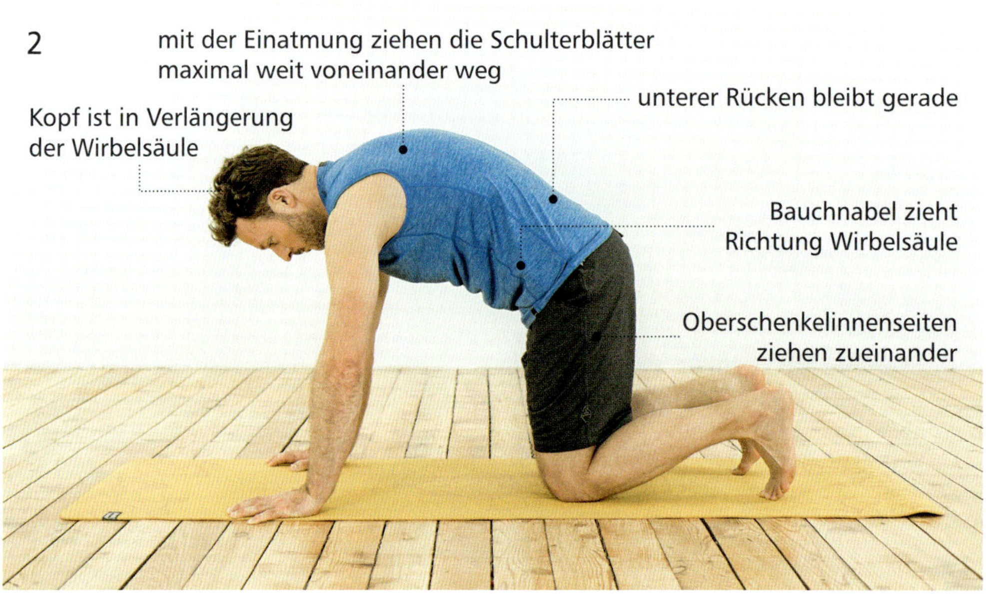
2
mit der Einatmung ziehen die Schulterblätter maximal weit voneinander weg
unterer Rücken bleibt gerade
Kopf ist in Verlängerung der Wirbelsäule
Bauchnabel zieht Richtung Wirbelsäule
Oberschenkelinnenseiten ziehen zueinander

- Wiederholungen: 5–10.
- Endposition: Kindeshaltung (siehe S. 17).

SEITSTÜTZ

Der seitliche Stütz kräftigt die gesamte Muskulatur, die den Schultergürtel stabilisiert. Zudem hilft er die Muskeln zu stärken, die das Schulterblatt am Rücken fixieren.

- Ausgangsposition: Brett (siehe S. 73), dann langsam auf die Fußaußenkante drehen und den Arm nach oben ziehen. Je nach Kraftniveau gibt es für die Fußposition folgende Möglichkeiten:

▼ Oberen Fuß vor dem Körper im rechten Winkel abstellen – Fuß und Fußaußenkante drücken aktiv vom Boden weg.

▼ Füße überkreuzen – Fußinnenkante und Fußaußenkante drücken aktiv vom Boden weg, Zehen ziehen Richtung Knie.

▼ Fußinnenkanten aufeinanderlegen, große Zehen berühren sich. Einen kleinen Abstand zwischen den Fersen einhalten, um die Oberschenkelinnenseiten zu aktivieren. Die jeweilige Fußaußenkante drückt aktiv vom Boden weg. Zehen ziehen Richtung Knie.

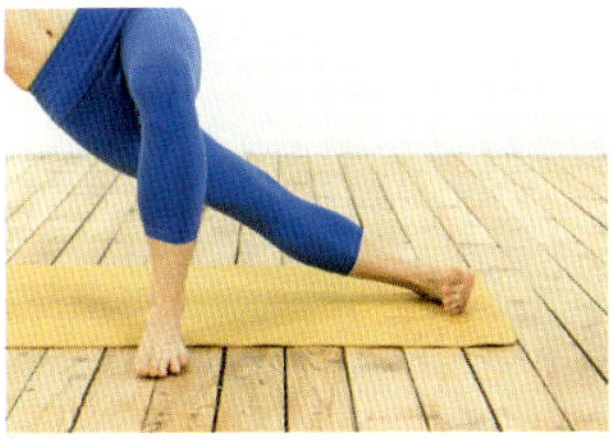

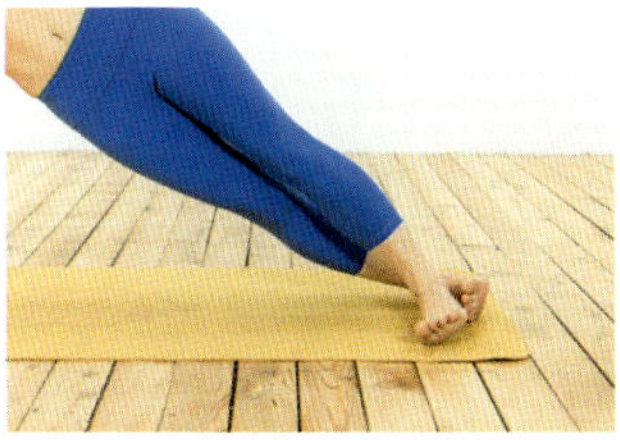

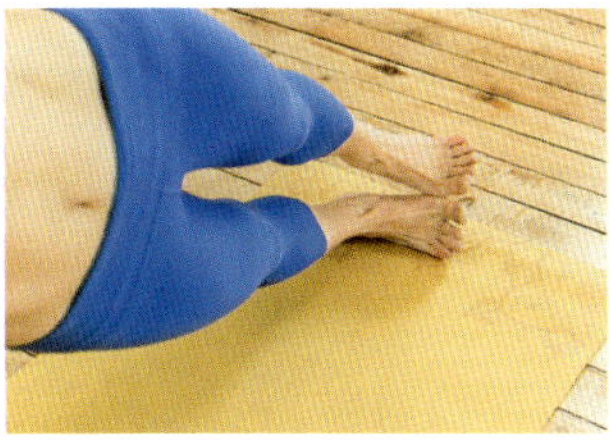

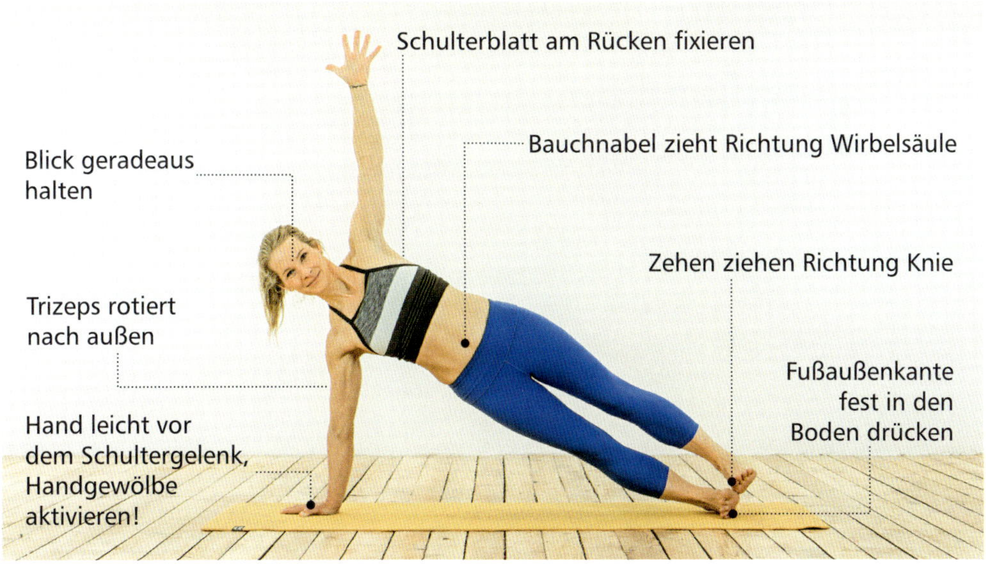
Schulterblatt am Rücken fixieren
Bauchnabel zieht Richtung Wirbelsäule
Blick geradeaus halten
Zehen ziehen Richtung Knie
Trizeps rotiert nach außen
Fußaußenkante fest in den Boden drücken
Hand leicht vor dem Schultergelenk, Handgewölbe aktivieren!

- Am Ende den oberen Arm nach unten bringen, die Füße auf die Zehen drehen und wieder in das Brett kommen.
- Dauer: 3–7 Atemzüge pro Seite.
- Endposition: Kindeshaltung (siehe S. 17).
- Vorsicht: Bei chronischen Beschwerden der Handgelenke (hier eventuell auf die Fäuste stützen), akuten Beschwerden in den Schultern sowie im unteren Rücken.

Variante: Seitstütz-Push-up

Diese Übung trainiert die zentrierende Muskulatur, wobei der Oberarmkopf nach unten zieht und sich dabei vom Schulterdach entfernt.

- Ausgangsposition: Seitstütz mit jeweiliger Fußposition (siehe S. 75).

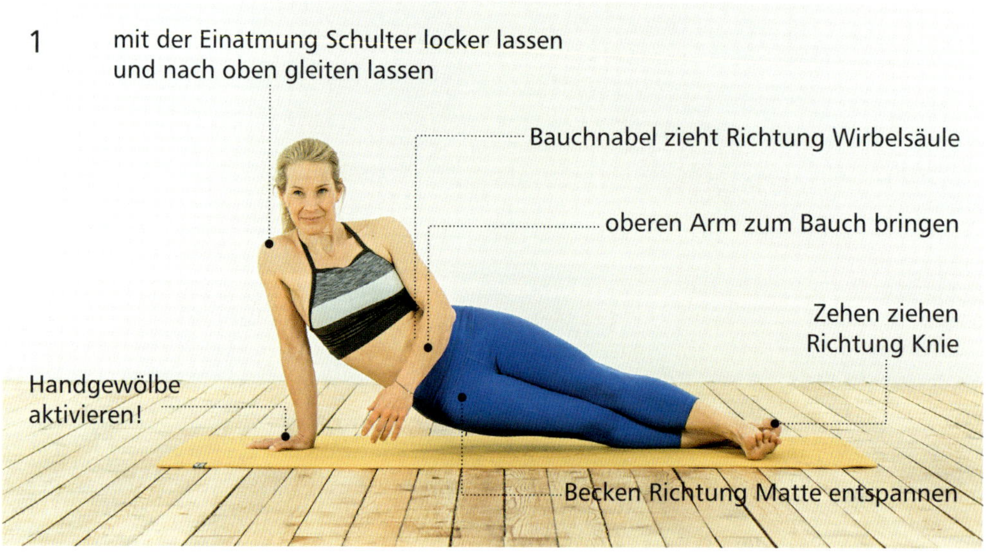
1
mit der Einatmung Schulter locker lassen und nach oben gleiten lassen
Bauchnabel zieht Richtung Wirbelsäule
oberen Arm zum Bauch bringen
Zehen ziehen Richtung Knie
Handgewölbe aktivieren!
Becken Richtung Matte entspannen

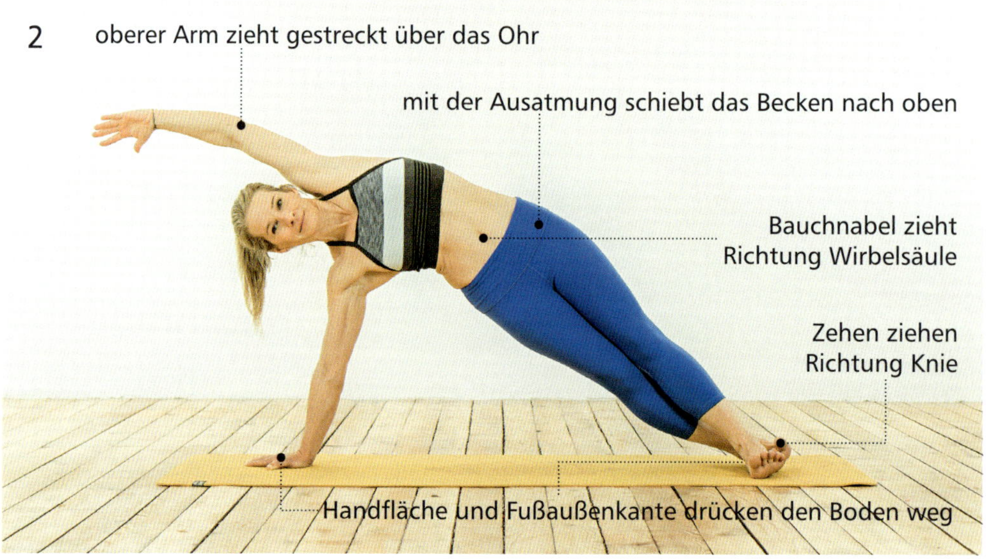
2
oberer Arm zieht gestreckt über das Ohr
mit der Ausatmung schiebt das Becken nach oben
Bauchnabel zieht Richtung Wirbelsäule
Zehen ziehen Richtung Knie
Handfläche und Fußaußenkante drücken den Boden weg

- Am Ende den oberen Arm nach unten bringen, die Füße auf die Zehen drehen und in das Brett (siehe S. 73) kommen.
- Wiederholungen: 3–5 pro Seite.
- Endposition: Kindeshaltung (siehe S. 17).

Variante: Seitstütz-Rotation

Diese Übung trainiert vor allem die Muskulatur der Rotatorenmanschette.

- Ausgangsposition: Seitstütz mit jeweiliger Fußposition (siehe S. 75).

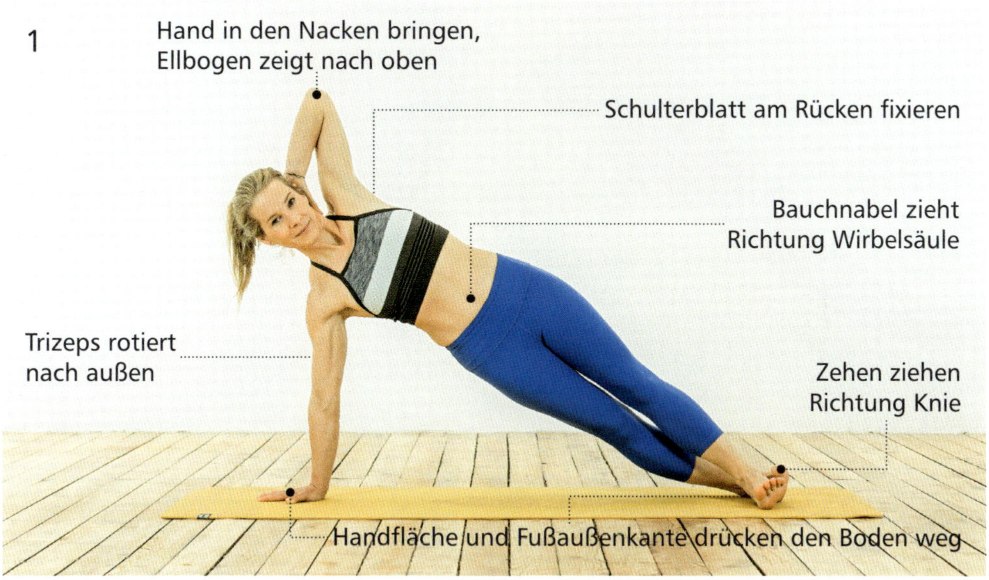
1
Hand in den Nacken bringen,
Ellbogen zeigt nach oben
Schulterblatt am Rücken fixieren
Bauchnabel zieht
Richtung Wirbelsäule
Trizeps rotiert
nach außen
Zehen ziehen
Richtung Knie
Handfläche und Fußaußenkante drücken den Boden weg

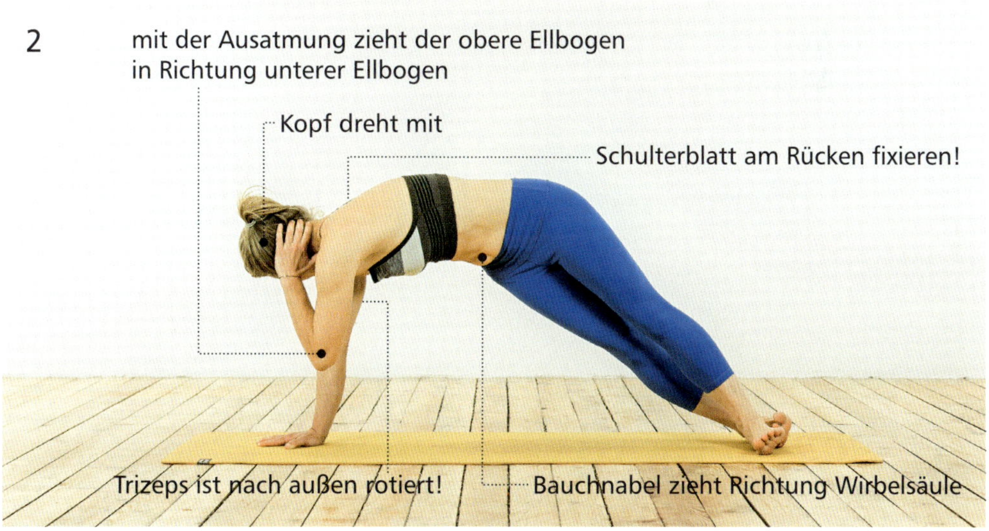
2
mit der Ausatmung zieht der obere Ellbogen
in Richtung unterer Ellbogen
Kopf dreht mit
Schulterblatt am Rücken fixieren!
Trizeps ist nach außen rotiert!
Bauchnabel zieht Richtung Wirbelsäule

- Mit der Einatmung zieht der Ellbogen wieder hoch.
- Am Ende den oberen Arm nach unten bringen, die Füße auf die Zehen drehen und in das Brett (siehe S. 73) kommen.
- Wiederholungen: 3–5 pro Seite.
- Endposition: Kindeshaltung (siehe S. 17).

28 TISCH

Diese rückwärtige Stützhaltung fordert intensive muskuläre Kontrolle für das Zentrieren der Oberarmköpfe und dehnt zugleich die Brustmuskulatur.

- Ausgangsposition: Sitz mit aufgestellten Beinen (siehe S. 16).

1

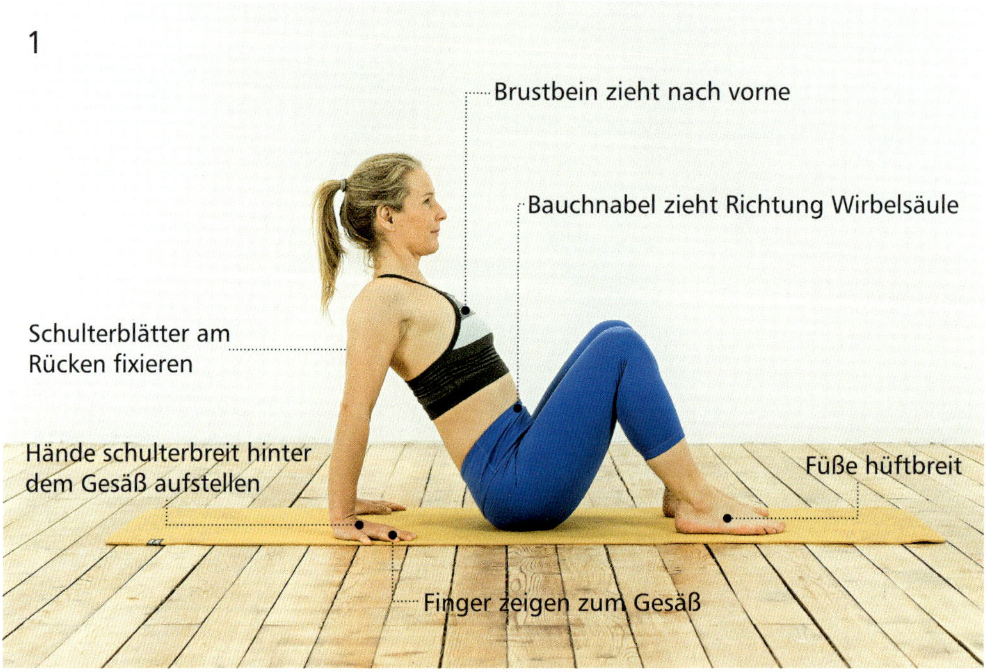
Brustbein zieht nach vorne
Bauchnabel zieht Richtung Wirbelsäule
Schulterblätter am Rücken fixieren
Hände schulterbreit hinter dem Gesäß aufstellen
Füße hüftbreit
Finger zeigen zum Gesäß

2

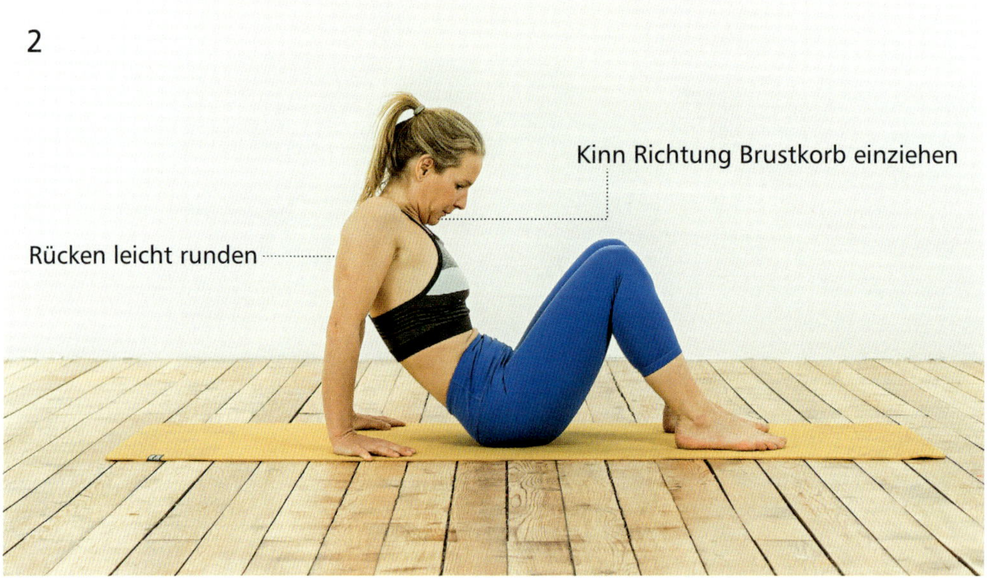
Kinn Richtung Brustkorb einziehen
Rücken leicht runden

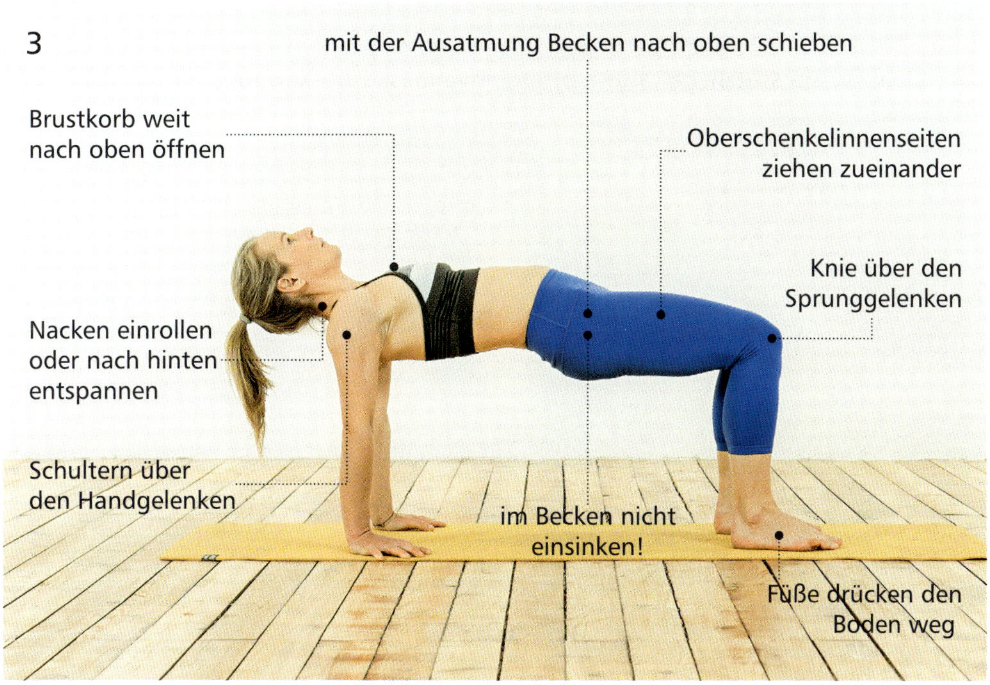
3
mit der Ausatmung Becken nach oben schieben
Brustkorb weit nach oben öffnen
Oberschenkelinnenseiten ziehen zueinander
Knie über den Sprunggelenken
Nacken einrollen oder nach hinten entspannen
Schultern über den Handgelenken
im Becken nicht einsinken!
Füße drücken den Boden weg

- Dauer: 5–10 Atemzüge in Position 3 bleiben.
- Danach Becken langsam wieder Richtung Boden bringen.
- Endposition: Rückenlage (siehe S. 18).
- Vorsicht: Bei Beschwerden der Handgelenke, der Halswirbelsäule und Verspannungen im Nackenbereich sowie bei akuten Entzündungen der Hand-, Ellbogen- oder Schultergelenke.

Variante: Langer Tisch

- Ausgangsposition: Langsitz (siehe S. 17).

1

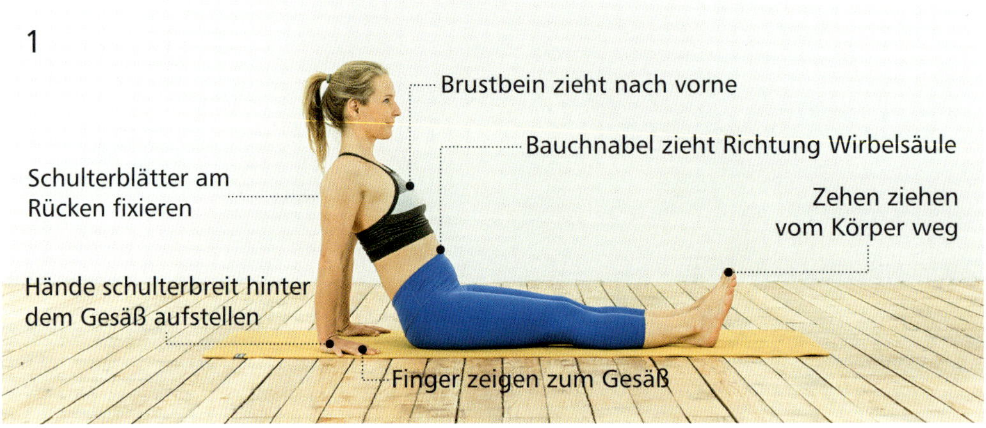
Brustbein zieht nach vorne
Bauchnabel zieht Richtung Wirbelsäule
Schulterblätter am Rücken fixieren
Zehen ziehen vom Körper weg
Hände schulterbreit hinter dem Gesäß aufstellen
Finger zeigen zum Gesäß

2

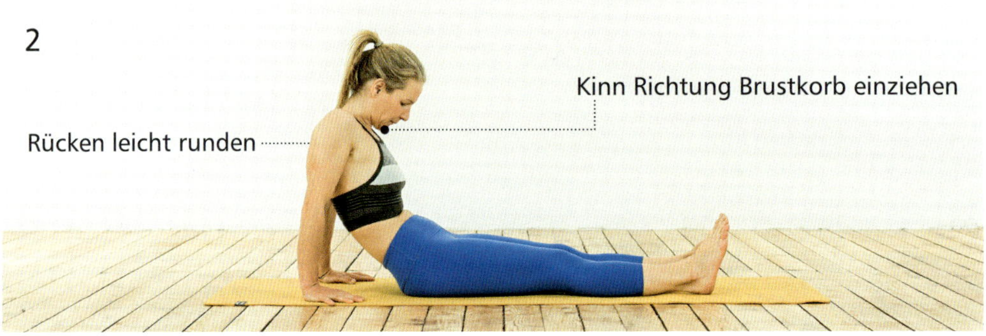
Kinn Richtung Brustkorb einziehen
Rücken leicht runden

3

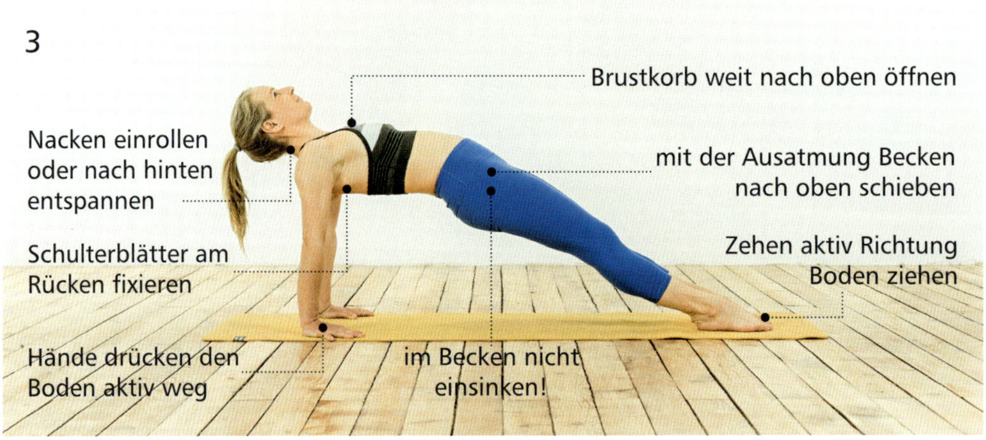
Brustkorb weit nach oben öffnen
Nacken einrollen oder nach hinten entspannen
mit der Ausatmung Becken nach oben schieben
Schulterblätter am Rücken fixieren
Zehen aktiv Richtung Boden ziehen
Hände drücken den Boden aktiv weg
im Becken nicht einsinken!

- Dauer: 3–7 Atemzüge in Position 3 bleiben.
- Danach Becken langsam wieder Richtung Boden bringen.
- Endposition: Rückenlage (siehe S. 18).

DELFIN

Diese Position ermöglicht es, die Schultern gleichzeitig zu öffnen und zu kräftigen. Außerdem ist es eine Stützübung, die die Handgelenke schont.

- Ausgangsposition: Vierfüßer (siehe S. 15) und jeweilige Armposition. Je nach Kraftniveau und Stabilität im Schultergelenk gibt es verschiedene Möglichkeiten:

▼ Block mit den Händen halten.

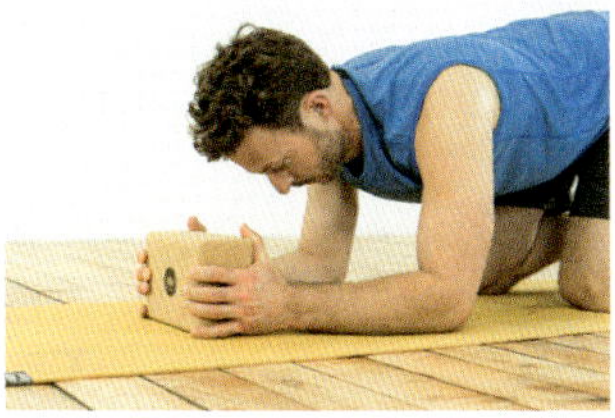

▼ Hände verschränken, die Ellbogen sind direkt unter den Schultern.

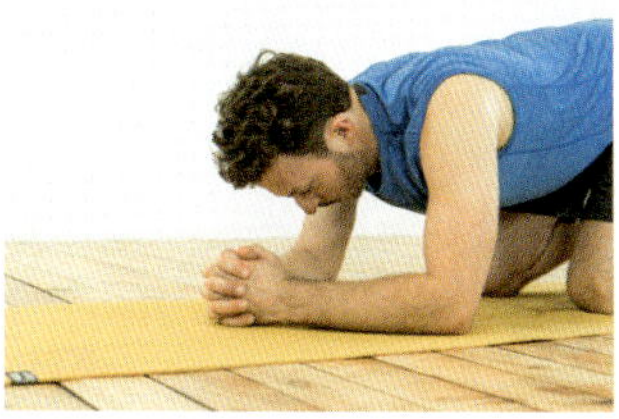

▼ Unterarme schulterbreit parallel auflegen.

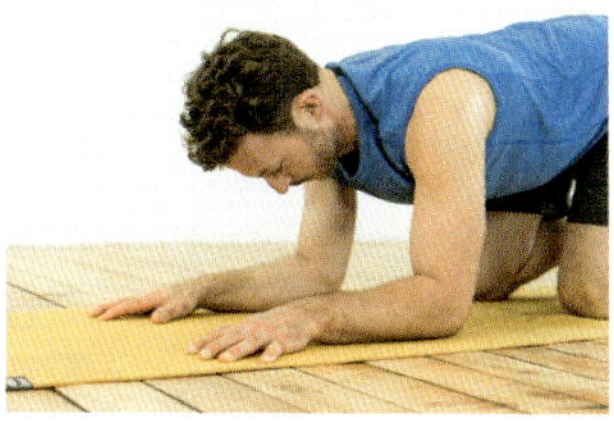

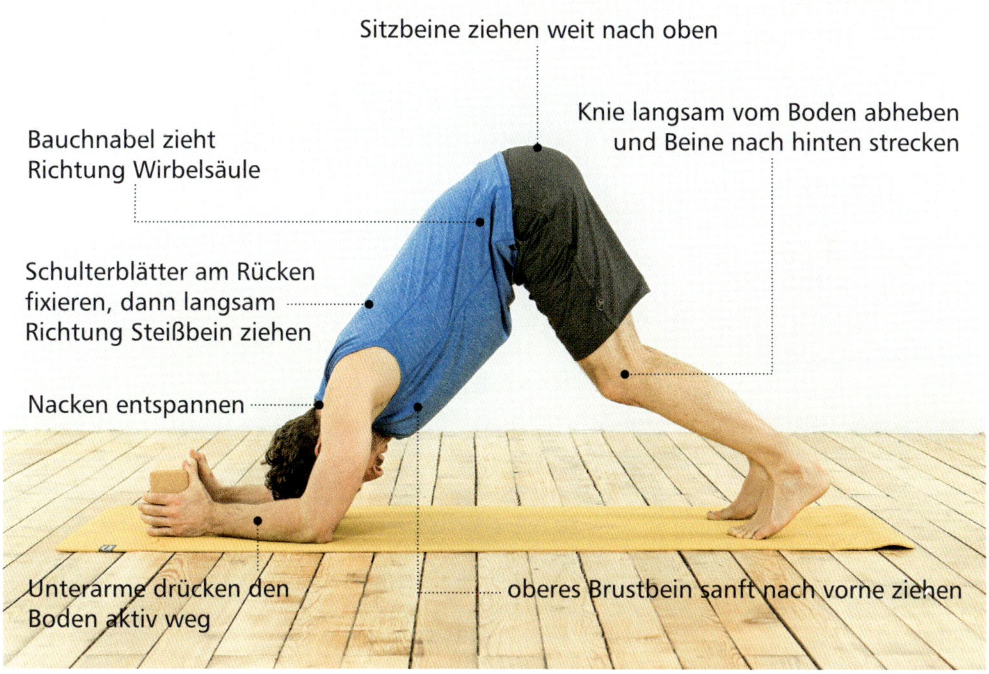
Sitzbeine ziehen weit nach oben
Knie langsam vom Boden abheben und Beine nach hinten strecken
Bauchnabel zieht Richtung Wirbelsäule
Schulterblätter am Rücken fixieren, dann langsam Richtung Steißbein ziehen
Nacken entspannen
Unterarme drücken den Boden aktiv weg
oberes Brustbein sanft nach vorne ziehen

- Rundet sich der Rücken, die Knie beugen.
- Am Ende die Knie langsam wieder zum Boden bringen.
- Dauer: 7–15 Atemzüge.
- Endposition: Kindeshaltung (siehe S. 17).
- Vorsicht: Bei Beschwerden in der Halswirbelsäule und Verspannungen im Nackenbereich sowie bei akuten Entzündungen der Ellbogen- oder Schultergelenke.

30 L-HANDSTAND

Der L-Handstand an der Wand ist anstrengender als der normale Handstand und ist eine gute Möglichkeit, Kraft aufzubauen und die Handstandposition kontrolliert zu üben.

- Ausgangsposition: Vierfüßer (siehe S. 15), davor jedoch Beinlänge abmessen und Handflächen ca. 1 Beinlänge von der Wand entfernt platzieren.
- Aus dem Vierfüßer mit den Beinen die Wand hochgehen.

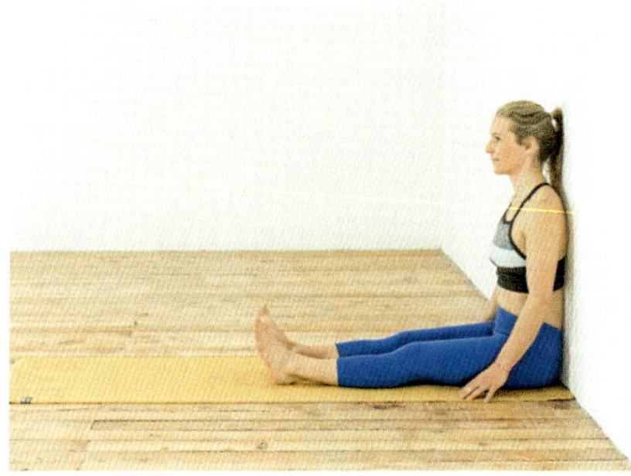

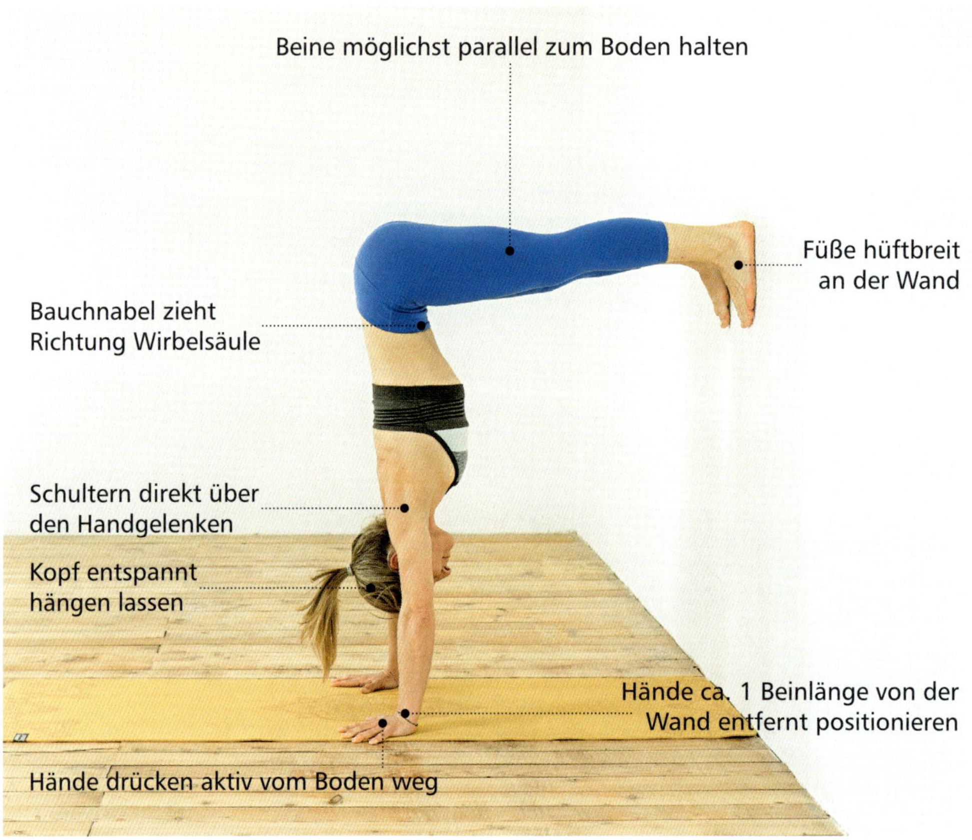
Beine möglichst parallel zum Boden halten
Füße hüftbreit an der Wand
Bauchnabel zieht Richtung Wirbelsäule
Schultern direkt über den Handgelenken
Kopf entspannt hängen lassen
Hände ca. 1 Beinlänge von der Wand entfernt positionieren
Hände drücken aktiv vom Boden weg

- Am Ende die Wand wieder runtergehen.
- Dauer: 3–15 Atemzüge.
- Endposition: Kindeshaltung (siehe S. 17).
- Vorsicht: Bei Beschwerden und Verspannungen im Nackenbereich sowie bei Entzündungen der Hand, Ellbogen- oder Schultergelenke.

Variante: L-Delfin

Diese Variante schont die Handgelenke und kräftigt die Schultermuskulatur besonders stark.

- Ausgangsposition: Vierfüßer auf Unterarmen (siehe S. 81), davor jedoch Beinlänge abmessen: Mitte der Unterarme ca. 1 Beinlänge von der Wand entfernt platzieren.
- Aus dem Vierfüßer mit den Beinen die Wand hochgehen.

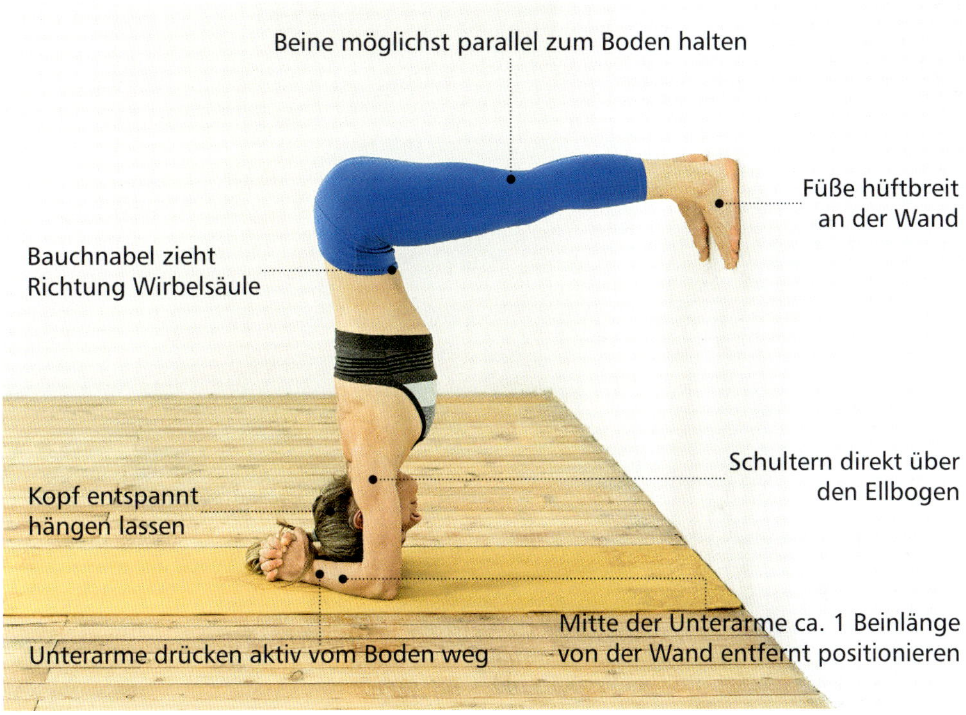
Beine möglichst parallel zum Boden halten
Füße hüftbreit an der Wand
Bauchnabel zieht Richtung Wirbelsäule
Schultern direkt über den Ellbogen
Kopf entspannt hängen lassen
Mitte der Unterarme ca. 1 Beinlänge von der Wand entfernt positionieren
Unterarme drücken aktiv vom Boden weg

- Am Ende die Wand wieder runtergehen.
- Dauer: 3–10 Atemzüge.
- Endposition: Kindeshaltung (siehe S. 17).

ÜBUNGEN FÜR MEHR SCHULTERBEWEGLICHKEIT

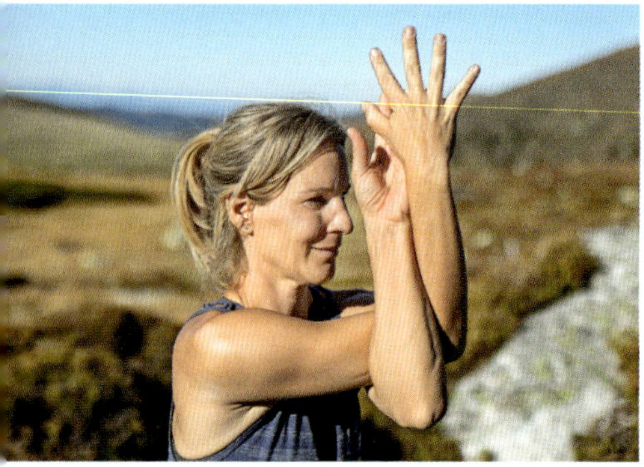

Bei den meisten Kletterern ist die Brustmuskulatur stark verkürzt. Dadurch kann es zu einer relativen Einwärtsdrehung der Schulter und einer buckeligen Haltung kommen. Diese Muskelgruppe reagiert jedoch sehr gut auf Dehnung. Auch eine mangelnde Schulterblattbeweglichkeit kann zu Problemen führen. Dehnungsübungen für die entsprechenden Muskeln, die am Schulterblatt ansetzen, können hier hilfreich sein.

Die »Adler Arme« sind eine gute Aufwärm- und Zwischendurch-Übung am Felsen.

31 SCHULTERMOBILISATION MIT GURT

Diese Übung eignet sich besonders gut zum Aufwärmen für weitere Schulterübung oder direkt vor dem Klettern.

- Ausgangsposition: Berghaltung (siehe S. 14)., Sitz mit gekreuzten Beinen (siehe S. 15) oder Fersensitz (siehe S. 16), Yogagurt oder Seilstück griffbereit halten.

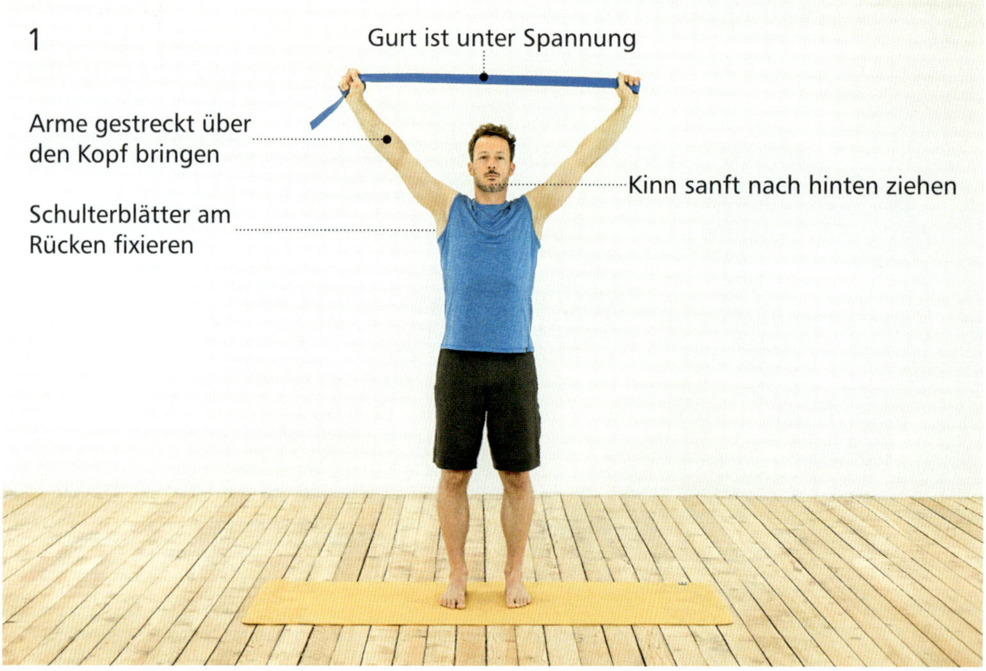
1
Gurt ist unter Spannung
Arme gestreckt über den Kopf bringen
Kinn sanft nach hinten ziehen
Schulterblätter am Rücken fixieren

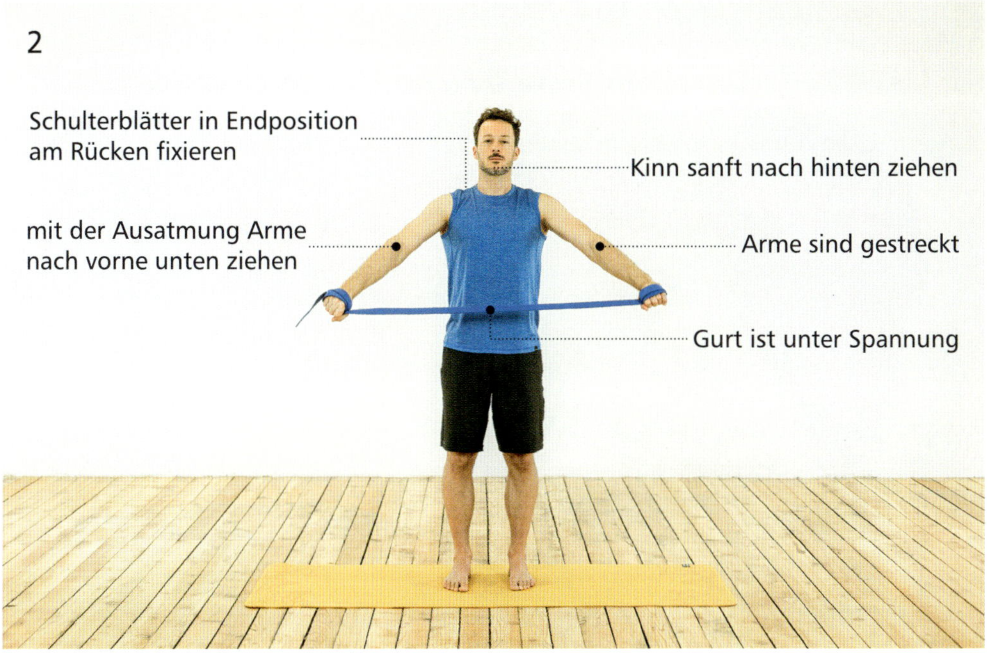

- Mit der Einatmung Arme wieder nach oben in Position 1 bringen.

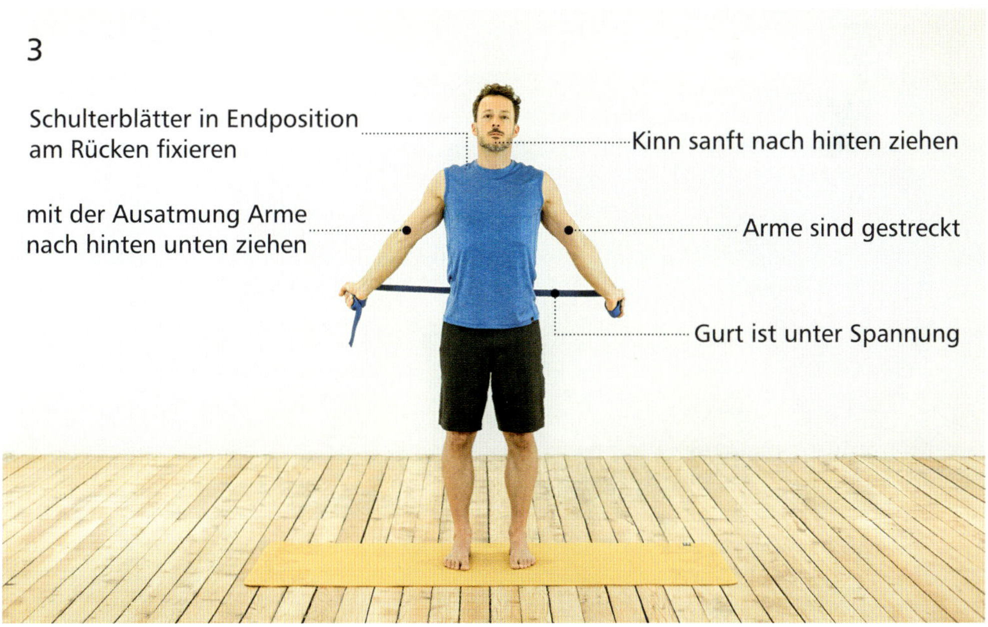

- Mit der Einatmung Arme wieder nach oben in Position 1 bringen.
- Wiederholungen: 5–7.
- Endposition: Berghaltung, Sitz mit gekreuzten Beinen oder Fersensitz.
- Vorsicht: Bei bestehenden Beschwerden in der Schulter.

Variante: Mit gebeugtem Ellbogen

Nun wird der Gurt enger gegriffen und die Dehnung des Trizepsmuskels kommt hinzu.

- Ausgangsposition: Berghaltung (siehe S. 14), Sitz mit gekreuzten Beinen (siehe S. 15) oder Fersensitz (siehe S. 16), Yogagurt oder Seilstück griffbereit halten.

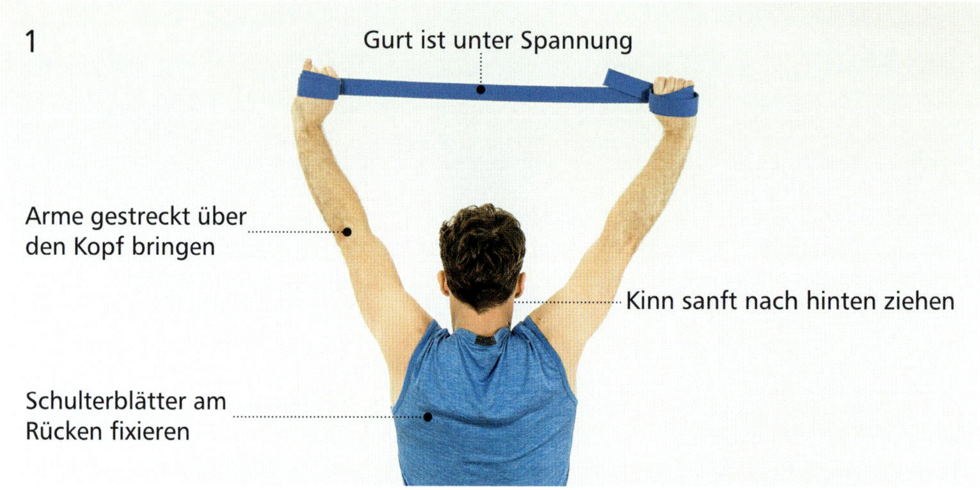
1
Gurt ist unter Spannung
Arme gestreckt über den Kopf bringen
Kinn sanft nach hinten ziehen
Schulterblätter am Rücken fixieren

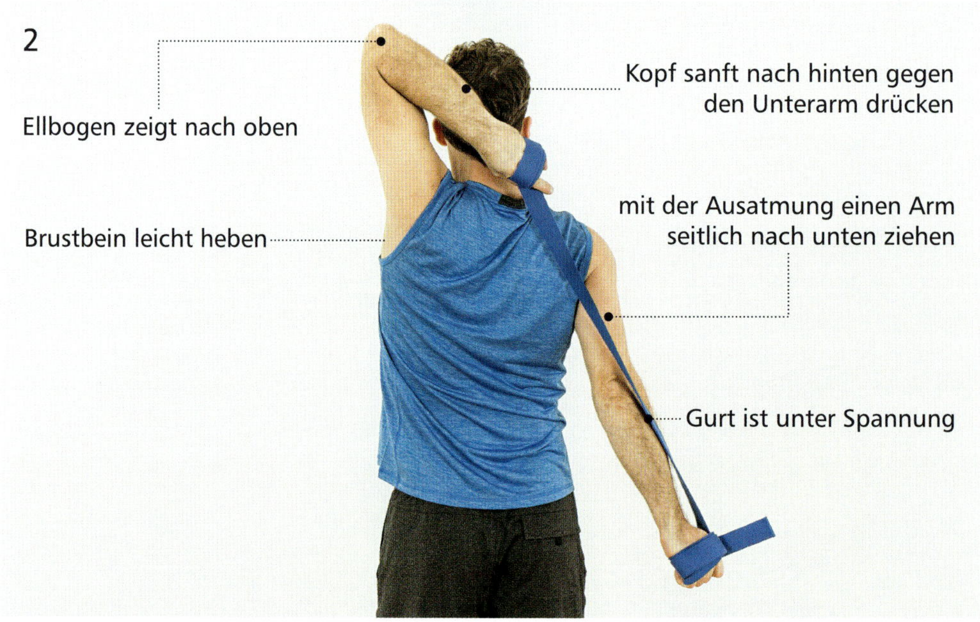

- Mit der Einatmung Arme wieder nach oben in Position 1 bringen. Dann Übung für die zweite Körperseite wiederholen. Gurt ist dabei immer unter Spannung!
- Wiederholungen: 5–7.
- Endposition: Berghaltung, Sitz mit gekreuzten Beinen oder Fersensitz.

ADLER-ARME

32

Diese Übung dehnt vor allem die hintere Schultermuskulatur wie den Trapezmuskel oder den kleinen und großen Rautenmuskel (Rhomboidmuskulatur).

- Ausgangsposition: Berghaltung (siehe S. 14) oder Fersensitz (siehe S. 16).

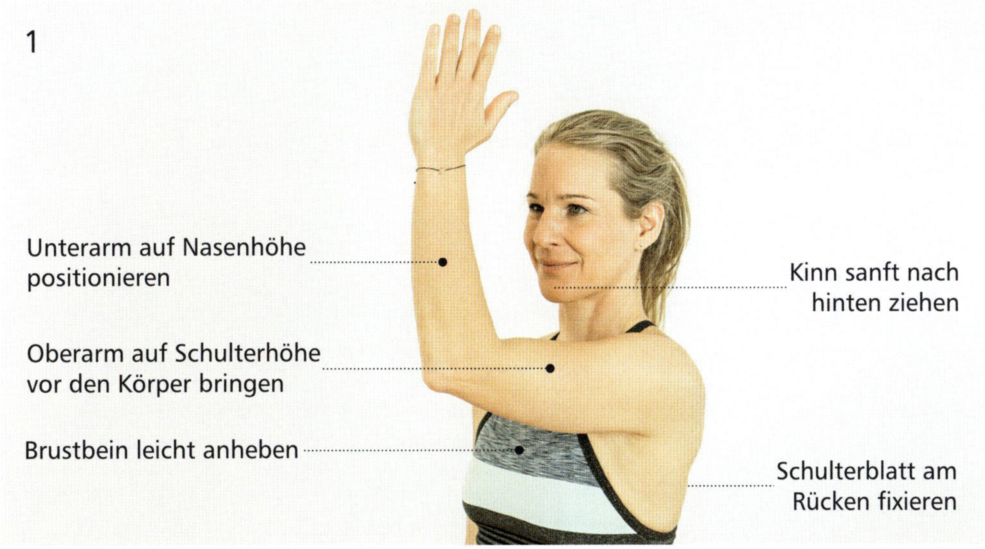

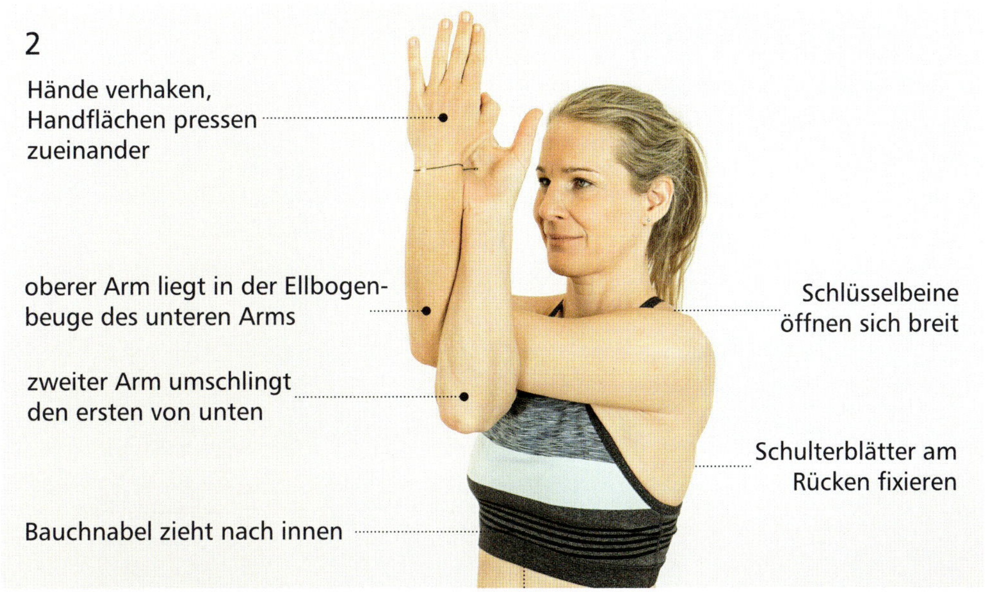
2
Hände verhaken, Handflächen pressen zueinander
oberer Arm liegt in der Ellbogenbeuge des unteren Arms
Schlüsselbeine öffnen sich breit
zweiter Arm umschlingt den ersten von unten
Schulterblätter am Rücken fixieren
Bauchnabel zieht nach innen

- Dauer: 5–10 Atemzüge pro Seite.
- Endposition: Fersensitz oder Berghaltung.
- Vorsicht: Bei Beschwerden und Verspannungen im Nackenbereich.

Variante: Kleiner Adler

Falls es nicht möglich ist, die Arme gut zu verhaken, bietet diese Variante eine gute Alternative.

- Ausgangsposition: Berghaltung (siehe S. 14) oder Fersensitz (siehe S. 16).

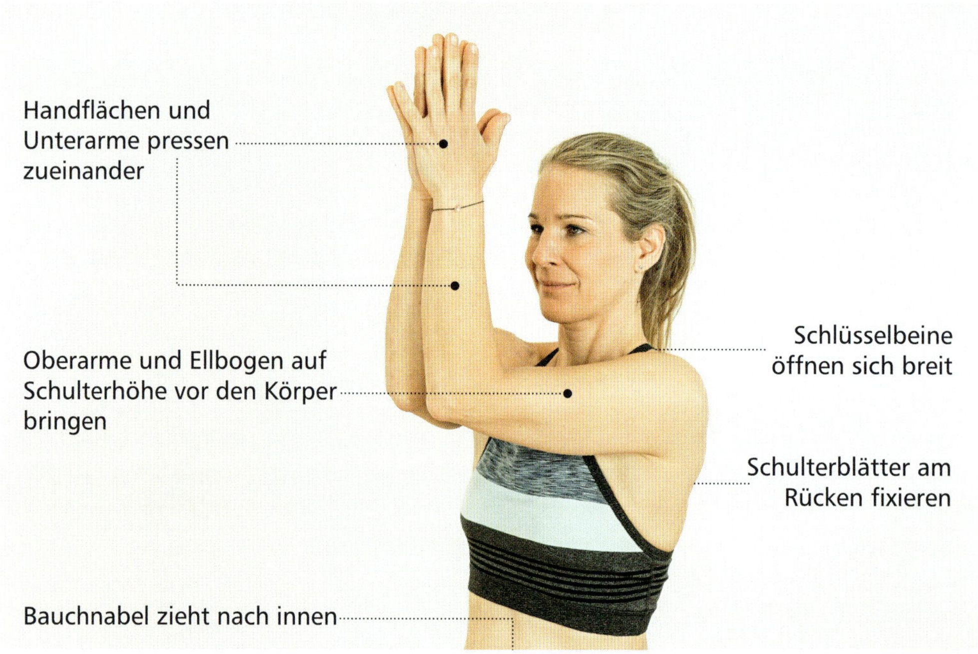
Handflächen und Unterarme pressen zueinander
Oberarme und Ellbogen auf Schulterhöhe vor den Körper bringen
Bauchnabel zieht nach innen
Schlüsselbeine öffnen sich breit
Schulterblätter am Rücken fixieren

- Dauer: 5–10 Atemzüge.
- Endposition: Fersensitz oder Berghaltung.

KUHGESICHT-ARME

Diese Übung dehnt am oberen Arm den Trizeps und mobilisiert am unteren Arm die bindegewebigen Strukturen des Schultergelenks.

- Ausgangsposition: Berghaltung (siehe S. 14), Sitz mit gekreuzten Beinen (siehe S. 15) oder Fersensitz (siehe S. 16), Yogagurt oder Seilstück griffbereit halten.

1

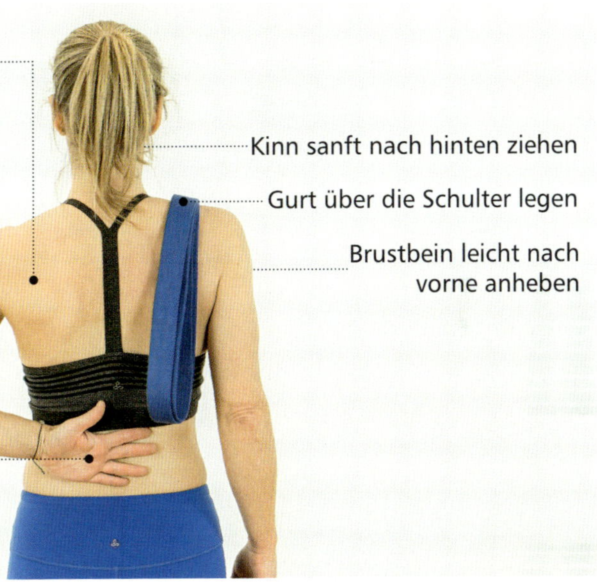

2

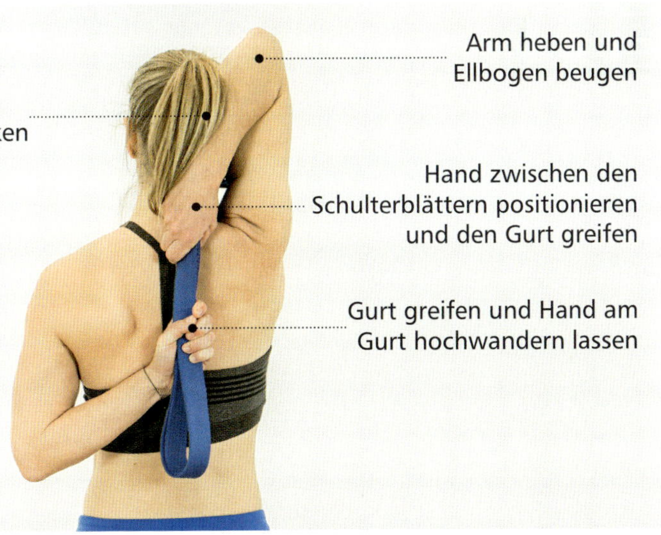
Arm heben und Ellbogen beugen
Kopf sanft nach hinten gegen den Unterarm drücken
Hand zwischen den Schulterblättern positionieren und den Gurt greifen
Gurt greifen und Hand am Gurt hochwandern lassen

- Dauer: 5–12 Atemzüge pro Seite.
- Endposition: Berghaltung, Sitz mit gekreuzten Beinen oder Fersensitz.
- Vorsicht: Bei Instabilitäten in der Schulter, hier gilt besondere Vorsicht beim unteren Arm.

34 DELTOIDEUS-STRETCH

Diese Übung dehnt vor allem den großen Schultermuskel, den Deltoideus.

- Ausgangsposition: Bauchlage (siehe S. 18), einen Block griffbereit vor die Stirn legen.

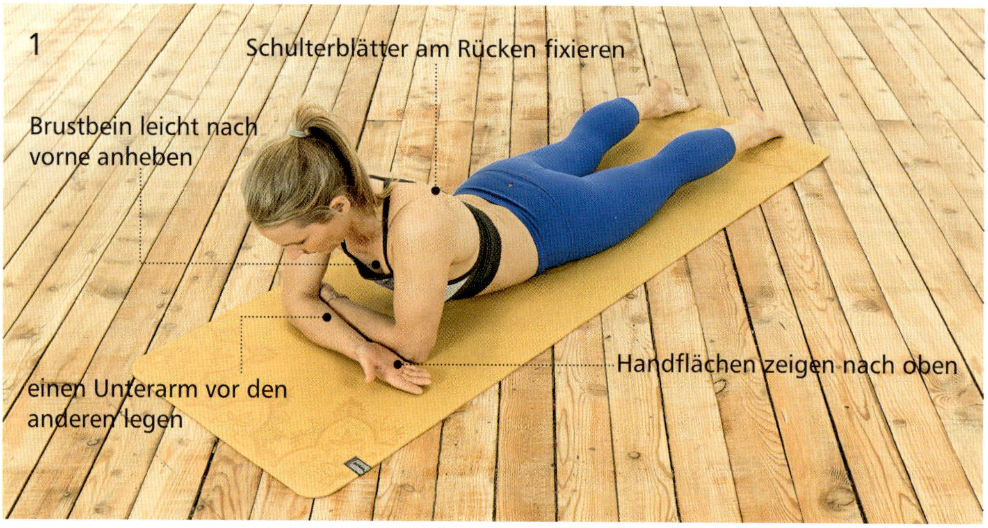
1
Schulterblätter am Rücken fixieren
Brustbein leicht nach vorne anheben
Handflächen zeigen nach oben
einen Unterarm vor den anderen legen

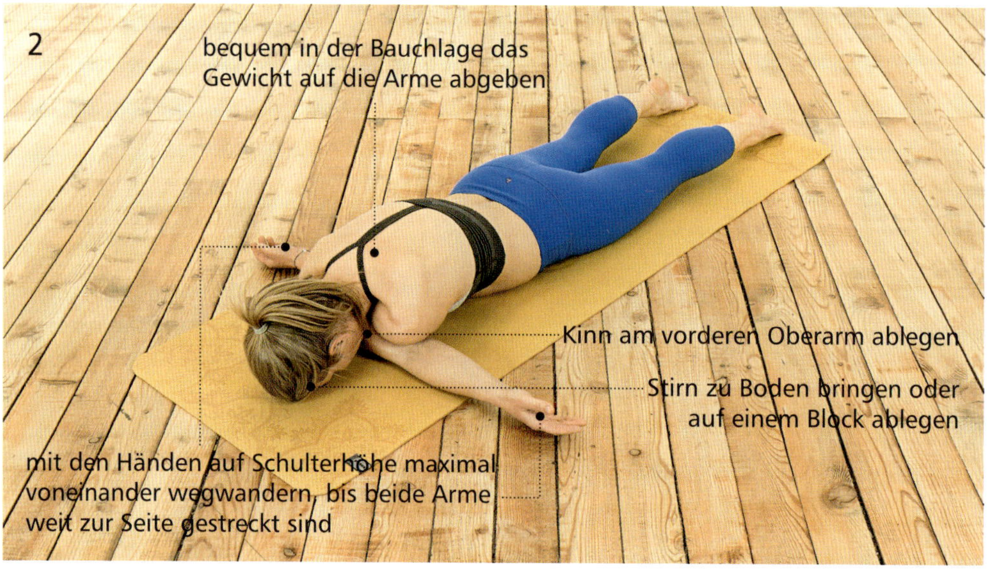
2
bequem in der Bauchlage das Gewicht auf die Arme abgeben
Kinn am vorderen Oberarm ablegen
Stirn zu Boden bringen oder auf einem Block ablegen
mit den Händen auf Schulterhöhe maximal voneinander wegwandern, bis beide Arme weit zur Seite gestreckt sind

- Dehnung lösen und wieder in Position 1 zurückgehen.
- Am Ende in die Bauchlage gehen und nachspüren.
- Dauer: 30 Sekunden – 3 Minuten.
- Endposition: Bauchlage, Hände unter die Stirn legen, dann 2. Seite üben.
- Vorsicht: Bei Beschwerden in der Schulter. Bei Kompression an der Schultervorderseite den Brustkorb mit einer Decke unterpolstern.

Variante: Deltoideus-Stretch mit Froschbein

Mit dieser Variante kann man jede Seite einzeln üben und somit die Belastung genauer dosieren. Zudem ermöglicht sie eine intensivere Dehnung.

- Ausgangsposition: Bauchlage (siehe S. 18).

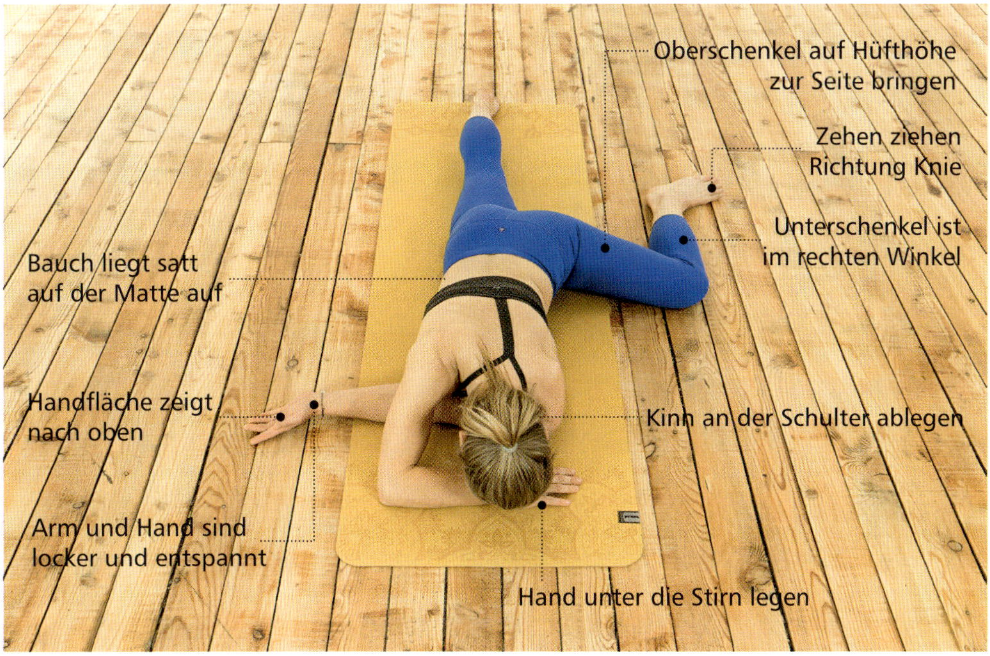
Oberschenkel auf Hüfthöhe zur Seite bringen
Zehen ziehen Richtung Knie
Unterschenkel ist im rechten Winkel
Bauch liegt satt auf der Matte auf
Handfläche zeigt nach oben
Kinn an der Schulter ablegen
Arm und Hand sind locker und entspannt
Hand unter die Stirn legen

- Am Ende »Froschbein« wieder in eine gerade Position bringen und zweite Hand auch unter die Stirn legen.
- Dauer: 30 Sekunden – 3 Minuten.
- Endposition: Bauchlage.

35 BRUSTMUSKEL-STRETCH

Diese Übung mobilisiert den Schultergürtel und öffnet den Brustkorb.

- Ausgangsposition: Bauchlage (siehe S. 18), Decke griffbereit vor die Stirn legen.

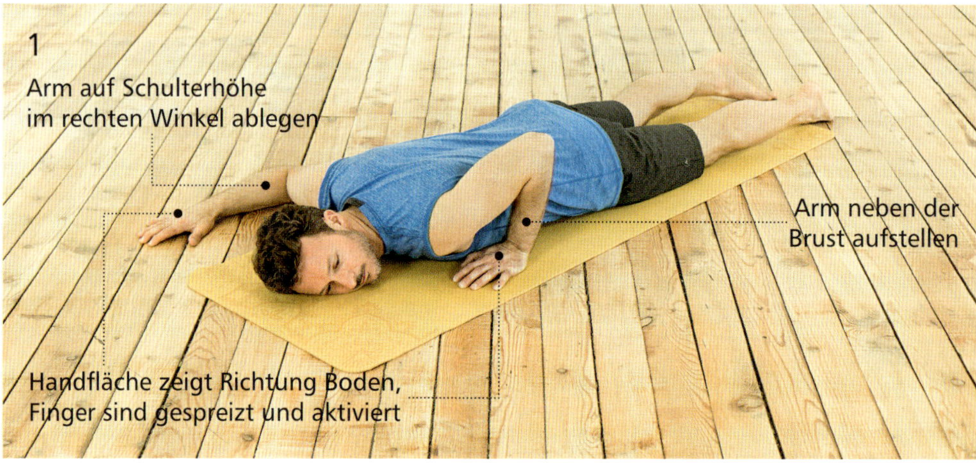
1
Arm auf Schulterhöhe
im rechten Winkel ablegen
Arm neben der
Brust aufstellen
Handfläche zeigt Richtung Boden,
Finger sind gespreizt und aktiviert

2

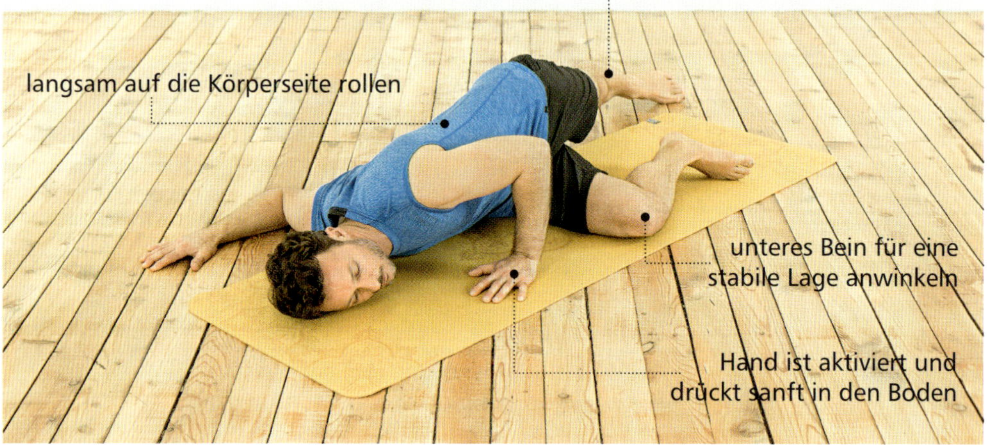
oberes Bein ist gestreckt und funktioniert als Hebel:
je weiter es nach hinten kommt, umso mehr kippt die
obere Beckenhälfte zurück, die Dehnung wird intensiver
langsam auf die Körperseite rollen
unteres Bein für eine
stabile Lage anwinkeln
Hand ist aktiviert und
drückt sanft in den Boden

- Für eine mildere Variante den Brustkorb unterpolstern.
- Eventuell Decke unter die Schläfe bringen.
- Dauer: 1–3 Minuten.
- Endposition: Bauchlage, Hände unter die Stirn legen, dann 2. Seite üben.
- Vorsicht: Bei Beschwerden in der Schulter und am Arm.

Einer der schwersten Boulder der Welt! Nalle Hukkataival in »Bügeleisen Sit« 8C, Maltatal.

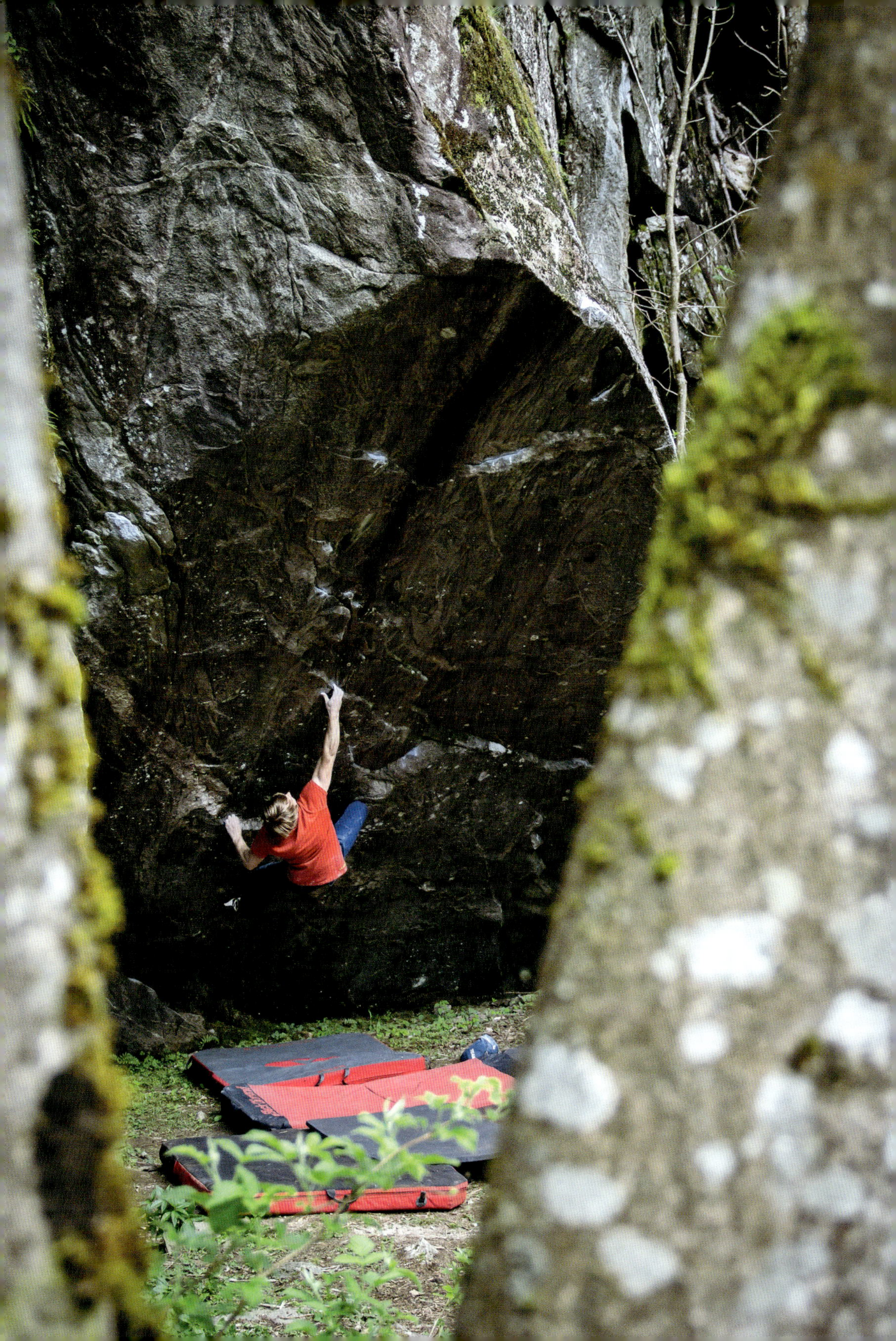

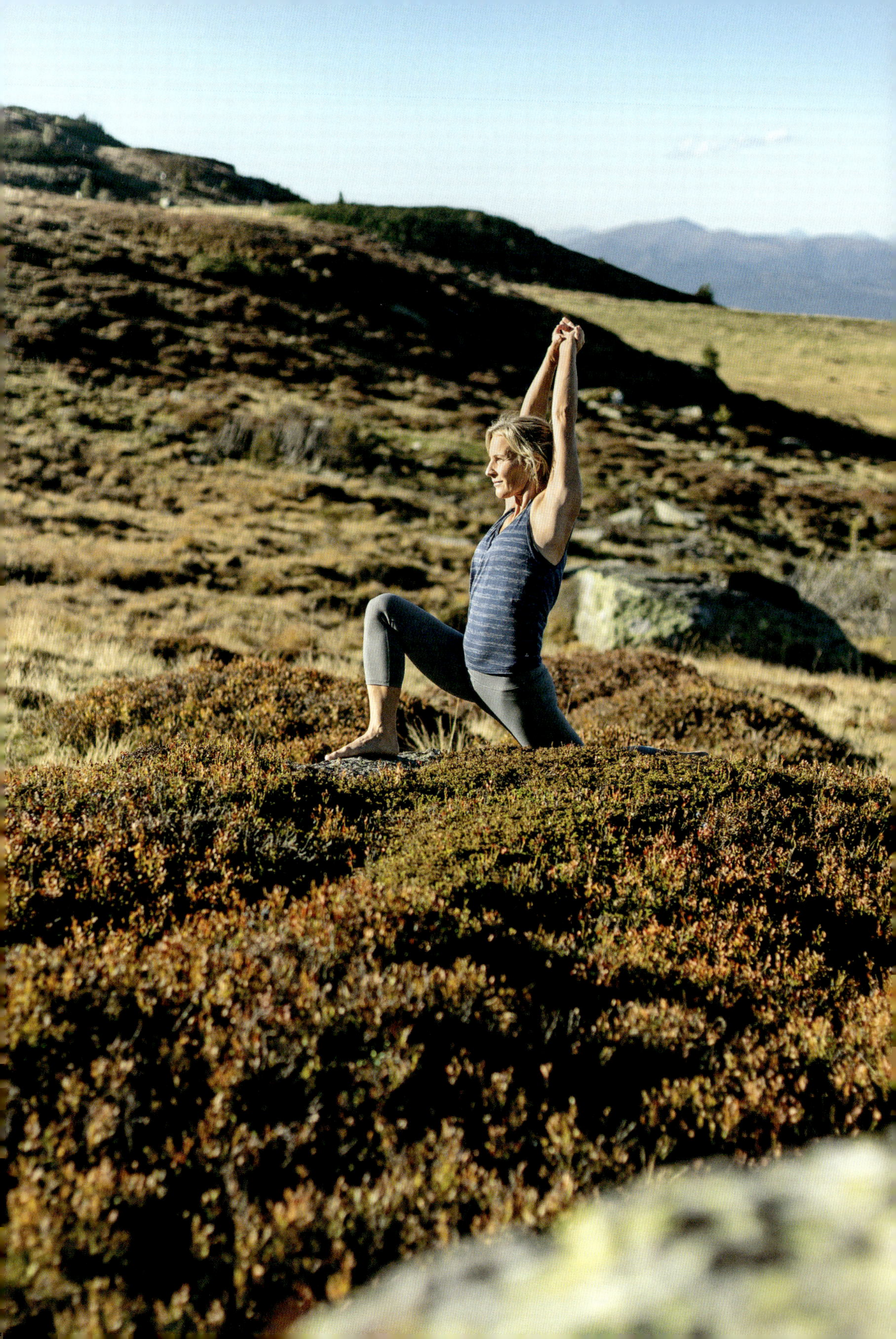

YOGAÜBUNGEN FÜR BEINE UND HÜFTEN

Über das Hüftgelenk ziehen eine Vielzahl von Muskeln, deren überhöhte Spannungen Blockaden und Bewegungseinschränkungen im Becken, unteren Rücken und Beinbereich verursachen können.
Da sich im Hüftbereich unsere Ausscheidungs- und Geschlechtsorgane befinden, gibt es in diesem Bereich schon von Natur aus viel Spannung. Zudem ist das Ausmaß an Zeit, das wir in der eigentlich unnatürlichen Sitzhaltung verbringen, für unseren Körper nicht vorgesehen.
Die Übungen in diesem Kapitel dehnen die relevante Muskulatur und geben den Hüftgelenken eine tiefe Massage. Und wenn sich das Hüftgelenk frei bewegen kann, ist beim Klettern auch ein hohes Antreten und weites Ausspreizen möglich.

Bei den Yogaübungen für Bergsportler steht vor allem die Dehnung der Hüftbeugemuskulatur, der Gesäßmuskulatur und der Oberschenkelmuskulatur im Vordergrund. Lange Haltezeiten, wie sie im Yin Yoga praktiziert werden, eignen sich hier besonders gut.
Unten: An der Torsäule leisten über die 270 Klettermeter auch die Beine viel Arbeit. Rudolf Hauser bei der ersten freien Begehung von »Philadelphia« IX/IX+, Hochkönigmassiv.

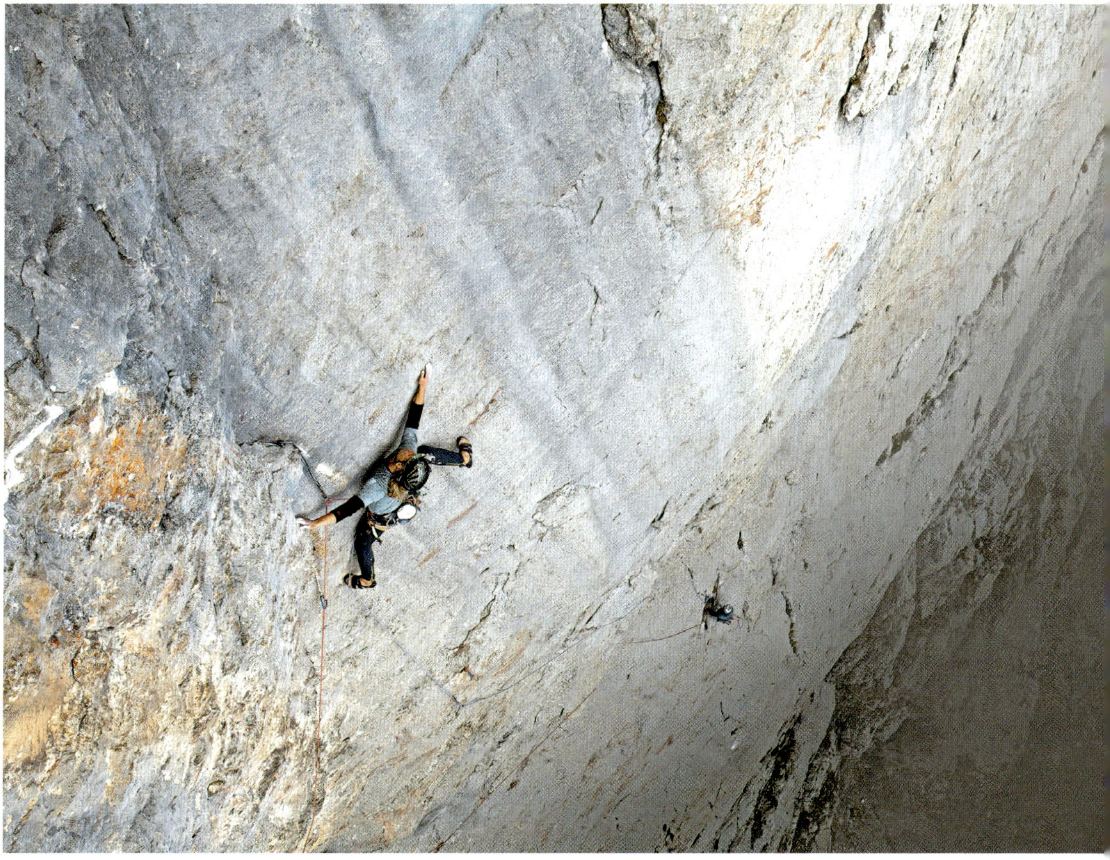

HELGA BAUMGARTNER

Buchautorin, Lehrbeauftragte für Yoga und Achtsamkeit, leitet Yin-Yoga-Lehrer-Ausbildungen und zählt weltweit zu den wenigen Lehrerinnen, die bei Paul Grilley in Kalifornien eine 500-Stunden-Yin-Yoga-Ausbildung abgeschlossen haben (www.yinyoga.info)

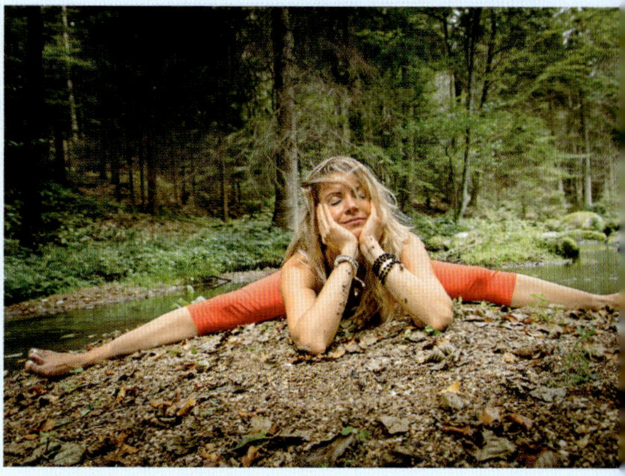

Yin Yoga

Leben erstrebt Balance. Balance zwischen Yang und Yin, zwischen der dynamischen Kraft und der ruhigen Sanftheit, dem extrovertierten und dem introvertiertem, dem männlichen und dem weiblichen Prinzip. Wenn Yin und Yang ausgewogen sind, entsteht Wohlbefinden, Klarheit und Harmonie. Jedoch wird unser Leben mit mehr Leistungsdruck, mehr Geschwindigkeit und mehr Stress zunehmend mehr »yang«. Und oft ist auch unsere Lieblingssportart, wie z. B. Klettern, Joggen, Radfahren, oder sogar unsere Yogapraxis »yang«, also aktiv und fordernd.
Dies erklärt den wachsenden Bedarf nach der ruhigen Yin-Yogapraxis. Diese Praxis bietet den körperlichen, aber auch mentalen und emotionalen Ausgleich zu unserem schnellen Leben und den aktiven Sportarten. Yin Yoga ist eine sehr ruhige Yogapraxis, in der wir minutenlang in Haltungen mit entspannter Muskulatur verweilen, während wir der Schwerkraft erlauben, den Körper nach und nach zu öffnen. So stimulieren wir auch die tiefliegenden Bindegewebsschichten und die langen Faszienketten. Dabei übt man im Yin Yoga mit einer funktionalen Ausrichtung und mit großer Achtsamkeit auf die anatomische Individualität und die Bedürfnisse des Einzelnen. Außerdem integriert Yin Yoga auch die Lehre der energetischen Leitbahnen, der Meridiane, und kann so Körper, Geist und Seele in ihrem Zusammenspiel harmonisieren und wieder in Balance bringen. Denn unser inneres Wohlempfinden kommt nicht nur aus unserer muskulären Kraft, sondern auch aus der geschmeidigen Beweglichkeit und dem inneren »im Fluss sein«. Die Meridiane kann man sich wie Wasserkanäle vorstellen: Die Yin-Praxis reinigt den Kanal, die Yang-Praxis hingegen stimuliert den Fluss durch den Kanal. Klettern als Yang-Komponente in Verbindung mit Yin Yoga kann eine komplette Ausgewogenheit ergeben, denn so wie das Yang kräftigt und erfrischt, nährt und beruhigt das Yin.
Athletische Menschen, wie z. B. Kletterer, kennen oftmals ein Gefühl von Härte und Undurchlässigkeit im Körper, denn aus der einseitigen Belastung kann eine unausgewogene Anspannung oder sogar eine unvorteilhafte Körperhaltung entstehen. Der Körper sehnt sich nach der Balance in Form von öffnender Dehnung, um den Energiefluss wieder optimal herstellen zu können. Die Yin-Yoga-Praxis kann diesen Ausgleich bieten: Minutenlang sinken wir entspannt in die Haltungen, müssen nichts erreichen und schaffen so den Gegenpol zum fordernden Klettersport. Wir können dadurch die engen und überbelasteten Bereiche im Körper mit großer Sensibilität in eine Öffnung bringen: Raum und Geschmeidigkeit entsteht, während wir achtsam in den Haltungen verweilend spüren, was da ist. Dabei lernen wir auch, minutenlang ruhig in einer Haltung zu bleiben, ohne uns ablenken zu lassen. Dies ist eine gute Praxis, die uns lehrt Irritationen besser auszuhalten und Körper und Geist in die Ruhe zu führen.

PSOAS-STRETCH

Diese unterstützte Rückbeuge sorgt für eine Dehnung der Körpervorderseite und ein entspanntes Loslassen in den Leisten durch die Dehnung des Hüftbeugers (Psoas).

- Ausgangsposition: Rückenlage (siehe S. 18) mit gebeugten Beinen, Block griffbereit halten.

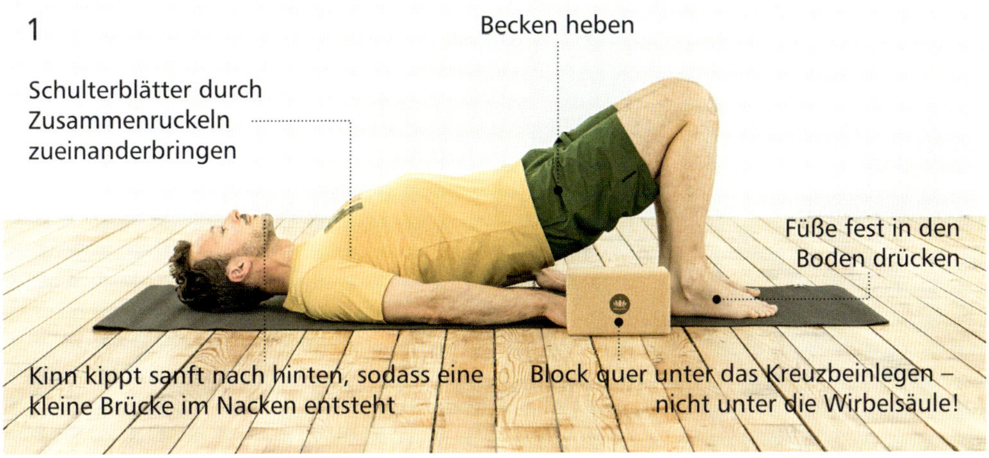
1
Becken heben
Schulterblätter durch Zusammenruckeln zueinanderbringen
Füße fest in den Boden drücken
Kinn kippt sanft nach hinten, sodass eine kleine Brücke im Nacken entsteht
Block quer unter das Kreuzbeinlegen – nicht unter die Wirbelsäule!

- Höhe des Blocks je nach gewünschter Intensität wählen.

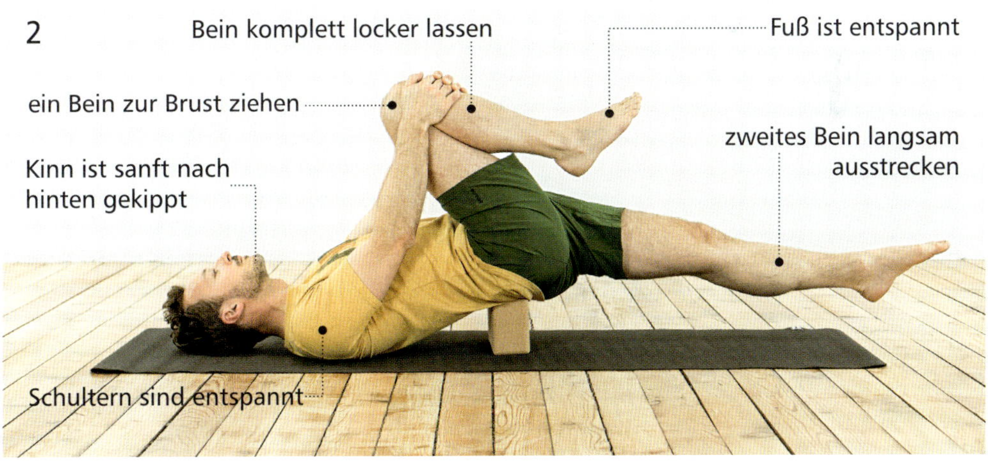
2
Bein komplett locker lassen
Fuß ist entspannt
ein Bein zur Brust ziehen
zweites Bein langsam ausstrecken
Kinn ist sanft nach hinten gekippt
Schultern sind entspannt

- Je nach Intensität Bein am Boden ablegen oder unter Zug in der Luft halten.
- Am Ende beide Füße am Boden abstellen, Becken heben, Block entfernen, Wirbel für Wirbel auf den Rücken abrollen und Beine ausstrecken.
- Dauer: 1–2 Minuten pro Seite.
- Endposition: Rückenlage.
- Vorsicht: Bei akuten Beschwerden im unteren Rücken und in der Halswirbelsäule sowie bei Leistenzerrungen.

37 AUSFALLSCHRITT

Diese Haltung dehnt die Hüftbeugemuskulatur.

- Ausgangsposition: Vierfüßer (siehe S. 15).

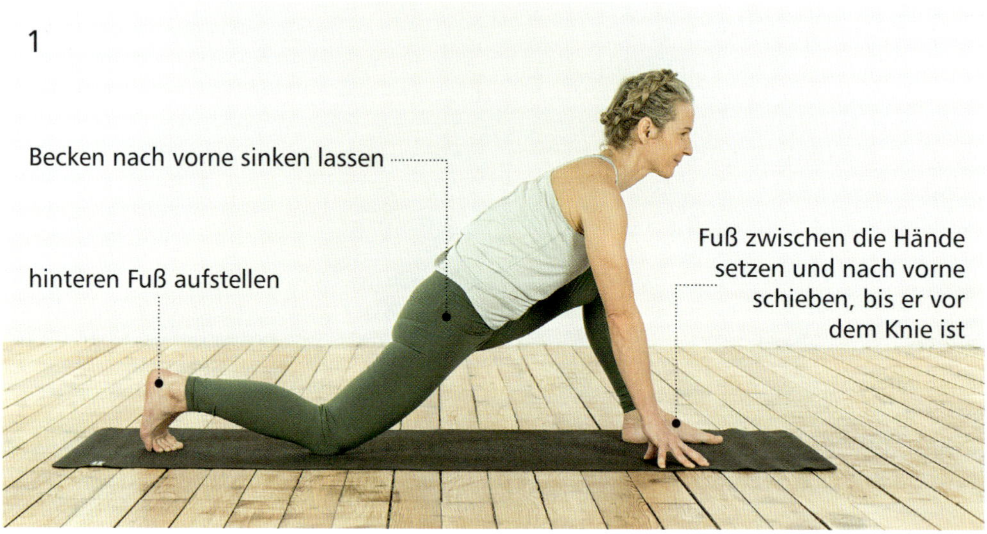
1
Becken nach vorne sinken lassen
hinteren Fuß aufstellen
Fuß zwischen die Hände setzen und nach vorne schieben, bis er vor dem Knie ist

- Bei Bedarf eine Decke unter das hintere Knie legen.
- Mit der Einatmung den Oberkörper heben.

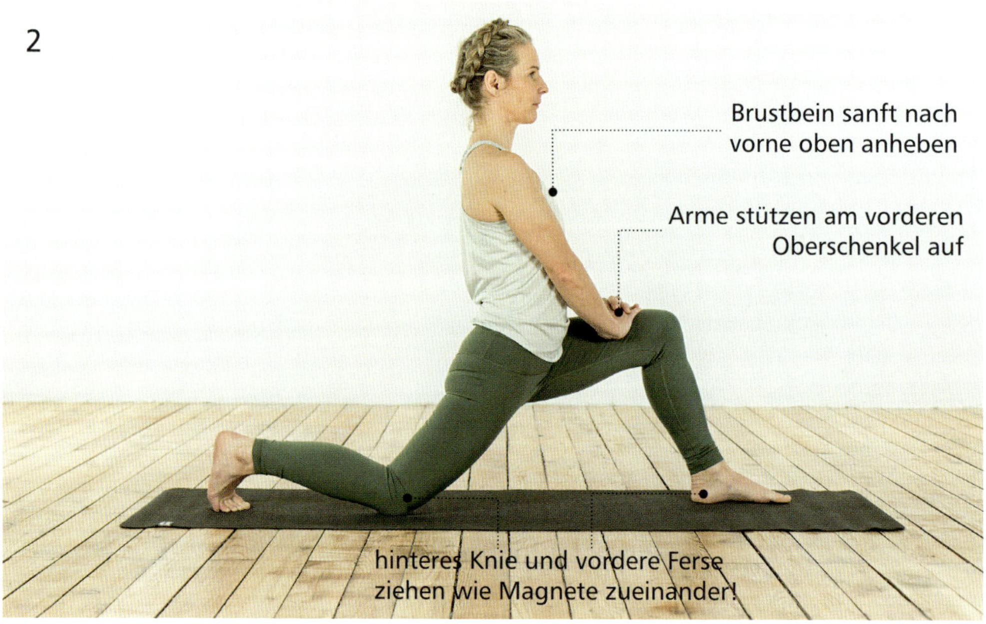
2
Brustbein sanft nach vorne oben anheben
Arme stützen am vorderen Oberschenkel auf
hinteres Knie und vordere Ferse ziehen wie Magnete zueinander!

- Mit der Einatmung Arme heben.

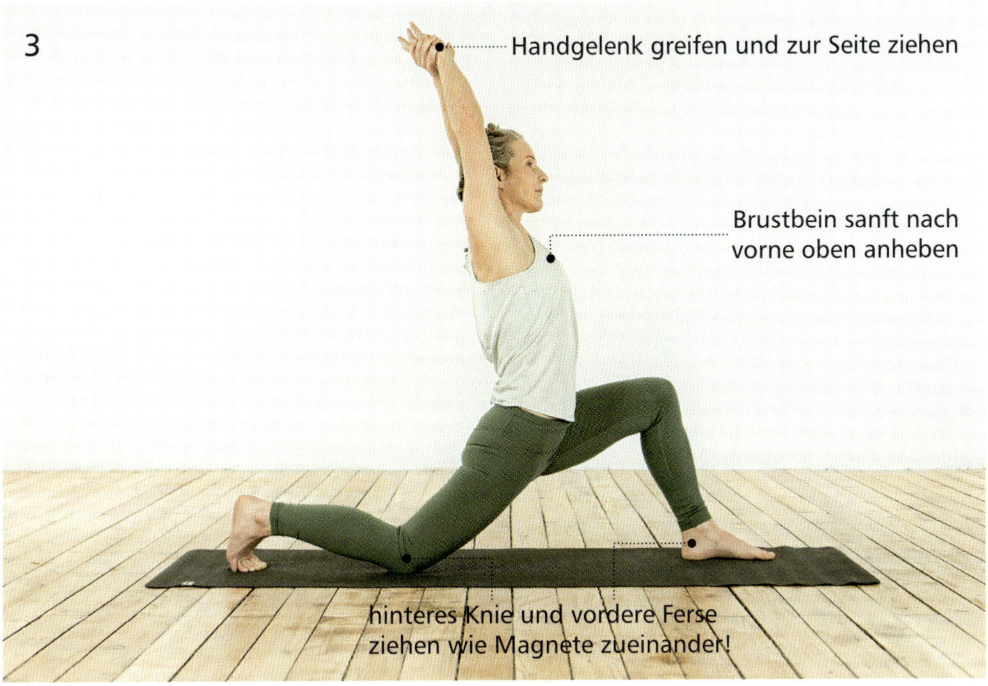
3
Handgelenk greifen und zur Seite ziehen
Brustbein sanft nach vorne oben anheben
hinteres Knie und vordere Ferse ziehen wie Magnete zueinander!

- Am Ende mit der Ausatmung die Arme nach unten bringen und das Bein nach hinten in den Vierfüßer schieben.
- Dauer: 5–7 Atemzüge pro Position und Bein.
- Endposition: Kindeshaltung (siehe S. 17).
- Vorsicht: Bei akuten Beschwerden in den Hüft- und Kniegelenken sowie im unteren Rücken.

Variante: Ausfallschritt mit Seitöffnung

Diese Variante ist ein besonders tiefer Hüftöffner.

- Ausgangsposition: Ausfallschritt Position 1 (siehe S. 98).
- Bei Bedarf die aufgestützte Hand zur Faust machen.
- Am Ende mit der Ausatmung den Arm nach unten bringen und das Bein nach hinten in den Vierfüßer schieben.
- Dauer: 7–10 Atemzüge pro Seite.
- Endposition: Kindeshaltung (siehe S. 17).

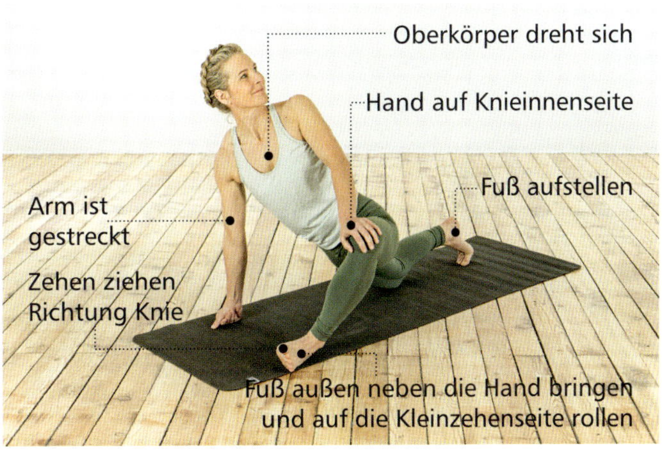
Oberkörper dreht sich
Hand auf Knieinnenseite
Fuß aufstellen
Arm ist gestreckt
Zehen ziehen Richtung Knie
Fuß außen neben die Hand bringen und auf die Kleinzehenseite rollen

38 TAUBE

Diese Haltung dehnt die tiefe Gesäßmuskulatur des gebeugten Beins und die Leiste des gestreckten Beins. Zudem lockert sie das Kreuzbein und den unteren Rücken.

- Ausgangsposition: Vierfüßer (siehe S. 15).
- Rechtes Knie hinter die rechte Hand ziehen, linkes Bein weit nach hinten strecken.

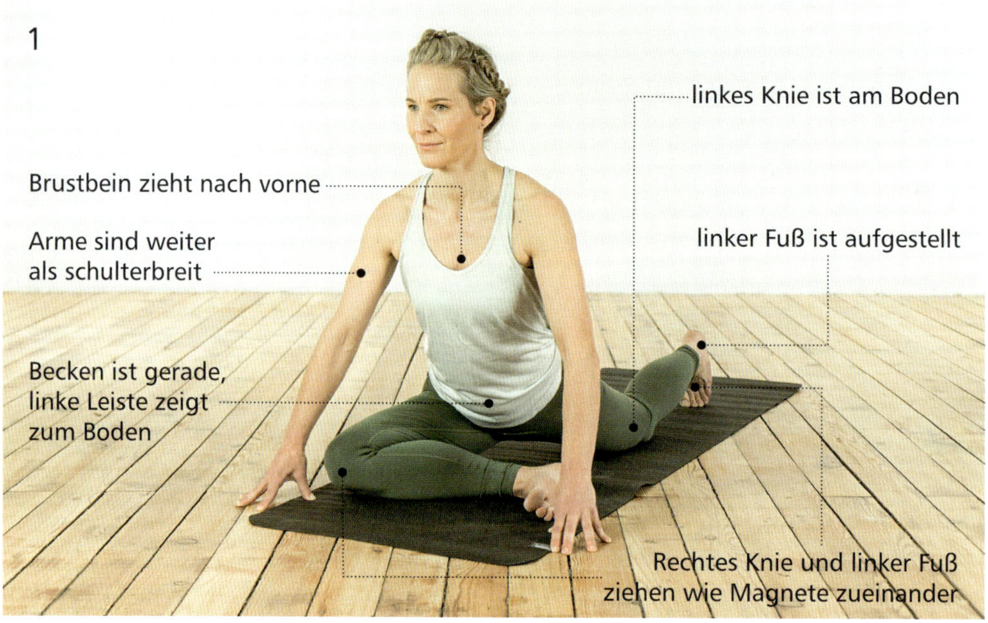
1
linkes Knie ist am Boden
Brustbein zieht nach vorne
Arme sind weiter als schulterbreit
linker Fuß ist aufgestellt
Becken ist gerade, linke Leiste zeigt zum Boden
Rechtes Knie und linker Fuß ziehen wie Magnete zueinander

- Position 1 für 5–10 Atemzüge halten.

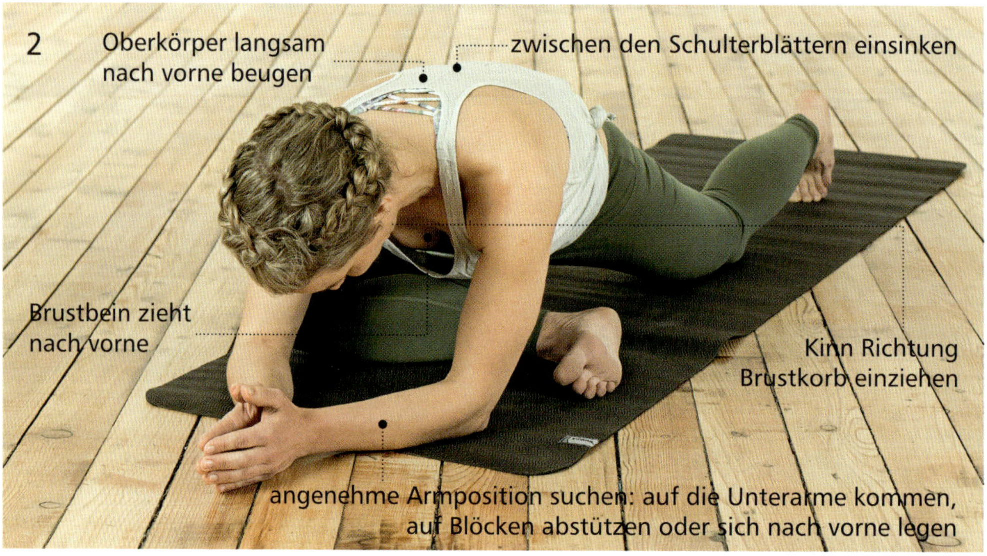
2
Oberkörper langsam nach vorne beugen
zwischen den Schulterblättern einsinken
Brustbein zieht nach vorne
Kinn Richtung Brustkorb einziehen
angenehme Armposition suchen: auf die Unterarme kommen, auf Blöcken abstützen oder sich nach vorne legen

- Hängt das Gesäß auf der Seite des gebeugten Beins sehr weit in der Luft, eine Decke darunter schieben, um das Becken gerade auszurichten.
- Position 2 für 15–20 Atemzüge pro Seite halten.
- Am Ende wieder auf die Hände hochkommen, das rechte Bein nach hinten schieben. und in die Kindeshaltung (siehe S. 17) kommen. Anschließend die Übung für die andere Körperseite wiederholen.
- Endposition: Kindeshaltung (siehe S. 17).
- Vorsicht: Bei akuten Beschwerden im unteren Rücken, in den Hüft- oder Kniegelenken. Bei starkem Hohlkreuz die Taube nur sehr vorsichtig oder gar nicht üben.

Variante: Doppelte Taube

Diese Variante ist eine besonders starke Dehnung für die Hüftrotatoren und die Gesäßmuskulatur. Durch die hier beschriebene Variante an der Wand wird die Anspannung der Hüftbeugemuskulatur ausgeschaltet.

- Ausgangsposition: Sitz mit aufgestellten Beinen (siehe S. 16) an der Wand.

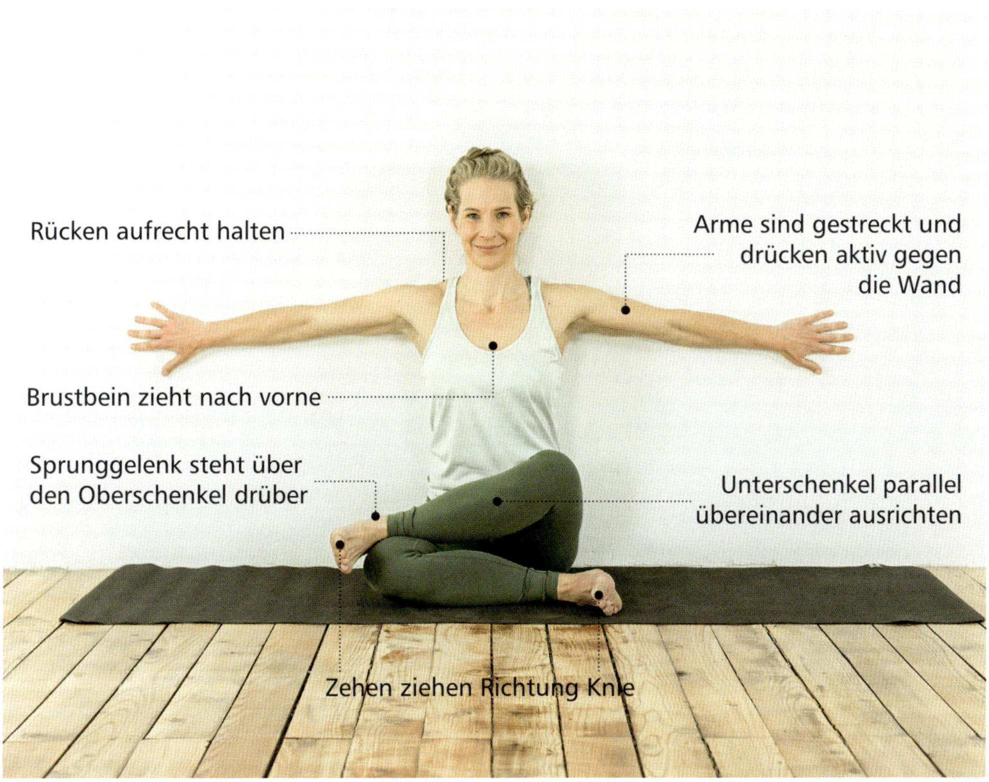
Rücken aufrecht halten
Arme sind gestreckt und drücken aktiv gegen die Wand
Brustbein zieht nach vorne
Sprunggelenk steht über den Oberschenkel drüber
Unterschenkel parallel übereinander ausrichten
Zehen ziehen Richtung Knie

- Am Ende Beine ausstrecken. Anschließend Unterschenkel andersherum übereinander positionieren und Übung wiederholen.
- Dauer: 7–15 Atemzüge pro Seite.
- Endposition: Langsitz (siehe S. 17).

39 HAMSTRING-STRETCH

Diese Übung bietet eine gut dosierbare Dehnung der Oberschenkelrückseiten (Hamstrings).

- Ausgangsposition: Rückenlage mit aufgestellten Beinen (s. S. 18), Gurt bereit halten.
- Auf Fußballenhöhe in den Gurt steigen.

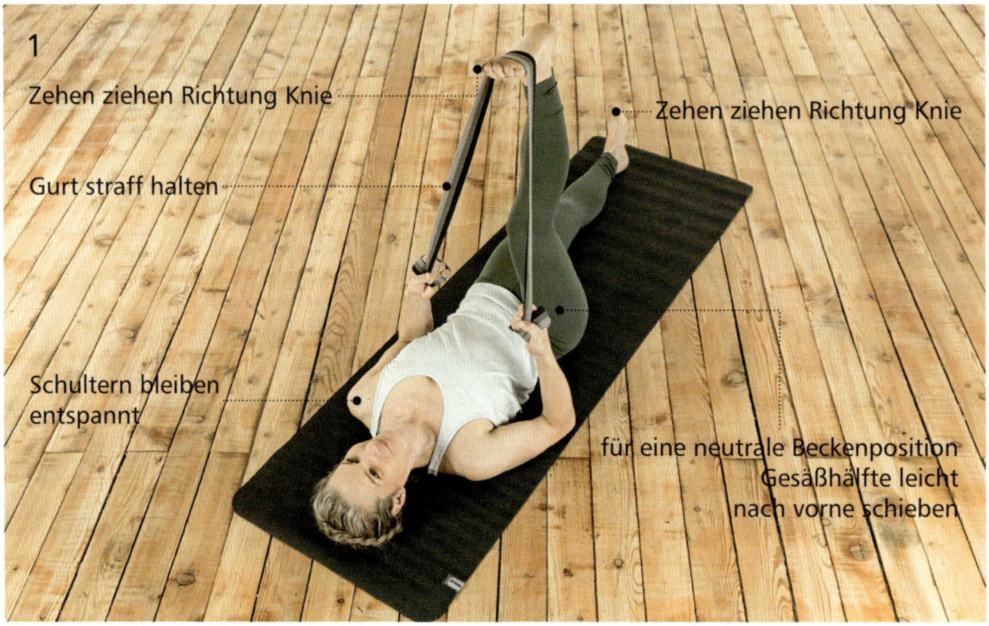
1
Zehen ziehen Richtung Knie
Zehen ziehen Richtung Knie
Gurt straff halten
Schultern bleiben entspannt
für eine neutrale Beckenposition Gesäßhälfte leicht nach vorne schieben

- Bei Bedarf eine Decke unter den Kopf legen.
- Ja nach Intensität Bein angewinkelt lassen oder strecken.

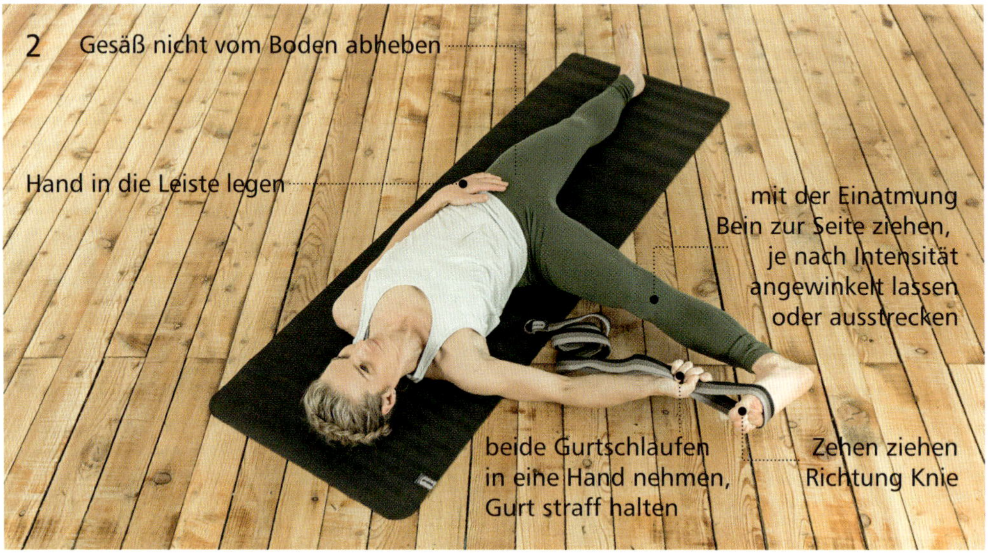
2
Gesäß nicht vom Boden abheben
Hand in die Leiste legen
mit der Einatmung Bein zur Seite ziehen, je nach Intensität angewinkelt lassen oder ausstrecken
beide Gurtschlaufen in eine Hand nehmen, Gurt straff halten
Zehen ziehen Richtung Knie

- Mit der Einatmung Bein wieder zurück in Position 1 ziehen.
- Mit der Ausatmung Bein zur gegenüberliegenden Seite ziehen.

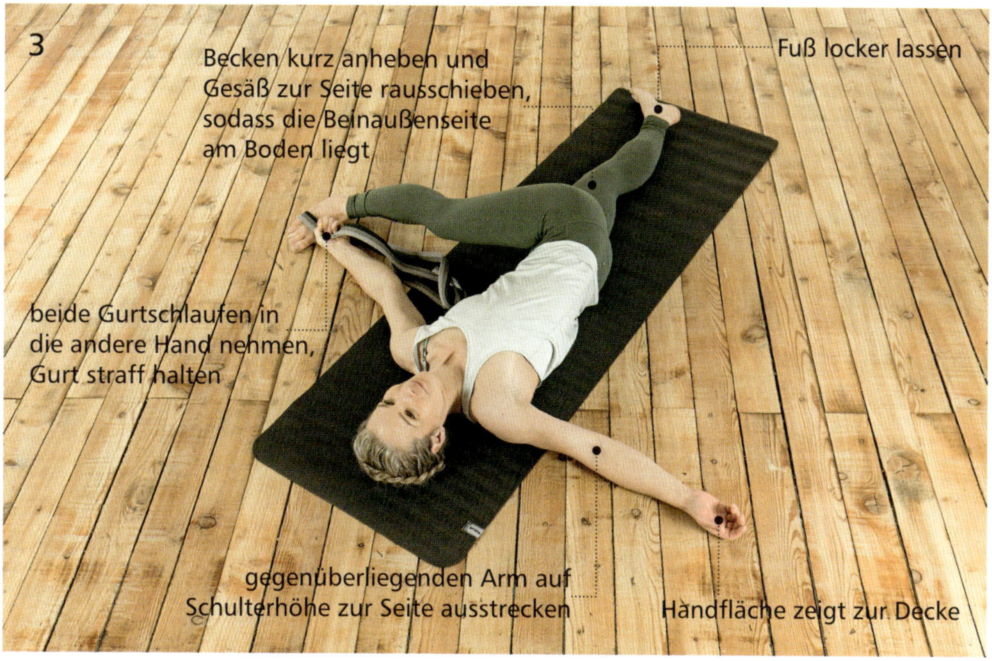
3
Becken kurz anheben und
Gesäß zur Seite rausschieben,
sodass die Beinaußenseite
am Boden liegt
Fuß locker lassen
beide Gurtschlaufen in
die andere Hand nehmen,
Gurt straff halten
gegenüberliegenden Arm auf
Schulterhöhe zur Seite ausstrecken
Handfläche zeigt zur Decke

- Mit der Einatmung Bein wieder zurück in Position 1 ziehen.
- Mit der Ausatmung aus der Gurtschleife raussteigen. Anschließend Übung für das andere Bein wiederholen.
- Dauer: 7–10 Atemzüge pro Position.
- Endposition: Rückenlage (siehe S. 18).
- Vorsicht: Bei Ischiasbeschwerden.

Variante: Hamstring-Stretch mit Gurtschlaufe

Bei dieser Variante kommt das Becken durch den Zug am Oberschenkel leichter in eine neutrale Position. Durch die Gurtschlaufe in der Leiste sind die Blutgefäße über eine kurze Zeit einem erhöhten Druck ausgesetzt, daher am Ende für ein paar Momente unbedingt eine offene Rückenlage genießen.

- Ausgangsposition: Rückenlage mit aufgestellten Beinen (siehe S. 18), Gurtschlaufe beinlängengroß vorbereiten und griffbereit halten.
- Mit einem Bein in die Gurtschlaufe steigen, Bein nach oben strecken.
- Zweiter Fuß fädelt in den Gurt ein.

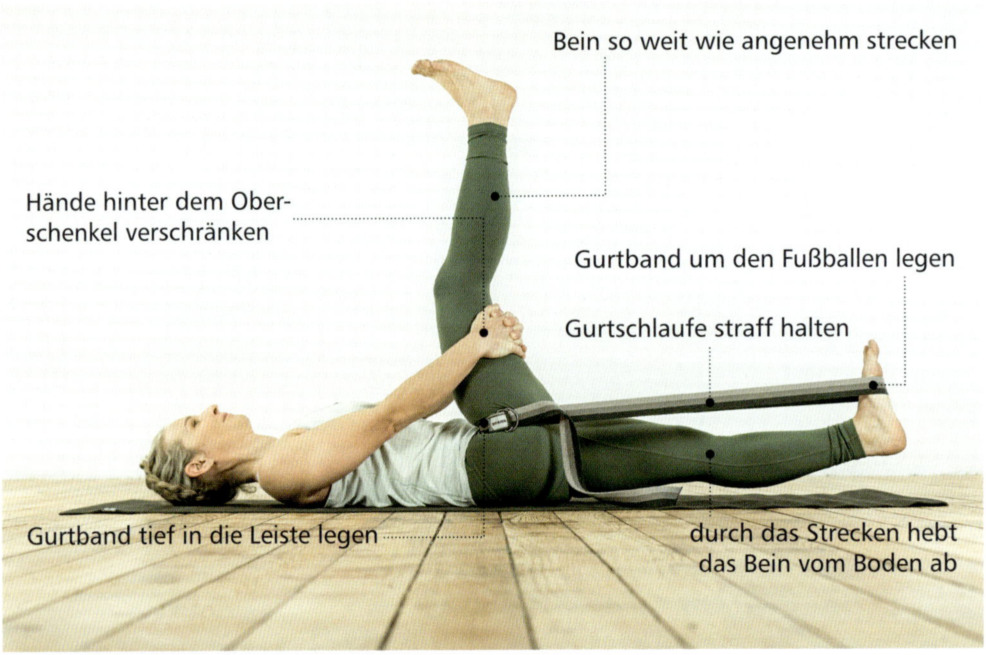
Bein so weit wie angenehm strecken
Hände hinter dem Oberschenkel verschränken
Gurtband um den Fußballen legen
Gurtschlaufe straff halten
Gurtband tief in die Leiste legen
durch das Strecken hebt das Bein vom Boden ab

- Bei Bedarf Gurtlänge nachjustieren; Oberschenkel soll einen leichten Zug vom Körper weg erhalten.
- Am Ende Beine mit der Ausatmung zu Boden bringen und Seite wechseln.
- Dauer: 7–10 Atemzüge pro Seite.
- Endposition: Rückenlage (siehe S. 18).

LIEGENDE KATZE

Im Yoga kommen Übungen, die die Oberschenkelvorderseite dehnen, eher selten vor. Aber gerade bei Bergsportlern ist eine Dehnung dieser Muskelgruppe von Bedeutung.

- Ausgangsposition: Rückenlage (siehe S. 18).
- Mit gestreckten Beinen in die Seitlage rollen.
- Oberes Bein angewinkelt vor dem Körper zu Boden bringen.
- Unteres Bein beugen und mit der oberen Hand das Sprunggelenk greifen, bei Bedarf einen Gurt verwenden.

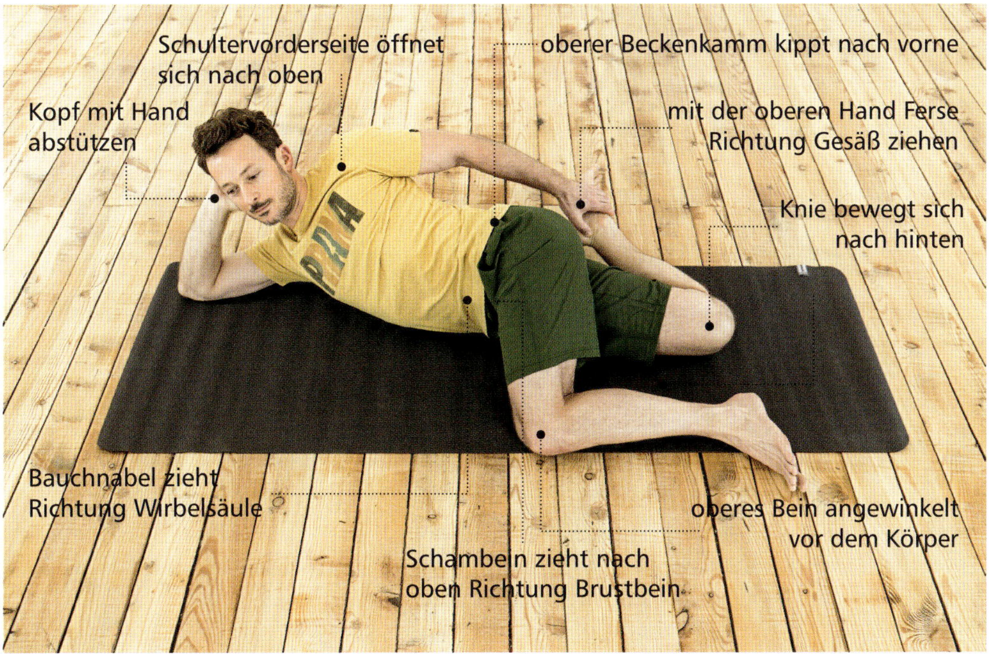
Schultervorderseite öffnet sich nach oben
oberer Beckenkamm kippt nach vorne
Kopf mit Hand abstützen
mit der oberen Hand Ferse Richtung Gesäß ziehen
Knie bewegt sich nach hinten
Bauchnabel zieht Richtung Wirbelsäule
oberes Bein angewinkelt vor dem Körper
Schambein zieht nach oben Richtung Brustbein

- Am Ende den Griff zum unteren Bein lösen, dieses strecken und wieder in die Rückenlage rollen.
- Dauer: 1–2 Minuten pro Seite.
- Endposition: Rückenlage (siehe S. 18).
- Vorsicht: Bei Beschwerden im unteren Rücken, bei Knieverletzungen ist die Übung ungeeignet, insbesondere falls ein Beugen der Knie unangenehm ist.

41 QUAD-STRETCH

Diese Haltung ist eine intensive Dehnung für die Oberschenkelvorderseite (Quad) und die Hüftbeugemuskulatur.

- Ausgangsposition: Vierfüßer (siehe S. 15), Füße berühren die Wand. Davor Matte quer zur Wand bringen und bei Bedarf Decke auflegen.
- Hinteres Knie eine halbe Fußlänge entfernt von der Wand nach hinten bringen und Fußrücken gegen die Wand hochbringen.
- Zweites Bein im rechten Winkel aufstellen und mit den Händen nachrücken.
- Bei Bedarf etwas Weiches zwischen den Fußrücken und die Wand bringen.

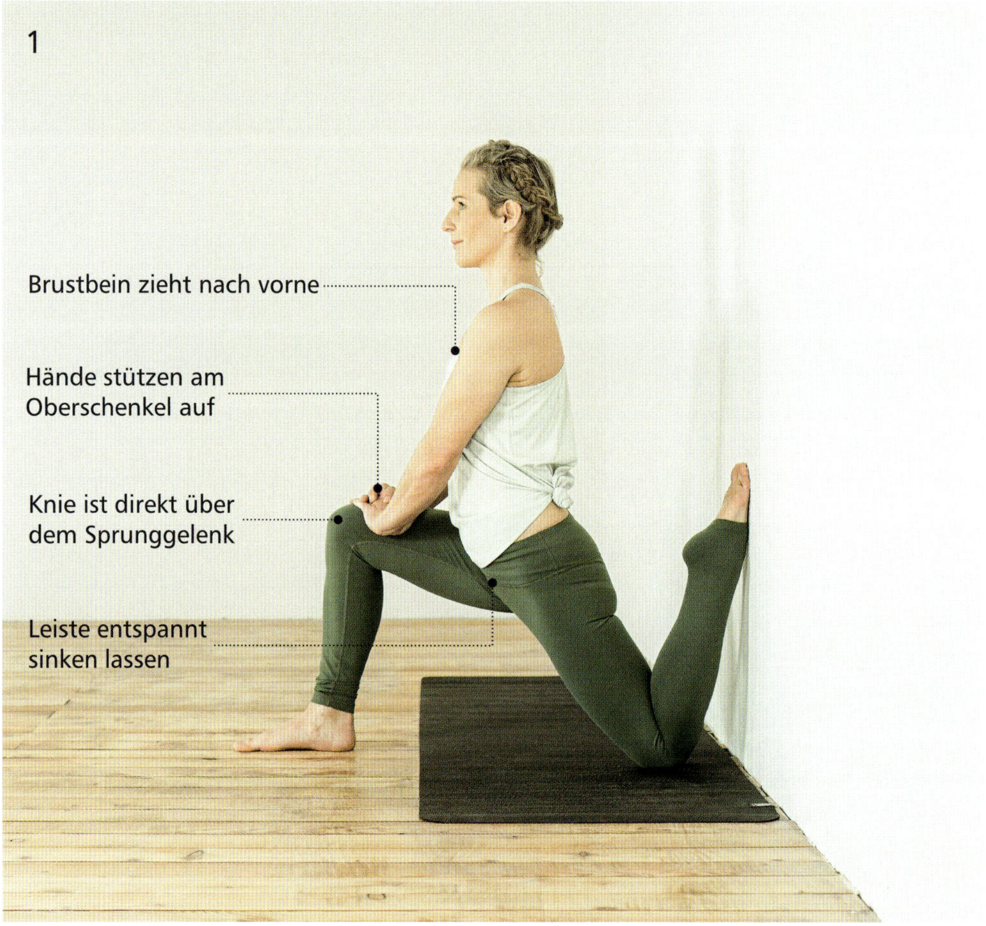
1
Brustbein zieht nach vorne
Hände stützen am Oberschenkel auf
Knie ist direkt über dem Sprunggelenk
Leiste entspannt sinken lassen

- Becken weiter zur Wand nach hinten bringen.
- Vorderer Fuß rückt nach und drückt in den Boden.
- Oberkörper aufrichten.

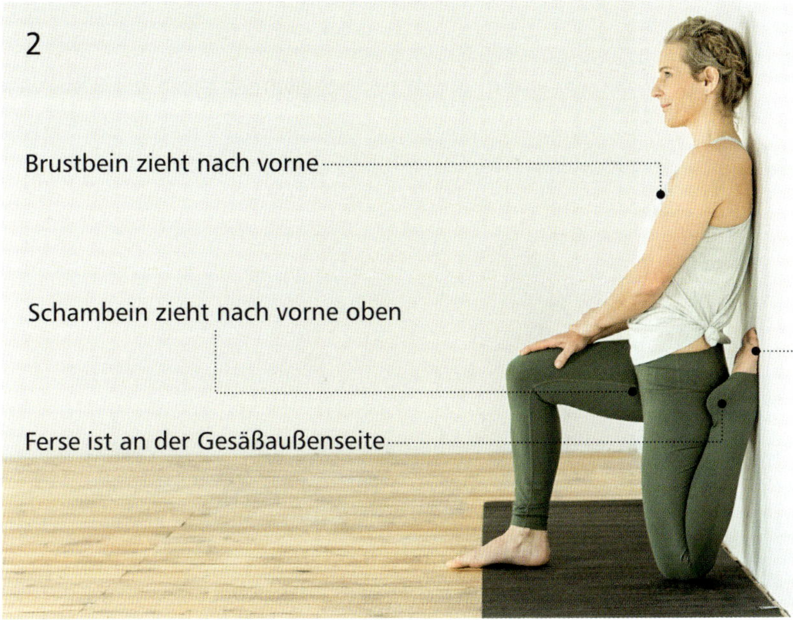
2
Brustbein zieht nach vorne
Zehen zeigen gerade nach oben
Schambein zieht nach vorne oben
Ferse ist an der Gesäßaußenseite

- Kurz mit dem Becken nach vorne kippen und Zehen auf der Wand aufstellen.
- Bei Bedarf Abstandslängen nachjustieren.

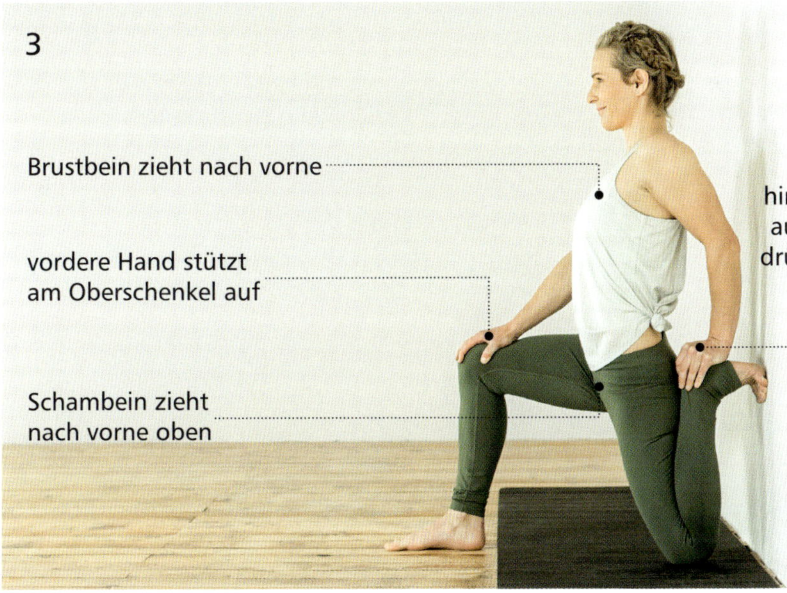
3
Brustbein zieht nach vorne
hintere Hand liegt auf der Ferse und drückt nach unten
vordere Hand stützt am Oberschenkel auf
Schambein zieht nach vorne oben

- Am Ende die Hände zum Boden bringen und beide Unterschenkel ablegen.
- Dauer: 5–7 Atemzüge pro Position und Seite.
- Endposition: Fersensitz (siehe S. 16).
- Vorsicht: Bei Beschwerden im unteren Rücken. Bei Knieverletzungen ist die Übung ungeeignet, insbesondere falls ein Beugen der Knie unangenehm ist.

42 GRÄTSCHE

Diese Haltung bietet eine intensive Dehnung der Oberschenkelinnenseiten und eine Öffnung der Oberschenkelrückseiten.

- Ausgangsposition: Sitz mit aufgestellten Beinen (siehe S. 16).

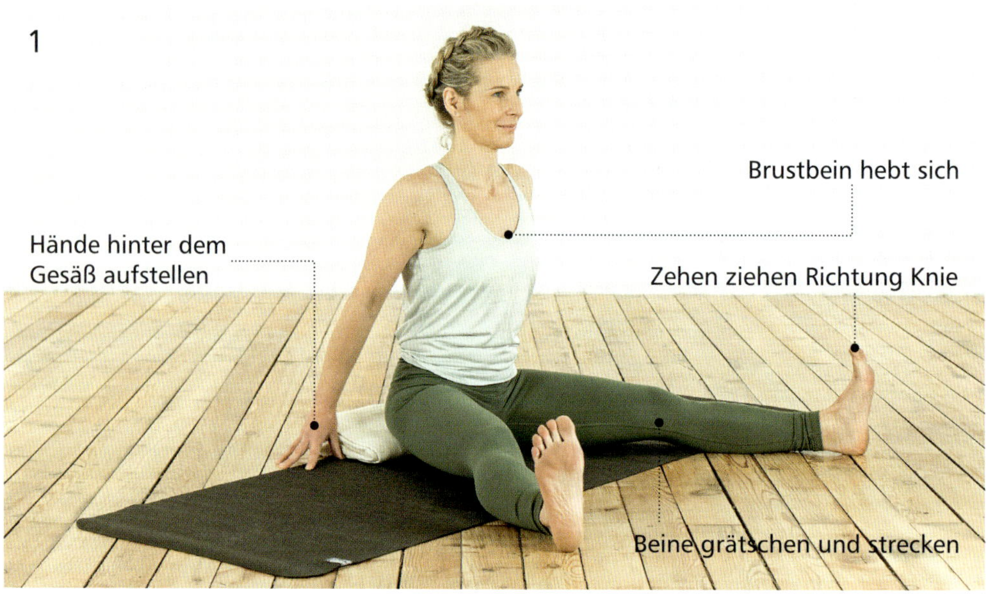
1
Brustbein hebt sich
Hände hinter dem Gesäß aufstellen
Zehen ziehen Richtung Knie
Beine grätschen und strecken

- Bei Bedarf auf eine Decke setzen, um ein Kippen des Beckens zu erleichtern.
- Mit der Einatmung Gesäß weit nach oben strecken.

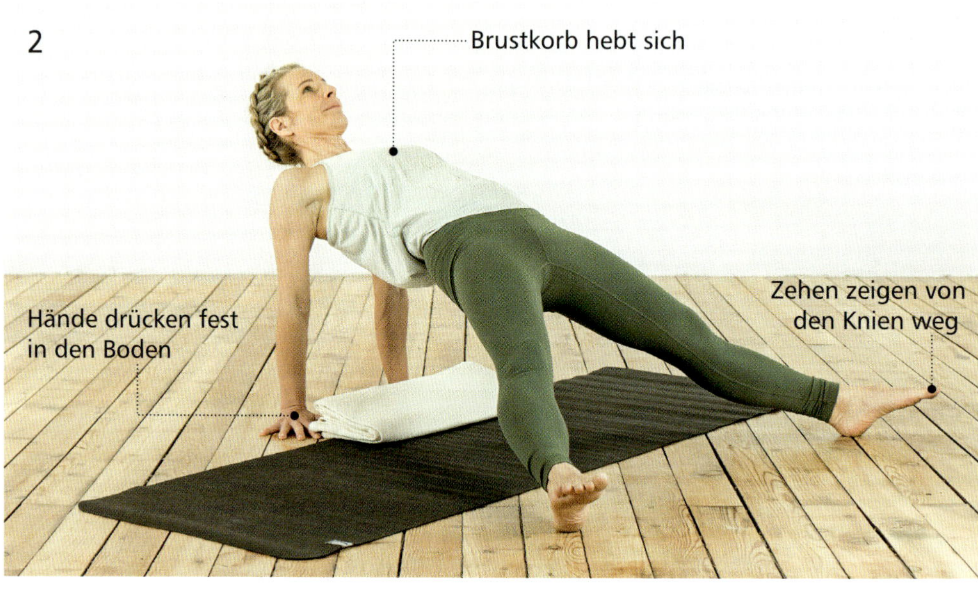
2
Brustkorb hebt sich
Zehen zeigen von den Knien weg
Hände drücken fest in den Boden

- Position 2 nur einen Moment halten.
- Mit der Ausatmung Gesäß wieder zu Boden bringen und Oberkörper nach vorne kippen.

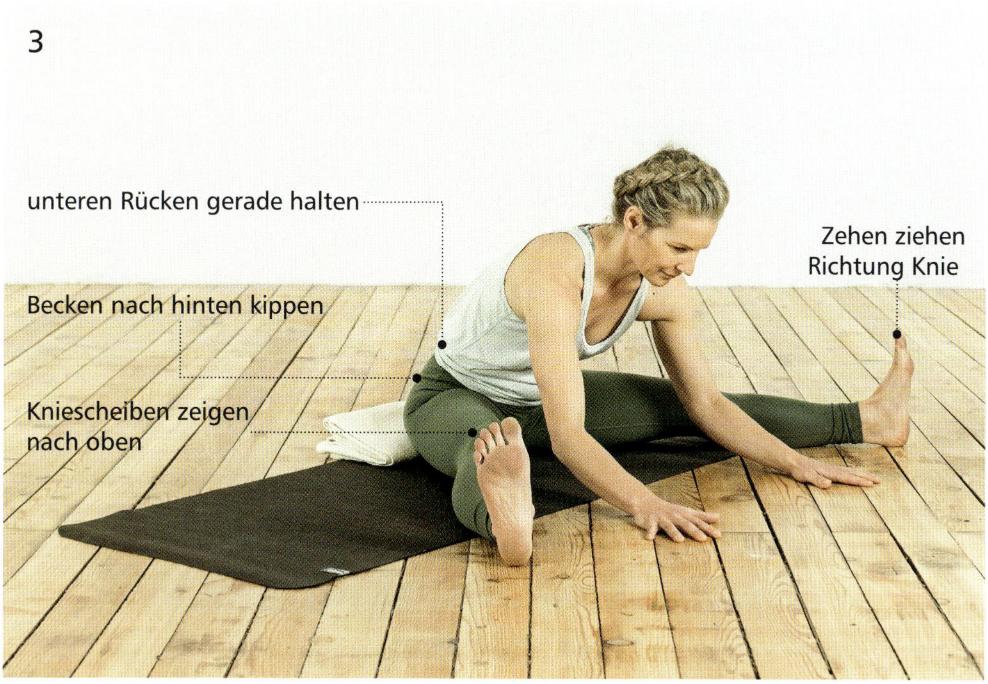
3
unteren Rücken gerade halten
Zehen ziehen Richtung Knie
Becken nach hinten kippen
Kniescheiben zeigen nach oben

- Nur so weit nach vorne kippen, wie man den Rücken gerade halten kann: Hände können demnach hinter dem Gesäß aufgestellt sein, vorne in der Grätsche positioniert werden oder die Unterarme werden am Boden oder auf einem Block abgelegt.
- Am Ende den Oberkörper langsam wieder in eine neutrale Position bringen und die Beine schließen.
- Dauer: 10–20 Atemzüge in Position 3.
- Endposition: Sitz mit gekreuzten Beinen (siehe S. 15).
- Vorsicht: Bei einem »Zug-Gefühl« an den Knieinnenseiten: Teile der Beininnen- und Beinrückseitenmuskulatur setzen an der Knieinnenseite an, das kann einen unangenehmen Zug verursachen, wenn die Haltung zu intensiv geübt wird. Hier am besten die Knie etwas mehr beugen oder eine Decke unter die Kniekehlen legen.

43 HOCKE

Diese Haltung ist eine Hüftöffnung und bewirkt eine Dehnung der Achillessehne. Zudem entsteht im unteren Rücken viel Raum, da das Becken hier frei über dem Boden hängt und nicht wie im Stehen und Sitzen komprimiert wird.

- Ausgangsposition: Berghaltung (siehe S. 14).

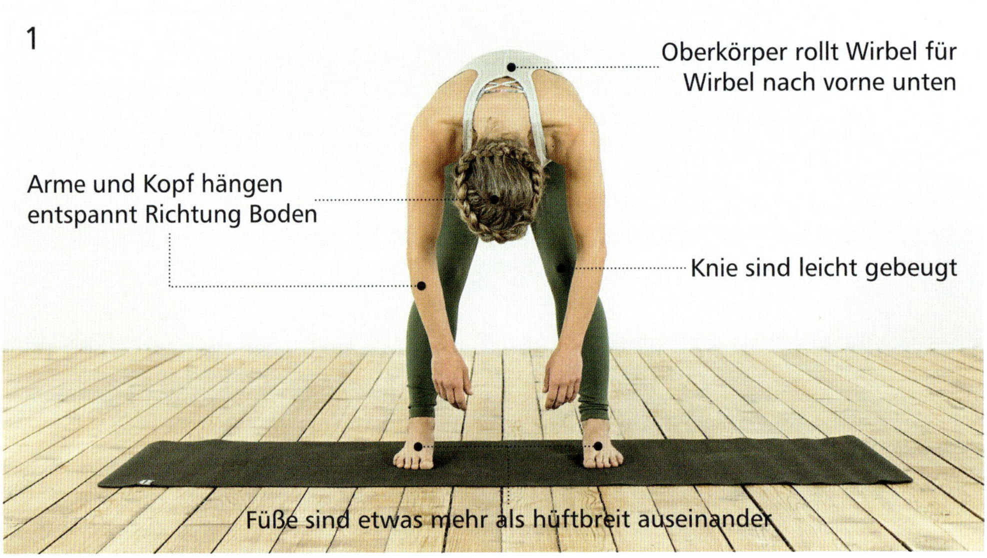
1
Oberkörper rollt Wirbel für Wirbel nach vorne unten
Arme und Kopf hängen entspannt Richtung Boden
Knie sind leicht gebeugt
Füße sind etwas mehr als hüftbreit auseinander

- Knie immer mehr beugen und Becken langsam zum Boden absenken.
- Falls sich die Fersen heben, Blöcke unterlegen.

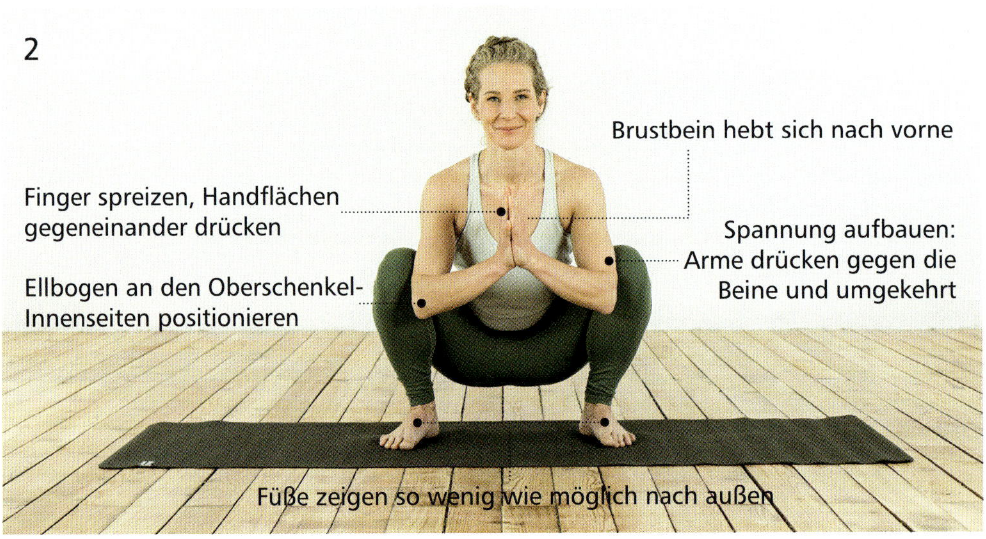
2
Brustbein hebt sich nach vorne
Finger spreizen, Handflächen gegeneinander drücken
Spannung aufbauen: Arme drücken gegen die Beine und umgekehrt
Ellbogen an den Oberschenkel-Innenseiten positionieren
Füße zeigen so wenig wie möglich nach außen

- Am Ende Becken am Boden absetzen.

- Dauer: 10–20 Atemzüge in Position 2.
- Endposition: Sitz mit aufgestellten Beinen (siehe S. 16).
- Vorsicht: Bei Knieverletzungen ist die Übung ungeeignet, insbesondere falls ein Beugen der Knie unangenehm ist.

Variante: Passive Hocke

Diese Variante hat eine besonders beruhigende Wirkung auf den Geist und löst den Tonus in den Rückenfaszien.

- Ausgangsposition: Hocke Position 2 (siehe S. 110).
- Blöcke unter die Fersen bringen.
- Arme vor den Füßen am Boden ablegen.
- Am Ende Knie nach vorne zum Boden ablegen.
- Dauer: 2–3 Minuten.
- Endposition: Kindeshaltung (siehe S. 17).

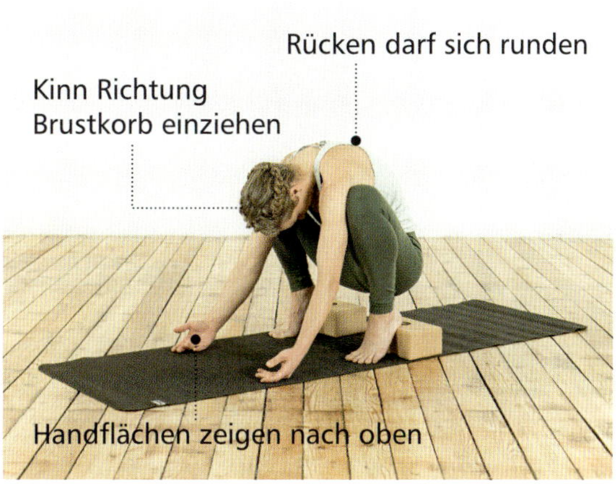
Rücken darf sich runden
Kinn Richtung Brustkorb einziehen
Handflächen zeigen nach oben

Variante: Hocke mit Armmassage

Als großes Plus sorgt diese Haltung für eine besonders gute Durchblutung in den Unterarmen.

- Ausgangsposition: Passive Hocke mit Blöcken unter den Fersen (siehe oben).
- Becken mit der Einatmung kurz anheben.
- Unterarme in die Kniekehlen bringen.
- Becken mit der Ausatmung sinken lassen.
- Am Ende Knie nach vorne zum Boden ablegen.
- Dauer: 1–2 Minuten.
- Endposition: Kindeshaltung (siehe S. 17).

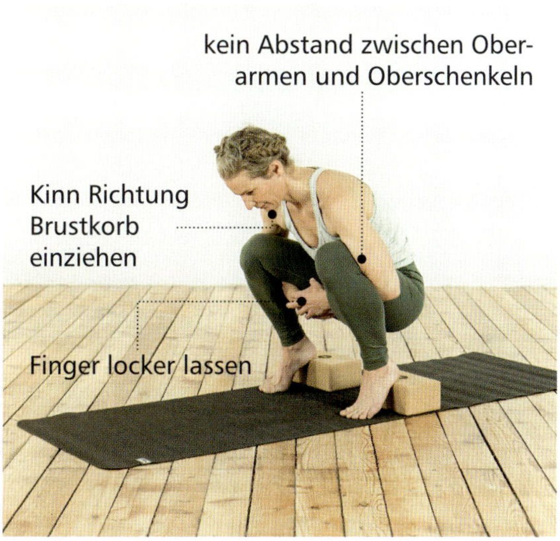
kein Abstand zwischen Oberarmen und Oberschenkeln
Kinn Richtung Brustkorb einziehen
Finger locker lassen

44 FROSCH

Diese Haltung bietet eine intensive Dehnung der Oberschenkelinnenseiten und eine tiefe Massage der Hüftgelenke. Zudem ist sie eine gute Geistesübung, da man sich aufgrund der intensiven Dehnung und der Stimulation des Lebermeridians leicht gereizt fühlen kann.

- Ausgangsposition: Kindeshaltung (siehe S. 17).

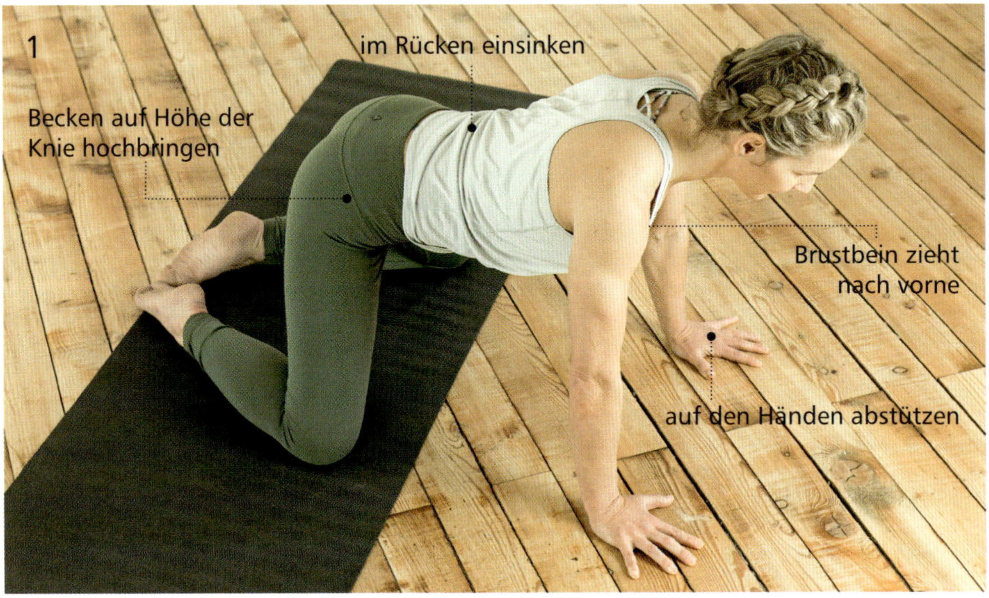
1
im Rücken einsinken
Becken auf Höhe der Knie hochbringen
Brustbein zieht nach vorne
auf den Händen abstützen

- Bei Bedarf eine Decke unter Sprunggelenke und Knie legen.
- Langsam mit den Knien und Unterschenkeln nach außen wandern.

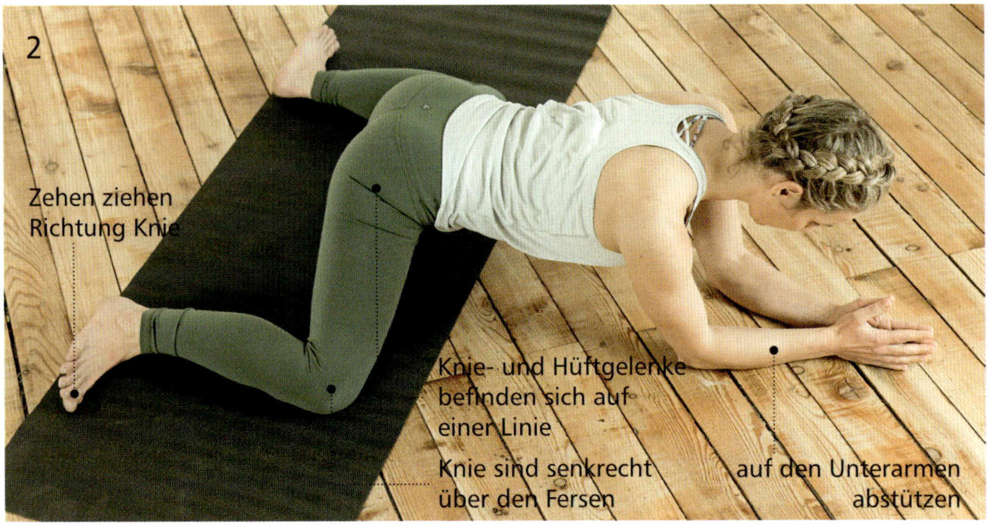
2
Zehen ziehen Richtung Knie
Knie- und Hüftgelenke befinden sich auf einer Linie
Knie sind senkrecht über den Fersen
auf den Unterarmen abstützen

- Mit dem Becken nie vor die gedachte Linie der Knie fallen!
- Bei Bedarf ein Polster unter den Brustkorb legen (mildere Variante) oder mit dem Oberkörper ganz auf den Boden legen (intensivere Variante).
- Am Ende mit den Händen den Boden wegschieben, um den Oberkörper wieder zu heben, Knie schließen und Füße wieder zusammenbringen.
- Dauer: 1–3 Minuten.
- Endposition: Bauchlage (siehe S. 18).
- Vorsicht: Bei Knieproblemen, vor allem bei Meniskusbeschwerden.

Variante: Baby-Frosch

Mit dieser Haltung kann man den Frosch auf eine sanftere Art üben. Sie ist perfekt dazu geeignet, den Körperschwerpunkt beim Klettern näher an den Felsen zu bringen und sich mit dem Becken richtig an die Wand zu saugen.

- Ausgangsposition: Kindeshaltung (siehe S. 17).

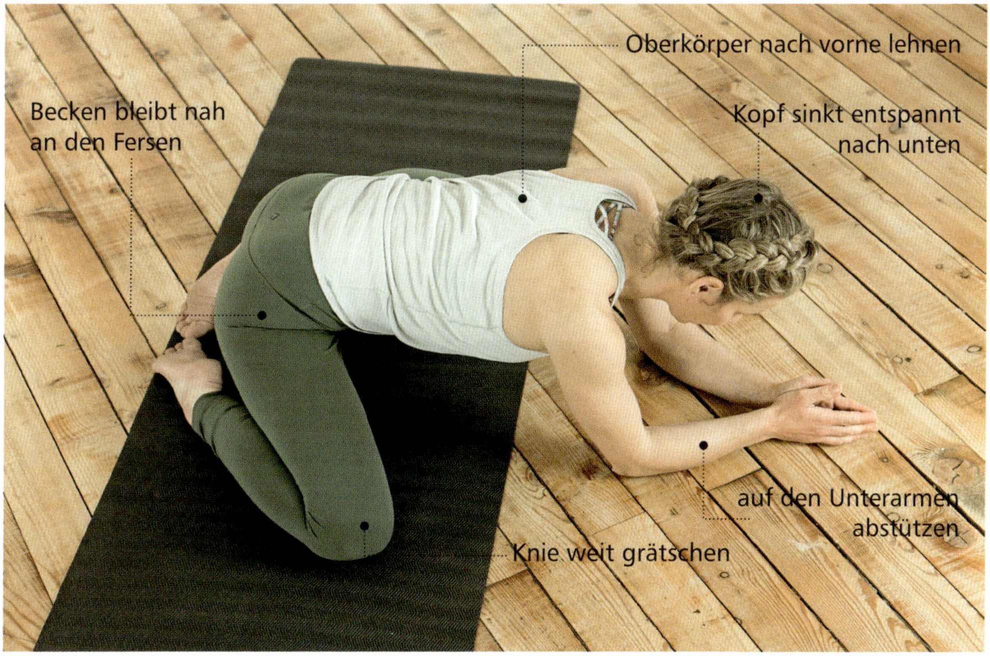
Oberkörper nach vorne lehnen
Becken bleibt nah an den Fersen
Kopf sinkt entspannt nach unten
auf den Unterarmen abstützen
Knie weit grätschen

- Am Ende mit den Händen den Boden wegschieben, um den Oberkörper wieder zu heben, Knie schließen und Füße wieder zusammenbringen.
- Dauer: 1–3 Minuten.
- Endposition: Bauchlage (siehe S. 18).

45 HALBES HAPPY BABY

Diese Haltung bietet eine tiefe Massage der Hüftgelenke. Meistens wird sie beidbeinig geübt, jedoch verlieren viele Yogis dabei den Kontakt von der Lendenwirbelsäule zum Boden. Aus diesem Grund wird hier die einbeinige Variante vorgestellt.

- Ausgangsposition: Rückenlage mit aufgestellten Beinen (siehe S. 18).

1

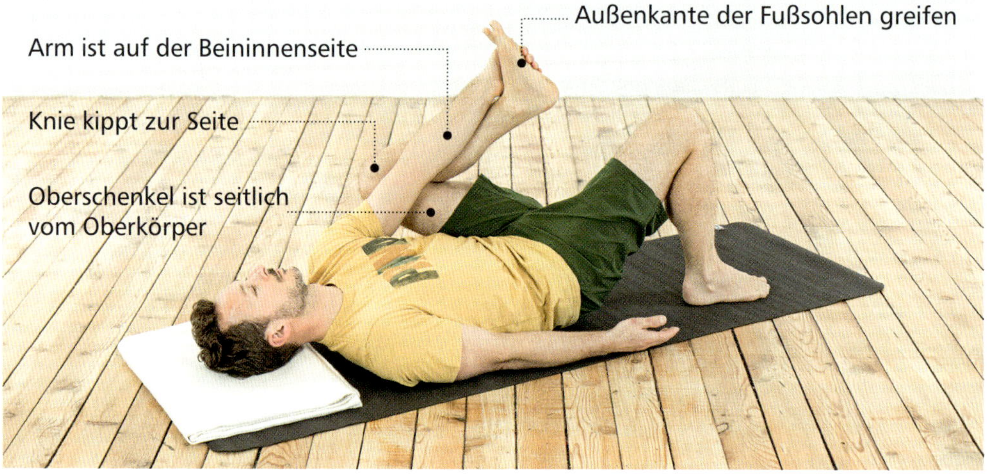
Außenkante der Fußsohlen greifen
Arm ist auf der Beininnenseite
Knie kippt zur Seite
Oberschenkel ist seitlich vom Oberkörper

- Mit der Einatmung Fuß hochziehen.

2

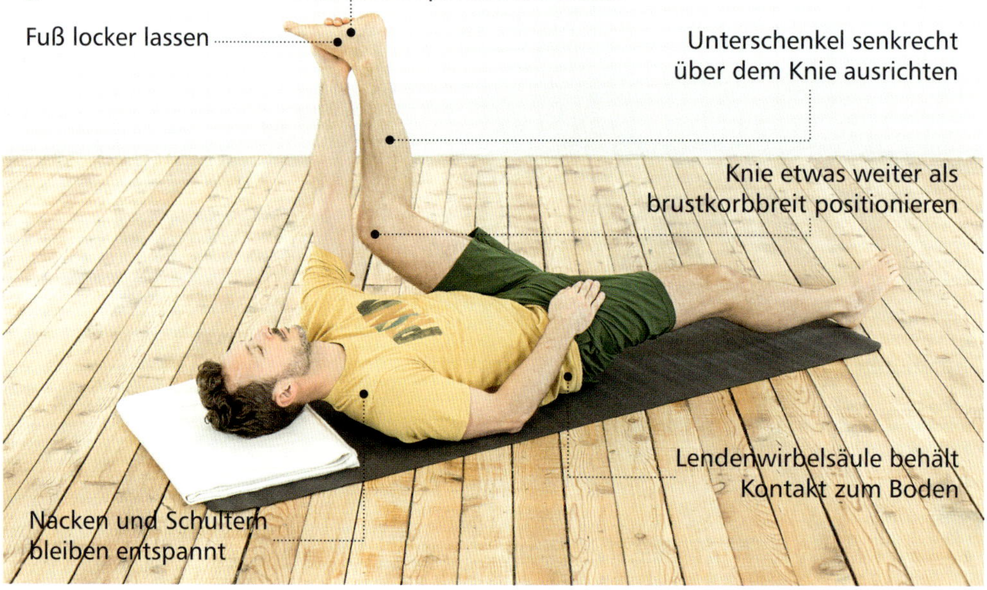
Fußsohle ist parallel zur Decke
Fuß locker lassen
Unterschenkel senkrecht über dem Knie ausrichten
Knie etwas weiter als brustkorbbreit positionieren
Lendenwirbelsäule behält Kontakt zum Boden
Nacken und Schultern bleiben entspannt

JENNIFER EIDEL

Physiotherapeutin, Barfuß- und Natural Running Coach (www.jenjoyance.com)

Mehr Kraft und Flexibilität für die Zehen mit Zehen-Yoga: Toega

Der Fuß ist ein starkes Fundament aus Knochen, Bändern, Gelenken und Muskeln, das zu einem perfekt abgestimmten Bewegungsapparat gehört und uns den direkten Kontakt mit der Erde ermöglicht! Ein dämpfendes, fühlendes, koordinierendes System, das unser Zentrales Nervensystem mit der Umwelt verbindet und uns vor Überlastung und Verletzungen schützen soll!

Besonders Kletterer und Bergsportler müssen sich auf ihre Füße verlassen können und profitieren deshalb von einem gezielten Fuß-Training.

Die Zehen sind ein wichtiger Teil des komplexen Systems Fuß. Sie werden im Kletter- und Bergschuh stark beansprucht, verformen sich und schmerzen.

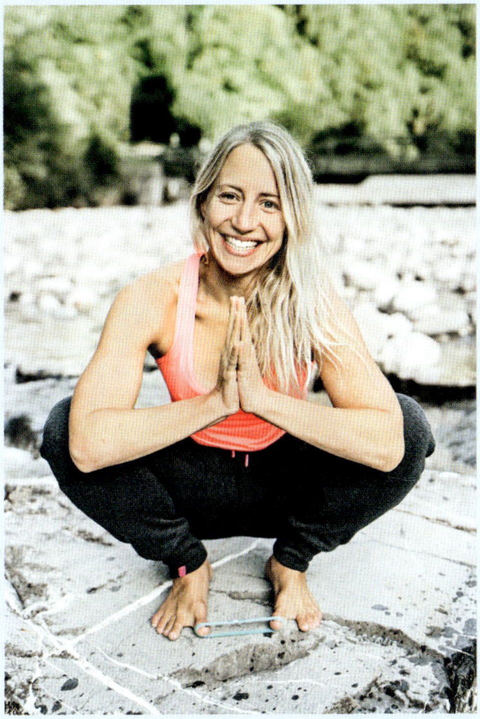

Vergrößere deine Basis durch Auffächerung der Zehen mit Hilfe des Bandes.

»Jede Übung, die wir barfuß machen, ist gleichzeitig eine Fuß-Übung.«

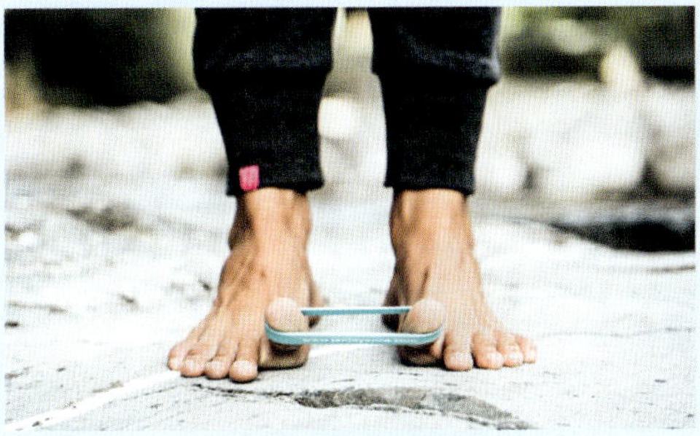

Der große Zeh wird angehoben, die kleinen Zehen auf den Boden gedrückt.

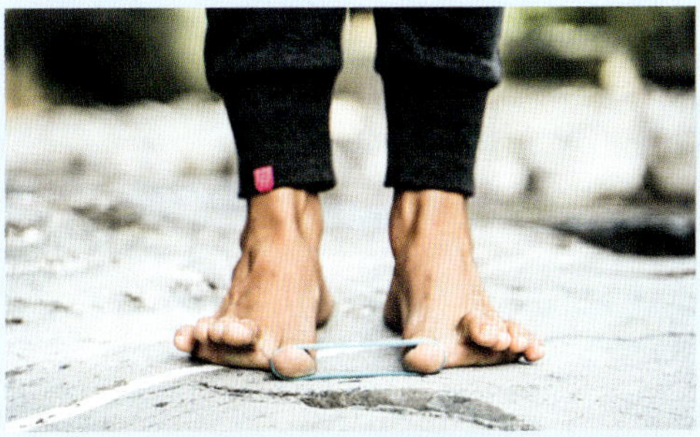

Der große Zeh wird auf den Boden gedrückt, die kleinen Zehen angehoben.

- Das zweite Bein kann angewinkelt bleiben (milder) oder gestreckt am Boden liegen (intensiver).
- Falls der Zug auf die Halswirbelsäule zu groß wird, eine Decke unter den Kopf legen.
- Am Ende den Griff lösen und den Fuß zurück zum Boden bringen.
- Dauer: 7–15 Atemzüge pro Bein.
- Endposition: Rückenlage (siehe S. 18).
- Vorsicht: Bei ausgeprägten Dornfortsätzen der Wirbelsäule, die unangenehm Richtung Boden pressen, am besten eine Decke unterlegen.

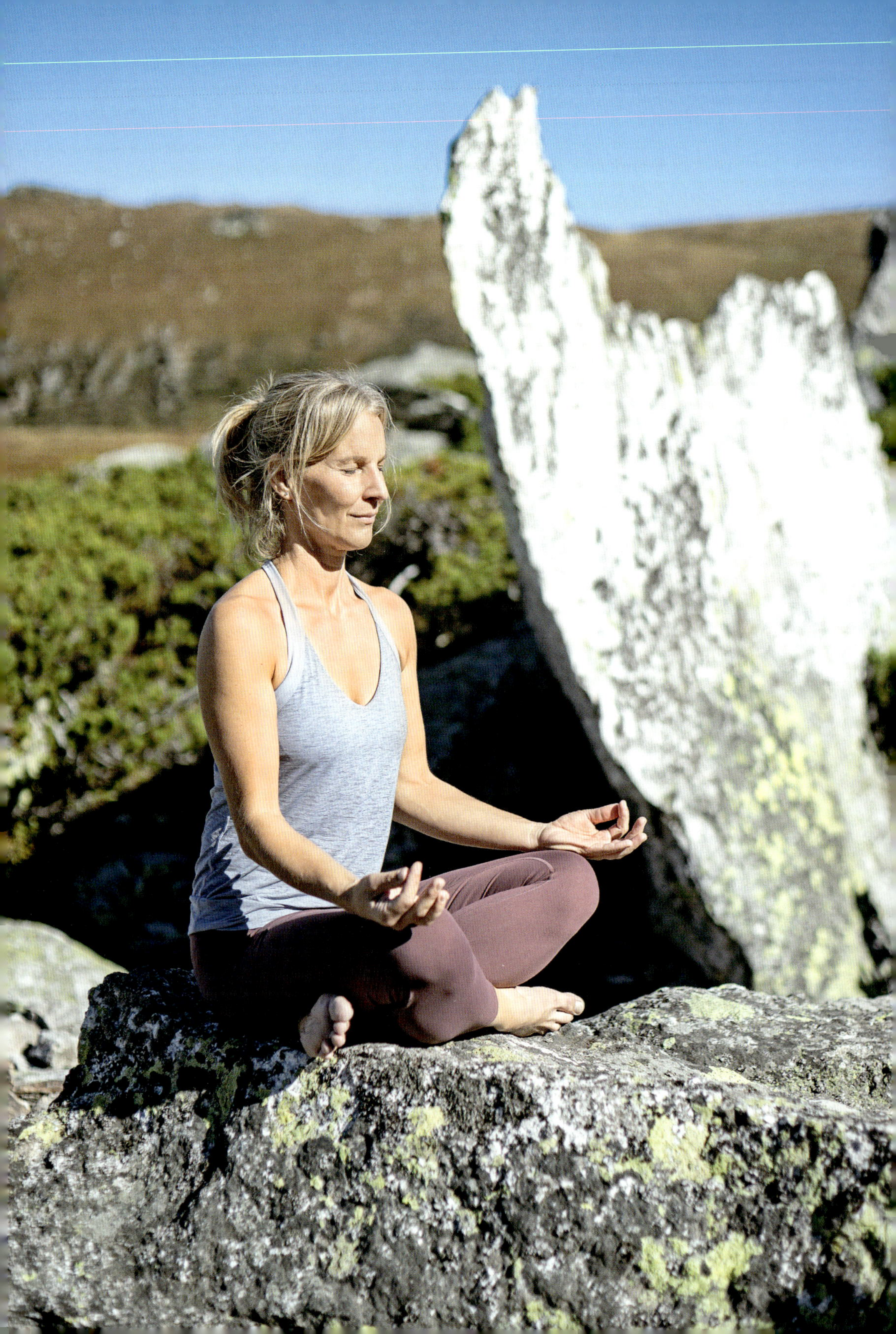

YOGAÜBUNGEN ZUR REGENERATION

Neben dem Bewegungsapparat beeinflusst Yoga auch das sogenannte autonome Nervensystem (= Zentralnervensystem) auf eine positive Weise. Dieses den gesamten Organismus steuernde System hat zwei Funktionsarten: den aktivierenden Anteil, der uns »anschaltet« und uns seit jeher für die Flucht oder den Kampf bereit macht (= Sympathikus), und den regenerierenden Anteil, der unseren Körper entspannen und wieder Kraft schöpfen lässt (= Parasympathikus). Ein tiefer, ruhiger Atem stimuliert eben diesen Parasympathikus und fördert dadurch unsere Erholung. Eine lange Verweildauer in sanften Yogahaltungen wie beim Restorative Yoga (siehe S. 125) gibt dem Körper das Signal, dass keine Gefahr droht, und vertieft somit den Erholungseffekt.

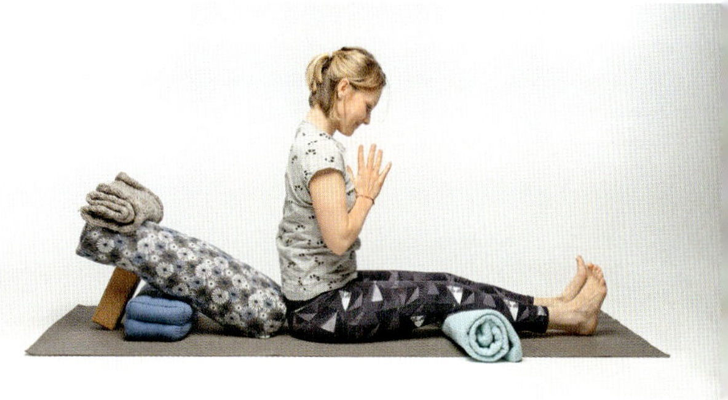

Beim Restorative Yoga werden die jeweiligen Positionen auf großzügige Weise mit Kissen, Decken und Yogablöcken unterstützt, sodass man sich einfach in die Pose hinein entspannt. Die Haltezeiten sind dementsprechend lange und können bis zu 25 Minuten dauern.

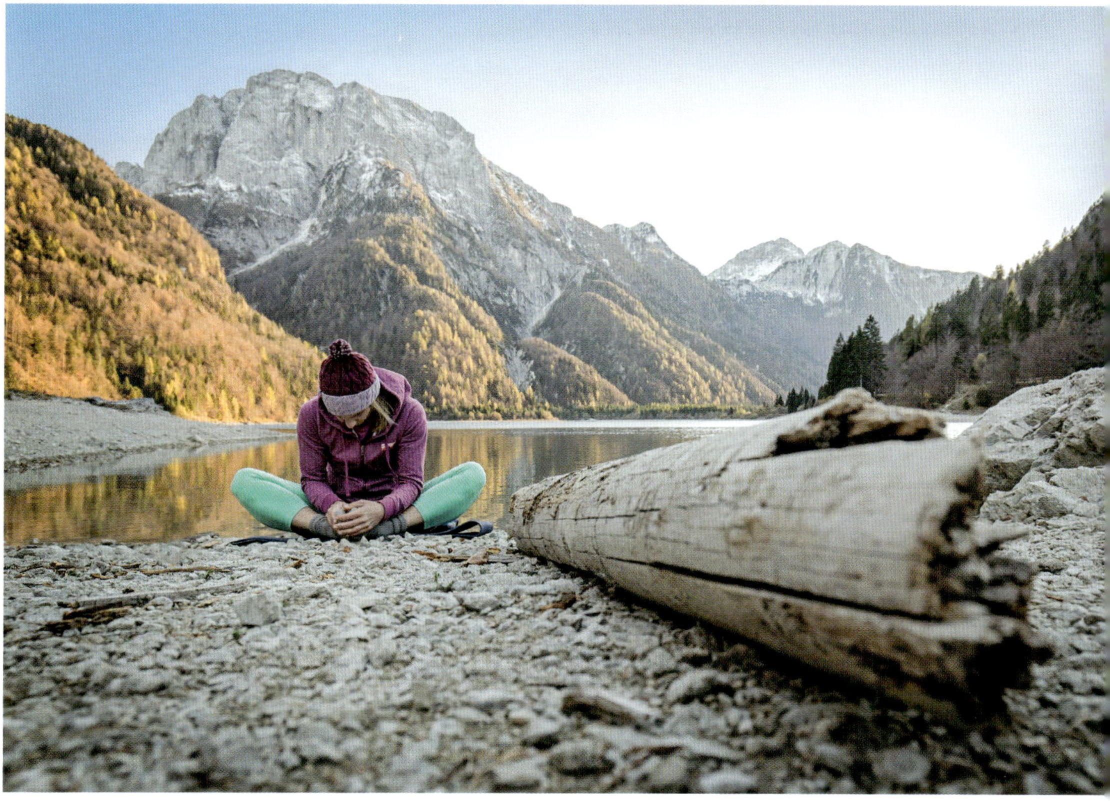

DIE ATMUNG

»Denn der Atem ist das Bindeglied zwischen bewusstem Denken und unbewusstem Verhalten; jede körperliche und geistige Anspannung manifestiert sich automatisch in der Tiefe und dem Rhythmus unseres Atems. Sich in stressigen Situationen seines Atems bewusst zu werden, hat oft eine erstaunliche Wirkung.«
(Muße. Vom Glück des Nichtstuns, S. 257)

Die große Bedeutung der Atmung liegt darin, dass sie willentlich gesteuert werden kann, obwohl sie ununterbrochen unwillkürlich abläuft. Der Atem beeinflusst nämlich unser Zentralnervensystem. Wir können mit dem Atem quasi den Schalter umlegen, vom aktiven Sympathikus-Status in den Parasympathikus-Status, der die Entspannung und somit die Regeneration fördert. Man lässt dazu den Atem ruhiger, gleichmäßiger, fließender und feiner werden, führt ihn in den Bauch und vertieft die Ausatmung.

Je entspannter und rhythmischer die Atmung passiert, desto besser ist es für den Körper, den Geist und unser Wohlbefinden:

- Der Herzschlag verringert sich und der Blutdruck fällt.
- Muskelverspannungen können sich lockern.
- Der Stoffwechsel arbeitet auf Hochtouren.
- Der Stresshormonspiegel sinkt.

Wir wollen daher lernen, wie wir die Ausatmung entspannen und die Einatmung weiten können. Damit wir beim Einatmen die inneren Räume des Atmens ohne Anstrengung öffnen und bei der Ausatmung jede Anspannung ganz loslassen können. Auf diese Weise wird das Lungenvolumen optimal genutzt. Der Körper wird ausreichend mit Sauerstoff versorgt und von Kohlendioxid entlastet. Die folgenden Atemübungen dienen dazu, den eigenen Atem erst einmal zu erkunden und ihn dann bewusst einzusetzen. Sie können vor, während und nach Bergabenteuern geübt werden.

»Der Geist folgt deinem Atem und der Schlüssel zur Kontrolle deines Geistes ist die Kontrolle deines Atems. Wenn Du in Schwierigkeiten bist oder in einer Route Angst hast, hilft tief durchatmen, um ruhig zu bleiben.«

Martina Čufar Potard
(Yogascent, S. 118).

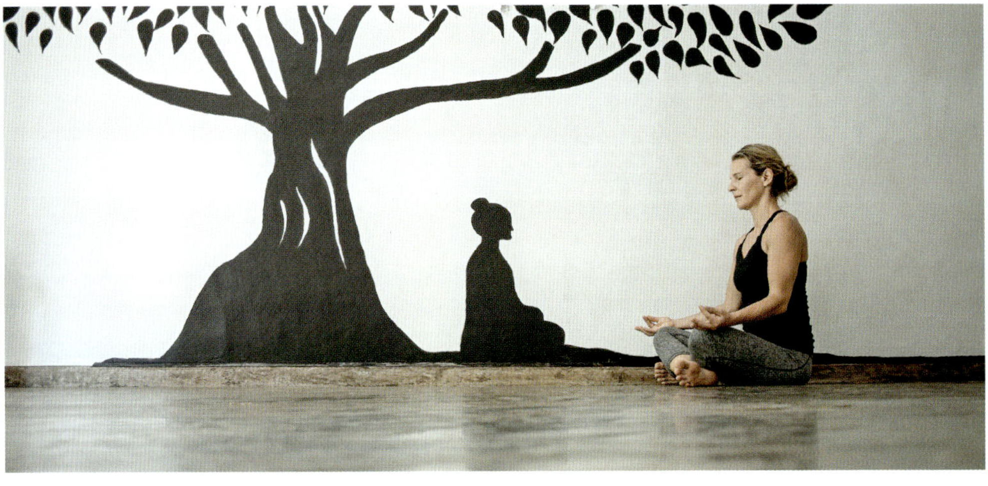

STEPHAN DOMENIG

Allgemeinmediziner, FX Mayr Arzt, Kletterer und Powderfan

Der Atem und unser Nervensystem

Leben folgt einem beständigen Wechsel von Anspannung und Entspannung, Tag und Nacht, Yin und Yang, Einatmung und Ausatmung. Dabei strebt auch der menschliche Organismus ständig nach Ausgleich: Phasen großer Anstrengung sollten idealerweise von Phasen der Erholung begleitet werden. Solange sich diese Kräfte die Waage halten, ist unser System in der Lage, sich immer wieder von Anstrengungen zu erholen, bzw. sich an Belastungsreize anzupassen.

Die Steuerung dieser unbewussten und im Großen und Ganzen auch unbeeinflussbaren Vorgänge übernimmt dabei das autonome Nervensystem. Dieses System durchzieht den gesamten Körper und sammelt zu jeder Zeit von jedem Ort bzw. Organ den Ist-Zustand, um dann regulierend im Sinne des Anregens oder Beruhigens auf die jeweilige Belastung zu reagieren. Die beiden Schenkel werden Sympathikus, das ist der aktivierende Anteil, der der Sonne entspricht, und Parasympathikus, das ist der regenerative Anteil, der dem Mond entspricht, genannt. Keiner kann ohne den anderen bestehen, wenngleich sie auch in wechselseitig hemmender Wirkung stehen. Sie sind gleichzeitig Synergisten und Antagonisten.

Am leichtesten kann man sich das vielleicht anhand eines Deckenfluters mit kleiner Leselampe an der Seite vorstellen: Während des Tages oder bei Anspannung ist der obere Fluter voller Energie, allerdings das kleine Leselicht nie vollständig vom Strom abklemmt. In Momenten der Regeneration, das kann auch einfach nur eine Ausatmung sein, flammt das Leselicht auf. Während der Nacht sollte die umgekehrte Situation herrschen: Dimmen des Fluters ist angesagt, denn nur so kann der Parasympathikus richtig Energie aufnehmen und mit seiner regenerativen Arbeit beginnen. Im ungünstigsten Fall schafft man das nicht und nimmt die Probleme mit in den Schlaf. Dann schließen sich zwar die Augen, aber im Hintergrund bleibt zu viel Tagesaktivität aufrecht und somit die Erholung auf der Strecke. Der Mensch verliert Stück für Stück an Vitalität.

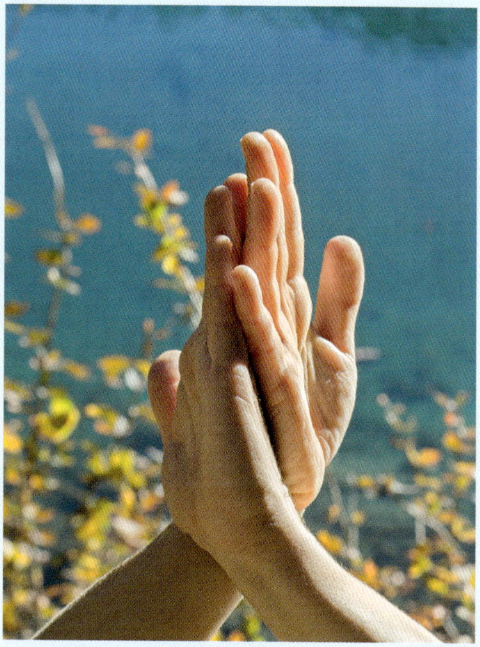

Was im Großen funktioniert, das ist im Kleinen genauso. Der einzige Schlüssel zur Verbindung mit den inneren Rhythmen ist die Atmung, denn keine andere innere, autonom geregelte Funktion lässt sich willentlich ansteuern. Und hierin liegt eben auch das Potenzial: Man kann sich bei jedem Atemzug mit Energie aufladen, sich kurz entspannen, um dann erneut aktiv zu werden.

Zudem bieten gezielte Übungen die Möglichkeit, den Parasympathikus zu stärken, quasi für die Nacht zu trainieren. Es ist also nicht nur gut für den Moment, sich nach getaner Übungspraxis zum Savasana (Totenhaltung) hinzulegen, sondern wirkt bis in die Nacht mit verbesserter Erholungsfähigkeit nach.

46 ATEMBEOBACHTUNG

Die Übung dient dazu, den eigenen Atem überhaupt einmal bewusst zu beobachten und dann genauer unter die Lupe zu nehmen.

- Ausgangsposition: Rückenlage mit geschlossenen Augen.

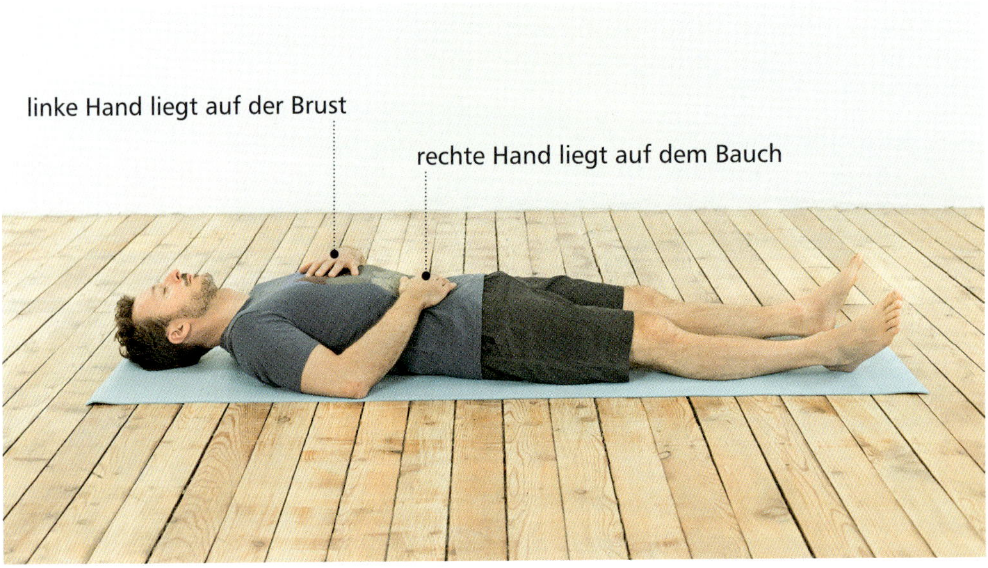
linke Hand liegt auf der Brust
rechte Hand liegt auf dem Bauch

- Die Aufmerksamkeit wird auf den Atem gelenkt und der natürliche Atemrhythmus wird bewusst wahrgenommen. Versuche die Atmung nicht zu verändern, sondern beobachte nur den natürlichen Atemprozess:
  - Passiert meine Atmung schnell oder langsam?
  - Sind meine Atemzüge tief oder flach?
  - Wohin fließt der Atem? – In den Brustkorb oder den Bauch?
  - Ist die Einatmung oder die Ausatmung länger? – Oder sind beide gleich lang?

- Gibt es Atempausen zwischen den Atemzügen?
- Versuche deinen Atem auf keine Weise zu kontrollieren. Sei ein stiller Beobachter deiner Atmung und mache dir eine gedankliche Notiz über dein Atemmuster.
- Dauer: 1–3 Minuten.
- Endposition: Rückenlage – nachspüren.

47 BAUCHATMUNG

Die Bauchatmung ist die natürlichste Atemweise und eine der besten und einfachsten Entspannungstechniken. Durch sie kann sich der gesamte Bauch- und Beckenraum entspannen und dabei zusätzlich die vegetativen Nerven des Sonnengeflechts (Solarplexus) aktivieren.

- Ausgangsposition: Rückenlage mit geschlossenen Augen.

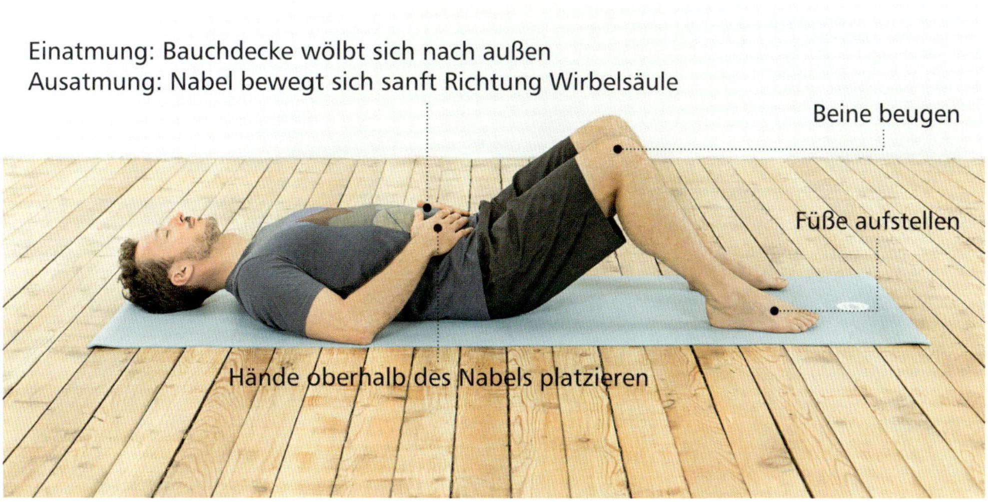
Einatmung: Bauchdecke wölbt sich nach außen
Ausatmung: Nabel bewegt sich sanft Richtung Wirbelsäule
Beine beugen
Füße aufstellen
Hände oberhalb des Nabels platzieren

- Dauer: 2–5 Minuten.
- Endposition: Rückenlage – sich darin ausgiebig dehnen und räkeln.
- Vorsicht: Bei Bauchschmerzen.

Variante: Vertiefte Bauchatmung

Die Bewegung der Bauchdecke passiert durch den wichtigsten Atemmuskel, das Zwerchfell. Wie ein kleiner Fallschirm trennt es Herz und Lunge vom Bauchraum. Bei normaler Atmung bewegt sich das Zwerchfell nur sehr wenig, bei der vertieften Bauchatmung hingegen bringt man es bewusst in Bewegung.

- Ausgangsposition: Rückenlage (siehe oben), Sitz mit gekreuzten Beinen (siehe S. 15) oder Fersensitz (siehe 16), jeweils mit geschlossenen Augen.
- Aufmerksamkeit aufs untere Brustbeinende bringen.
- Einatmung: Zwerchfell zieht tief nach unten in den Bauchraum – Bauchdecke wölbt sich nach außen.
- Ausatmung: Zwerchfellmuskulatur entspannt sich nach oben – Bauchnabel zieht nach innen.
- Atem spüren und genießen, wie er sich im Körper ausbreitet.
- Dauer: 2–5 Minuten.
- Endposition: Rückenlage, Sitz mit gekreuzten Beinen oder Fersensitz.
- Vorsicht: Bei Bauchschmerzen.

48 UJJAYI-ATMUNG

Die Ujjayi Atmung, auch die siegreiche Atmung genannt, ist der beste hörbare Begleiter für die körperliche Yogapraxis. Der Stimmmuskel ist in Flüsterstellung und der Strom der Atemluft wird hörbar gemacht, indem der Atem an den verengten Stimmritzen reibend entlangströmt. Die Atemzüge werden automatisch tiefer, der Atemfluss wird ebenmäßiger und der Geist entspannt sich. Dadurch eignet sich die Ujjayi Atmung auch bestens für zwischendurch, wenn man einmal unruhig oder nervös ist.
Mein persönlicher Tipp: Wenn ich in einer Kletterroute eine Rastposition finde, habe ich es mir zur Angewohnheit gemacht acht tiefe Ujjayi-Atemzüge in jeden Arm zu schicken.

- Ausgangsposition: Sitz mit gekreuzten Beinen (siehe S. 15) oder Fersensitz (siehe S. 16), jeweils mit geschlossenen Augen.

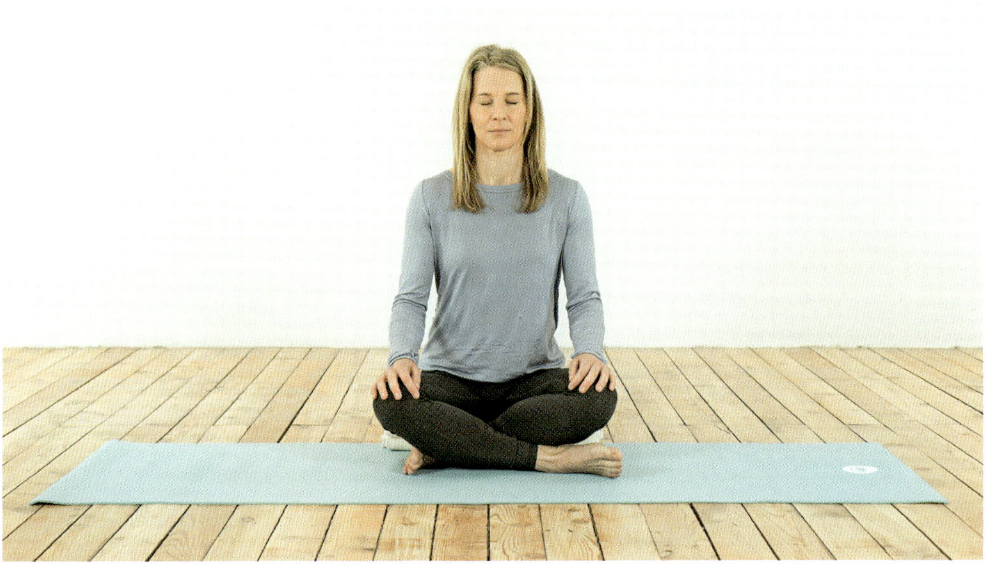

- Mit offenem Mund beim Ein- und Ausatmen »haaa« flüstern.
- Den Mund schließen und weiter mit dem Reibelaut atmen.
- Den Atem immer mehr entspannen, sodass man den Ton nur noch selbst leise hören kann.
- Beobachten, wie der Atem an Kraft und Volumen gewinnt.
- Dauer: 1–3 Minuten.
- Endposition: Sitz mit gekreuzten Beinen oder Fersensitz, jeweils mit geschlossenen Augen – nachspüren.
- Vorsicht: Bei Stimmband- oder Kehlkopfentzündungen sowie bei sehr niedrigem Blutdruck.

WECHSELATMUNG

Bei der Wechselatmung atmet man abwechselnd über den einen und den anderen Nasengang ein und aus. Sie wirkt immer ausgleichend: Ist man müde, belebt sie Körper und Geist. Hat man Mühe abzuschalten, wirkt sie beruhigend.

»Für die Yogis sind die beiden Nasengänge mit den polaren Qualitäten verbunden, die unser Leben bestimmen. Schon vor Jahrhunderten fanden sie heraus, dass sich im Abstand von cirka drei Stunden mal der eine, mal der andere Nasengang durch leichtes Anschwellen der Schleimhaut etwas verschließt, wodurch der andere, freiere aktiviert wird. So steht mal der passive, mondhafte, mal der aktive, sonnenhafte Aspekt unserer Lebensenergie mehr im Vordergrund. Für unsere körperliche und psychische Gesundheit wäre es ganz wichtig, diesem Wechsel zwischen Aktivitäts- und Ruhephasen zu folgen. Da wir das aber in unserem Alltag nicht tun können, gerät unser inneres Gleichgewicht durcheinander. Mithilfe der Wechselatmung können wir es wieder herstellen.«
(Das Yoga Gesundheitsbuch, S. 154)

- Ausgangsposition: Sitz mit gekreuzten Beinen (siehe S. 15) oder Fersensitz (s. S. 16), jeweils mit geschlossenen Augen.

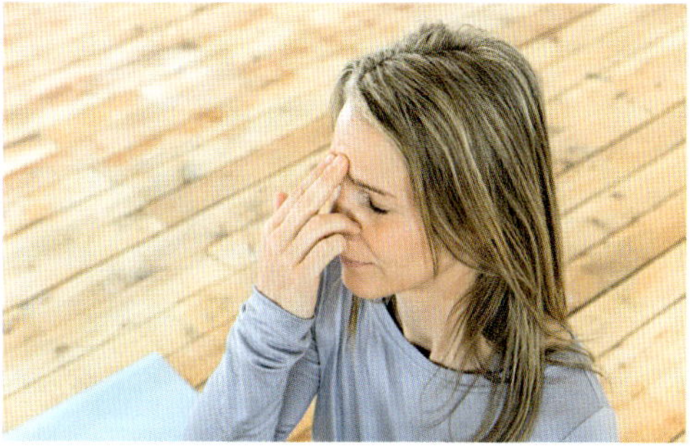

- Handposition: Fingerspitzen von Zeige- und Mittelfinger sanft zwischen den Augenbrauen platzieren.
- Daumen leicht oberhalb dem rechten Nasenloch halten.
- Ringfinger leicht oberhalb dem linken Nasenloch halten.
- Rechter Ellbogen kann von der linken Handfläche gestützt werden.

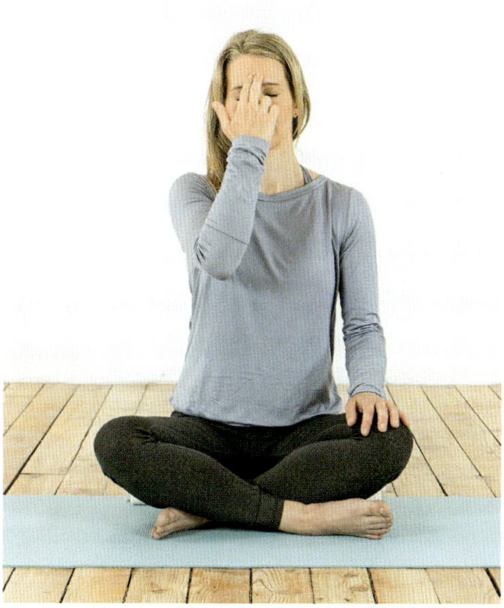

- 3 ruhige tiefe Atemzüge in den Bauch.
- Bei der nächsten Einatmung Hand positionieren.
- Rechtes Nasenloch schließen – links ausatmen, links einatmen.
- Linkes Nasenloch schließen – rechts ausatmen, rechts einatmen.
- Dauer: 5 Runden; eine Runde zählt als eine Ein- und Ausatmung sowohl links als auch rechts.
- Endposition: Sitz mit gekreuzten Beinen oder Fersensitz, jeweils mit geschlossenen Augen – nachspüren.
- Vorsicht: Bei Schwellungen der Nasenschleimhaut oder Verkrümmungen der Nasenscheidewand sowie bei Erkrankungen, die mit Empfindung von Atemnot einhergehen, die Wechselatmung im Geiste üben, siehe Variante 2.

Variante 1: Kleine Wechselatmung

Bei dieser Variante wird nicht jedes Mal zwischen links und rechts gewechselt, sondern nur ein einziges Mal.

- Ausgangsposition: Sitz mit gekreuzten Beinen (siehe S. 15) oder Fersensitz (siehe S. 16), jeweils mit geschlossenen Augen.
- Handposition siehe Wechselatmung S. 123.
- 3 ruhige tiefe Atemzüge in den Bauch.
- Bei der nächsten Einatmung Hand positionieren.
- Rechtes Nasenloch schließen – links ausatmen, links einatmen – 5 Runden.
- Linkes Nasenloch schließen – rechts ausatmen, rechts einatmen – 5 Runden.
- Hände auf Oberschenkeln ablegen – durch beide Nasenlöcher ein- und ausatmen – 5 Runden.
- Dauer: 1–3 gesamte Zyklen.
- Endposition: Sitz mit gekreuzten Beinen oder Fersensitz, jeweils mit geschlossenen Augen – nachspüren.
- Vorsicht: Bei Schwellungen der Nasenschleimhaut oder Verkrümmungen der Nasenscheidewand sowie bei Erkrankungen, die mit Empfindung von Atemnot einhergehen, die Wechselatmung im Geiste üben, siehe Variante unten.

Variante 2: Wechselatmung im Geiste

Hier passiert die Wechselatmung nur im Geiste, das heißt ohne die Nase mit den Fingern zu verschließen. Das bedarf vielleicht etwas mehr Übung und fühlt sich zu Beginn möglicherweise ungewohnt an, bietet jedoch eine wunderbare Gelegenheit, den Atem noch mehr zu verfeinern und die Achtsamkeit zu schulen.

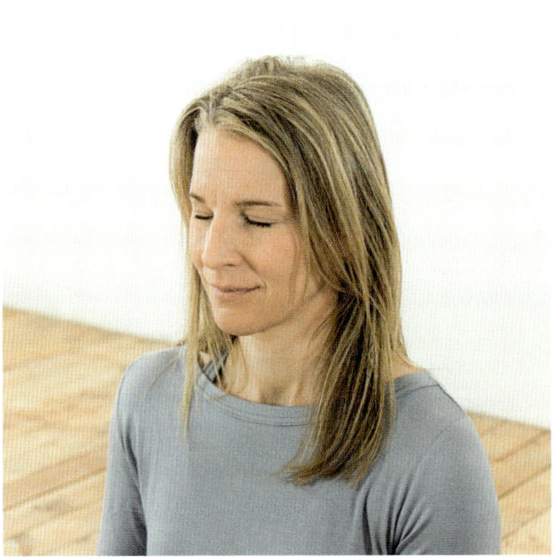

- Ausgangsposition: Sitz mit gekreuzten Beinen (siehe S. 15) oder Fersensitz (siehe S. 16), jeweils mit geschlossenen Augen.
- 3 ruhige tiefe Atemzüge in den Bauch.
- Links einatmen, links ausatmen.
- Rechts einatmen, rechts ausatmen.
- Dauer: 5 Runden; eine Runde zählt als eine Ein- und Ausatmung sowohl links als auch rechts.
- Endposition: Sitz mit gekreuzten Beinen oder Fersensitz, jeweils mit geschlossenen Augen – nachspüren.

RESTORATIVE YOGA

Martina Wrulich, Sportwissenschaftlerin, Yogalehrerin und Powderfan

Gibt es etwas Schöneres, als sich nach einer ausgiebigen Berg- oder Klettertour entspannt auf die Couch zu legen? Ich behaupte: Ja, Restorative Yoga! Restorative Yoga ist kein neuer Yogastil, sondern viel mehr ein simples Werkzeug, um unser überreiztes Nervensystem zu entschleunigen. Denn einfach einmal nichts zu tun, ist auch ein Weg zu einem bewussteren Umgang mit sich selbst.
Im Restorative Yoga legst du dich in verschiedene Positionen, die mit Kissen, Decken und Yogablöcken unterstützt werden. Man verweilt zwischen zwei und 20 Minuten in einer der hier angeführten Positionen, genau so lange wie es sich gut für einen selbst anfühlt.
Was ist nun der Unterschied zur alt bewährten Couch? Ganz klar, der Erholungseffekt! Die ausgewählten Übungen dienen als Ausgleich zum Rucksacktragen, Ski anschnallen oder Expressen einhängen. Vor allem die Entspannung der Brustwirbelsäule ist uns ein Anliegen. Mit Positionen aus dem Restorative Yoga kannst du beides: entspannen und gleichzeitig extreme Körperhaltungen ausgleichen.
Bei allen Übungen kannst du auch mehr Hilfsmittel verwenden als abgebildet sind. Wir haben primär versucht mit minimaler Ausstattung zu arbeiten, um Restorative-Yoga-Neulinge nicht abzuschrecken. Du kannst alle Positionen sowohl als Abschluss einer Yogaeinheit üben als auch eine Sequenz von mehreren Positionen als selbstständige Restorative-Yoga-Einheit praktizieren.

Wärme

Halte deine Füße und Hände unbedingt warm! Ein Kältegefühl würde deinem Gehirn vermitteln, dass es aktiv bleiben muss, und dadurch die Entspannung bremsen. Das sympathische Nervensystem soll jedoch heruntergefahren werden, wie ein Laptop in den Stand-by-Modus.

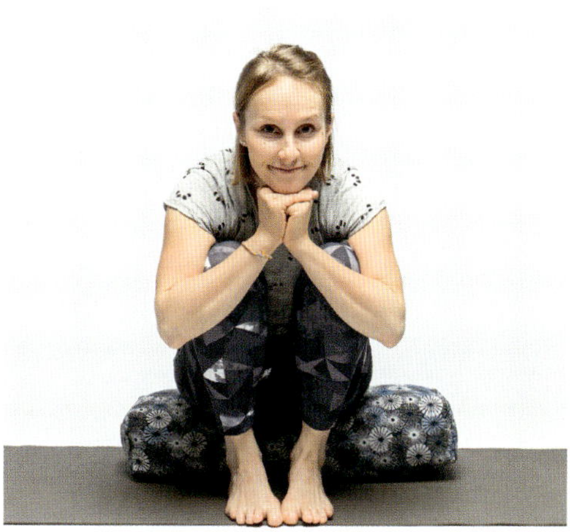

Dunkelheit

Ähnlich wie Kälte wirkt auch Licht auf die Entspannungsfähigkeit des Organismus kontraproduktiv. Verdunkle den Raum oder decke deine Augen mit etwas Weichem zu.

Ruhe und Zeit

Stelle sicher, dass du nicht gestört wirst. Gehe an einen Ort, an dem du nur für dich bist. Stelle dir gerne einen Wecker, falls du danach noch etwas vorhast.

Wohlfühlen

Unterstütze jede Position so lange, bis du das Gefühl hast, du könntest ewig so verweilen. Die Position muss keinesfalls genauso aussehen, wie auf den gezeigten Übungsbildern. Jeder Körper braucht andere Winkel, Höhen und Unterstützungen, ähnlich wie beim Autositz. Dein Körper wird dir sagen, wie lange du in der jeweiligen Übung verweilen sollst. Bei allem, was du tust, solltest du maximal eine Öffnung spüren, jedoch keine starke Dehnung – das wäre dann nämlich Yin Yoga.

50 UNTERSTÜTZTER TWIST

Diese Haltung öffnet den Oberkörper bei Verspannungen im Brustwirbelbereich und ist zudem verdauungsfördernd.

- Ausgangsposition: Sitz mit aufgestellten Beinen (siehe S. 16) quer zum Polster.
- Polster und Blöcke bereithalten.

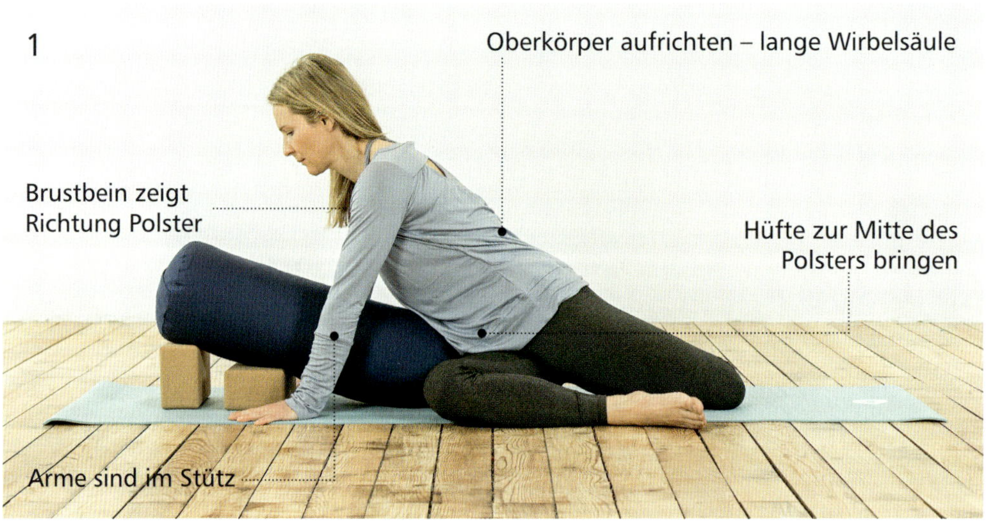
1
Oberkörper aufrichten – lange Wirbelsäule
Brustbein zeigt Richtung Polster
Hüfte zur Mitte des Polsters bringen
Arme sind im Stütz

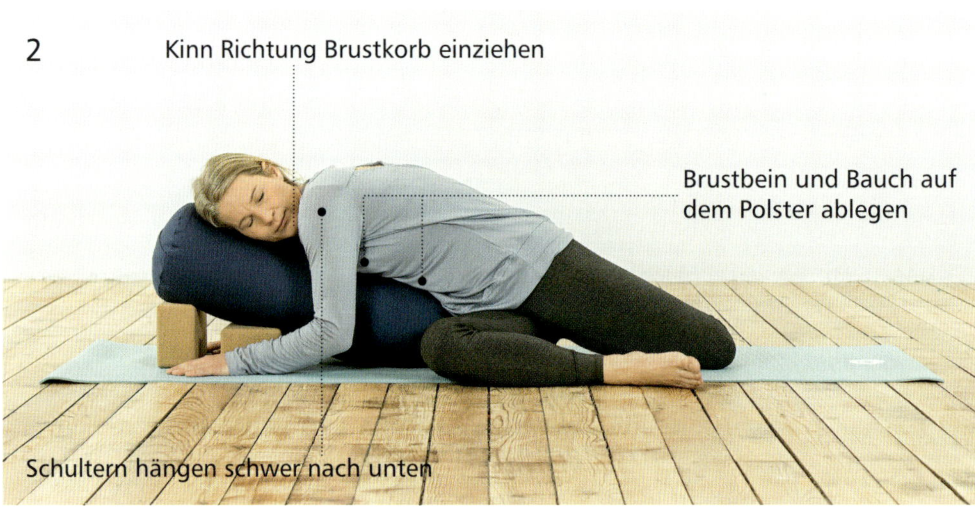
2
Kinn Richtung Brustkorb einziehen
Brustbein und Bauch auf dem Polster ablegen
Schultern hängen schwer nach unten

- 3x tief in den Brustkorb ein- und ausatmen, dann zum natürlichen Atemrhythmus zurückkehren.
- Arme aufstützen und langsam hochkommen.
- Dauer: 2–3 Minuten pro Seite.
- Endposition: Sitz mit gekreuzten Beinen (siehe S. 15) – nachspüren.
- Vorsicht: In der Schwangerschaft sowie bei akuten Bandscheibenproblemen.

LIEGENDER SCHMETTERLING

Diese Haltung eignet sich bei genereller Müdigkeit, Erschöpfung und Verspannungen im Nacken und Schulterbereich. Zudem unterstützt sie die Hüftöffnung.

- Ausgangsposition: Sitz mit aufgestellten Beinen (siehe S. 16) direkt vor dem Polster.
- Polster, Decke und Blöcke bereithalten.

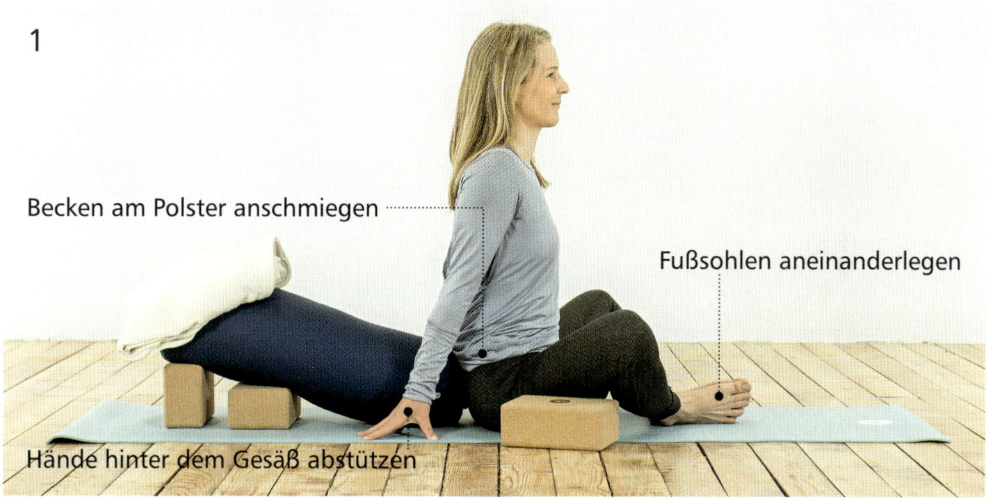
1
Becken am Polster anschmiegen
Fußsohlen aneinanderlegen
Hände hinter dem Gesäß abstützen

- Je nach Hüftbeweglichkeit Blöcke am oberen Ende des Oberschenkels platzieren.
- Langsam nach hinten abrollen.

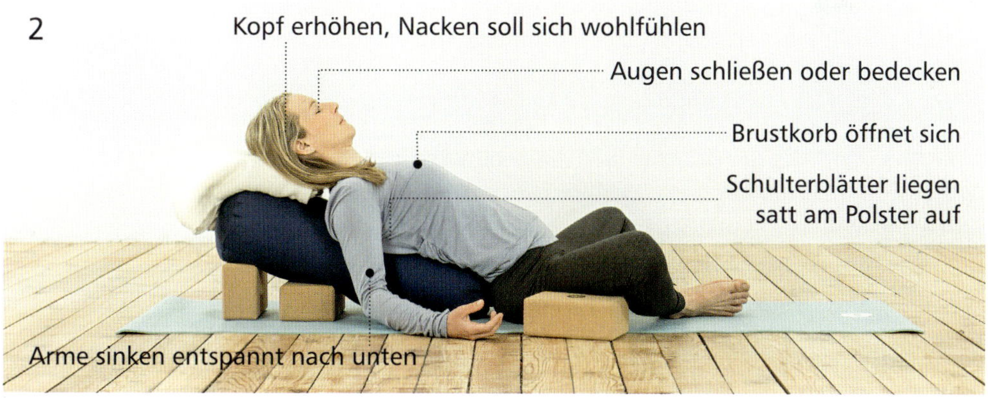

- 3x tief in den Brustkorb ein- und ausatmen, dann zum natürlichen Atemrhythmus zurückkehren.
- Beine schließen, zur Seite rollen, dann in den Sitz hochdrücken.
- Dauer: 5–15 Minuten.
- Endposition: Sitz mit gekreuzten Beinen (siehe S. 15) – nachspüren.
- Vorsicht: Bei künstlichen Hüftgelenken. Bei chronischen Rückenschmerzen unbedingt ausreichend Unterstützung für die Hüftöffnung wählen.

Variante: Schmetterling ohne Oberkörperunterstützung

Diese Haltung eignet sich bei genereller Müdigkeit, Erschöpfung und Verspannungen im Nacken und Schulterbereich. Zudem unterstützt sie die Hüftöffnung.

- Ausgangsposition: Rückenlage mit aufgestellten Beinen (siehe S. 18).
- Decke und Blöcke bereithalten.

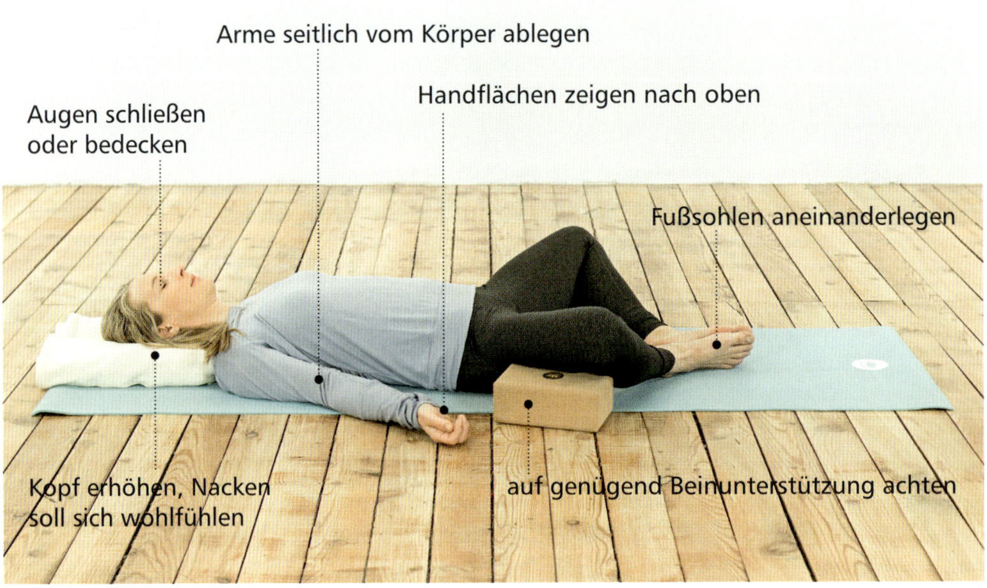
Arme seitlich vom Körper ablegen
Handflächen zeigen nach oben
Augen schließen oder bedecken
Fußsohlen aneinanderlegen
Kopf erhöhen, Nacken soll sich wohlfühlen
auf genügend Beinunterstützung achten

- Je nach Hüftbeweglichkeit Blöcke am oberen Ende des Oberschenkels platzieren.
- 3x tief in den Brustkorb ein- und ausatmen, dann zum natürlichen Atemrhythmus zurückkehren.
- Beine schließen, zur Seite rollen, dann in den Sitz hochdrücken.
- Dauer: 2–5 Minuten.
- Endposition: Sitz mit gekreuzten Beinen (siehe S. 15) – nachspüren.

PASSIVE RÜCKBEUGE

Diese Haltung öffnet den Brustkorb, mobilisiert die Brustwirbelsäule, ermöglicht eine besonders tiefe Atmung und wirkt gegen starke Müdigkeit.

- Ausgangsposition: Seitlage.
- Decke und Polster bereithalten.

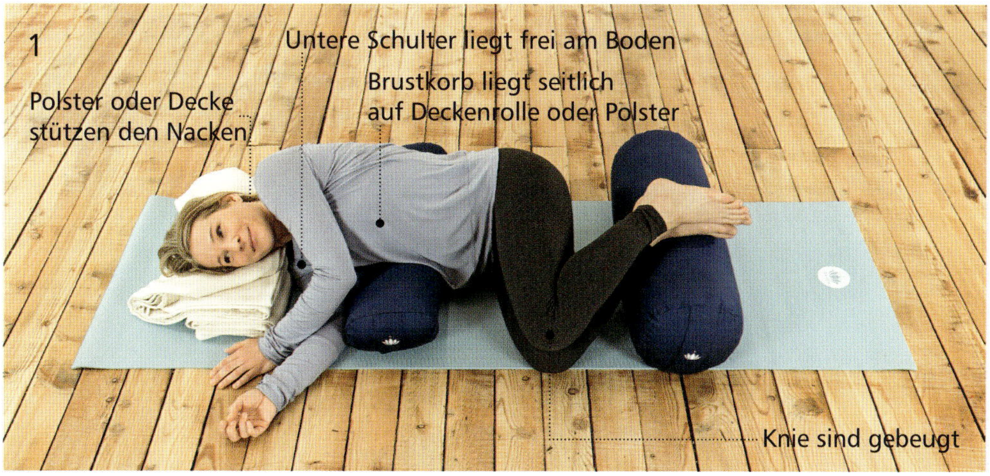
1
Untere Schulter liegt frei am Boden
Brustkorb liegt seitlich auf Deckenrolle oder Polster
Polster oder Decke stützen den Nacken
Knie sind gebeugt

- Langsam in die Rückenlage rollen.

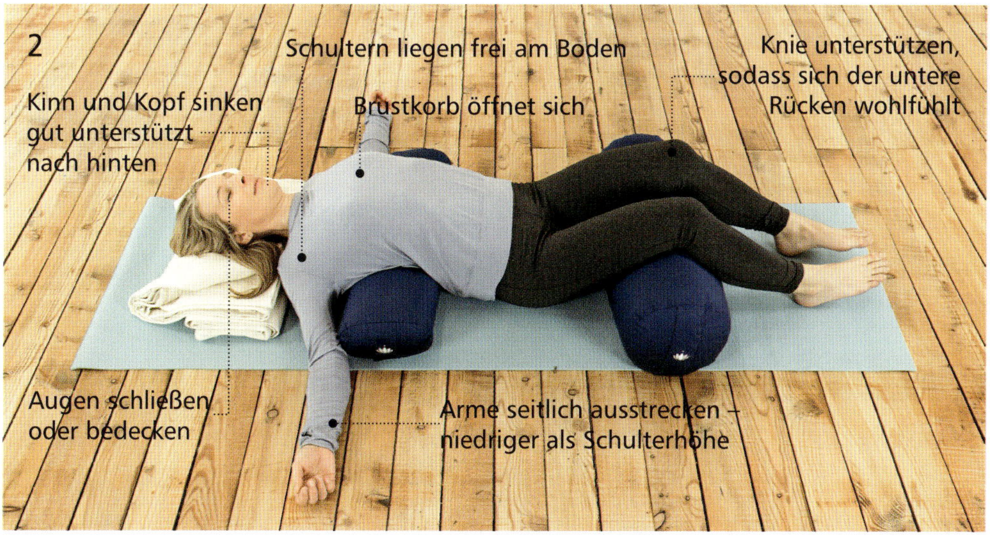
2
Schultern liegen frei am Boden
Knie unterstützen, sodass sich der untere Rücken wohlfühlt
Kinn und Kopf sinken gut unterstützt nach hinten
Brustkorb öffnet sich
Augen schließen oder bedecken
Arme seitlich ausstrecken – niedriger als Schulterhöhe

- Am Ende wieder in die Seitlage rollen.
- Dauer: 5–10 Minuten.
- Endposition: Seitlage mit rundem Rücken – nachspüren.
- Vorsicht: Bei Schulterbeschwerden. Bei Nackenbeschwerden unbedingt den Kopf ausreichend stützen.

53 UMKEHRHALTUNG

Diese Haltung eignet sich bei Beschwerden im unteren Rücken, bei müden, gestauten Beinen, bei Stress und Übertraining.

- Ausgangsposition: Vierfüßer (siehe S. 15), die Zehenspitzen berühren dabei die Wand. Dann zur Seite rollen und die Beine hochbringen.
- Decke und Polster bereithalten.

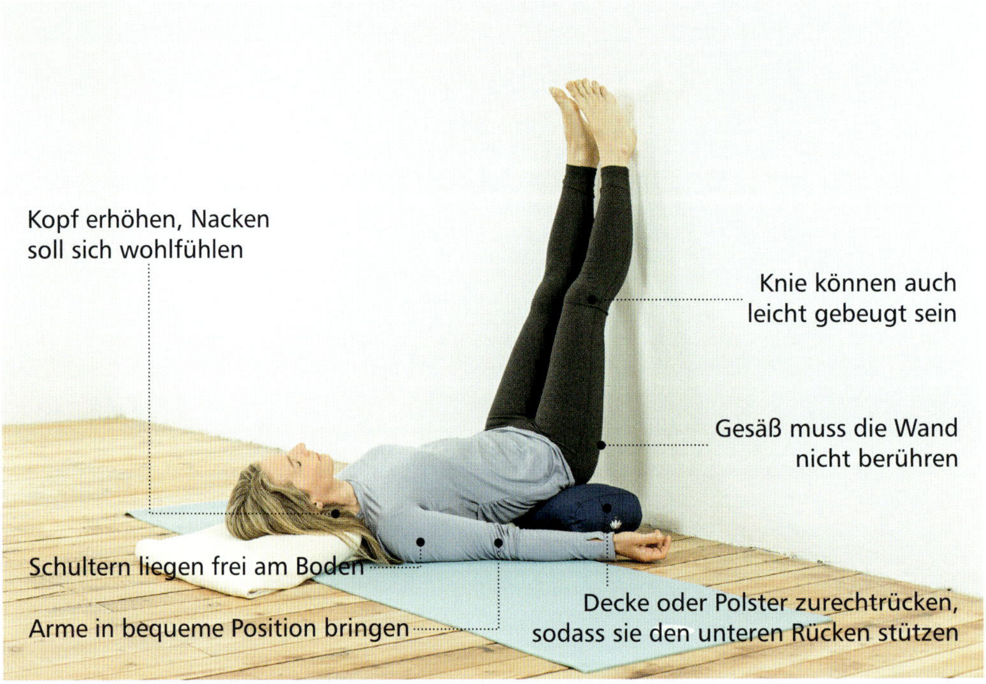
Kopf erhöhen, Nacken soll sich wohlfühlen
Knie können auch leicht gebeugt sein
Gesäß muss die Wand nicht berühren
Schultern liegen frei am Boden
Arme in bequeme Position bringen
Decke oder Polster zurechtrücken, sodass sie den unteren Rücken stützen

- Beindehnung ist leicht spürbar aber nicht stark – dementsprechend kann sich der Abstand zur Wand ändern.
- Optional eine Decke für warme Füße und als weiche Stütze für die Fersen verwenden.
- Am Ende Knie beugen, zur Seite rollen.
- Dauer: 5–15 Minuten – so lange die Position für die Beine angenehm ist.
- Endposition: Seitlage mit rundem Rücken – nachspüren.
- Vorsicht: Bei Bluthochdruck und während der Menstruation.

LANGE TOTENHALTUNG

Dies ist die klassische Ruhehaltung im Yoga. Der Körper soll in dieser Haltung ganz tief ruhen, während der Geist wach bleibt. Diese Haltung ist sowohl eine mögliche Ruhehaltung zum Nachspüren als auch eine Haltung an sich. Zudem sollte sie immer als Schlussentspannung einer gesamten Übungssequenz praktiziert werden.

- Ausgangsposition: Rückenlage (siehe S. 18).
- Decke und Polster bereithalten.

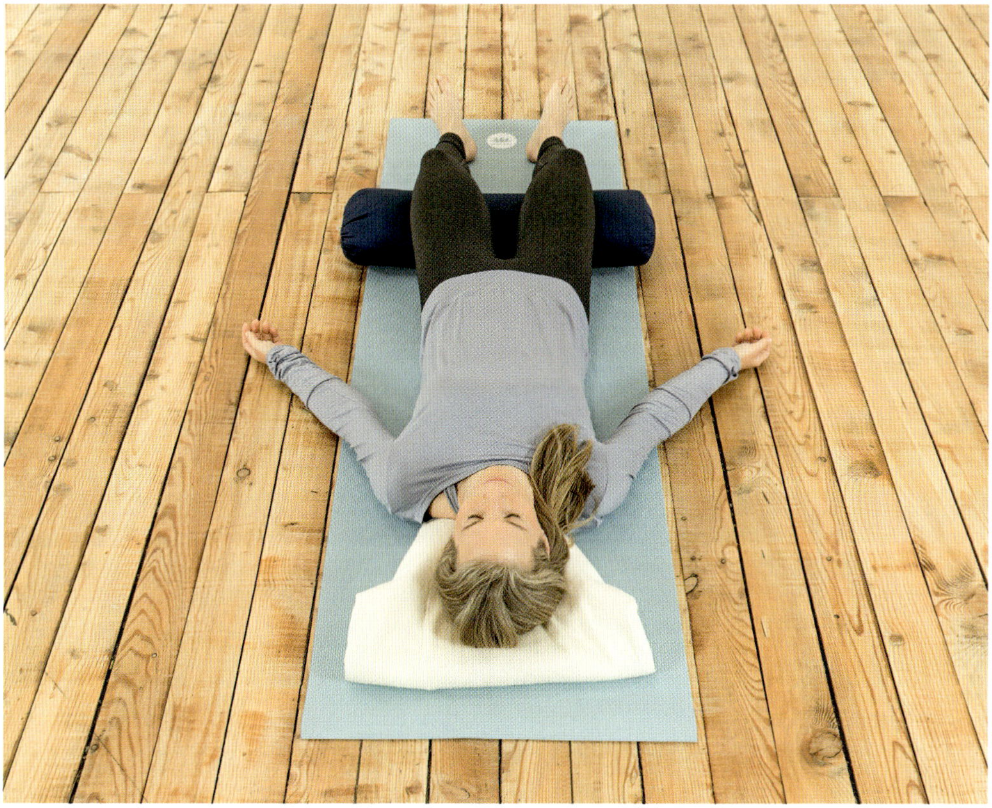

- Weite der Arme, der Beine und der Winkel der Füße sind frei wählbar, solange die Haltung bequem ist.
- Beine entspannt aus den Hüftgelenken zur Seite rollen lassen.
- Arme so neben dem Körper ablegen, dass möglichst alle Spannung in den Schultern losgelassen werden kann.
- Handflächen zeigen nach oben.
- Kopf nach rechts und nach links rollen und dann eine angenehme Position finden.
- Bei Bedarf Kopf erhöhen, Nacken soll sich wohlfühlen.
- Augen schließen oder bedecken.
- Körper entspannt Richtung Boden sinken lassen.
- Dauer: 10–20 Minuten.
- Endposition: Diese Haltung ist die Endposition an sich.

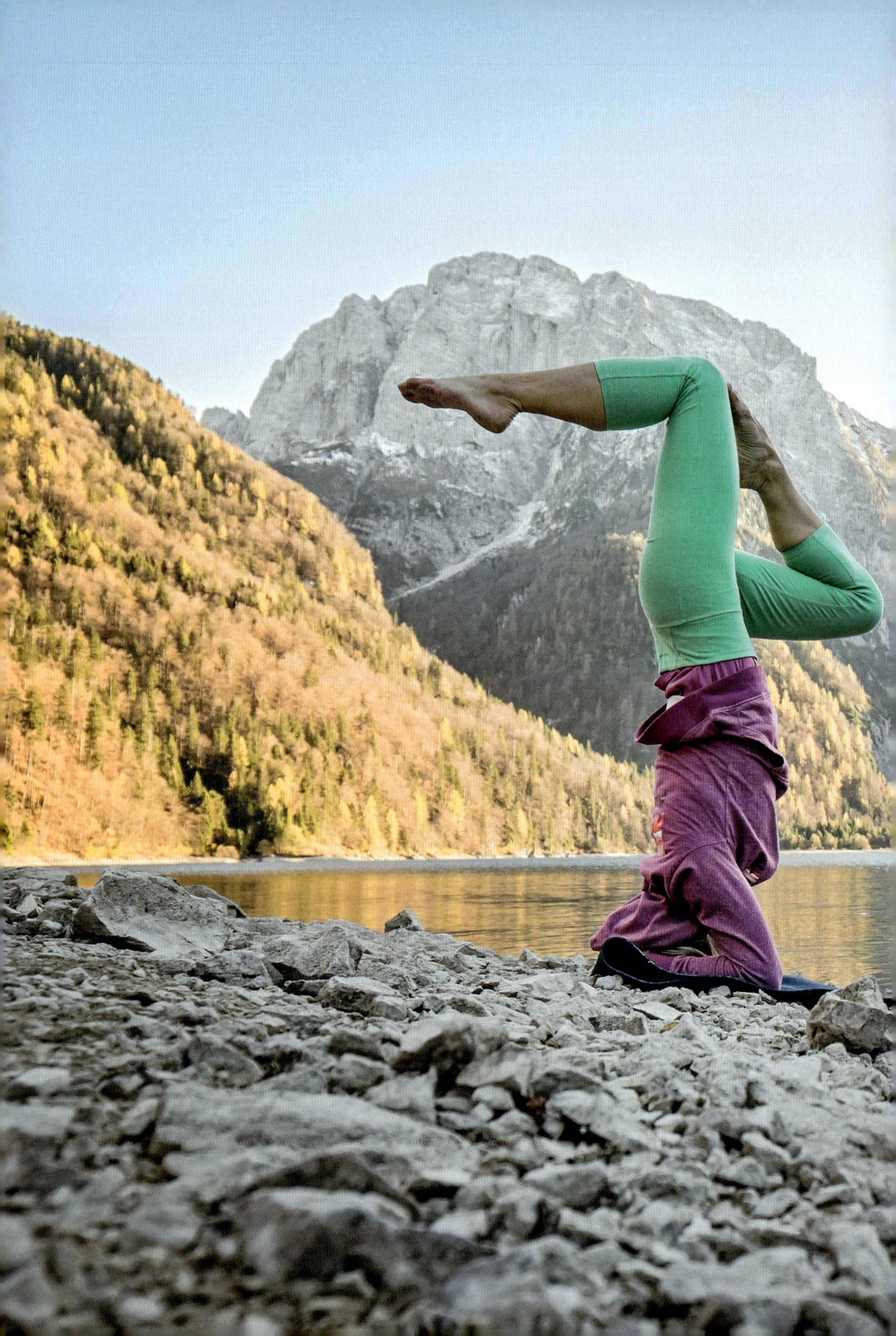

ÜBUNGSSEQUENZEN

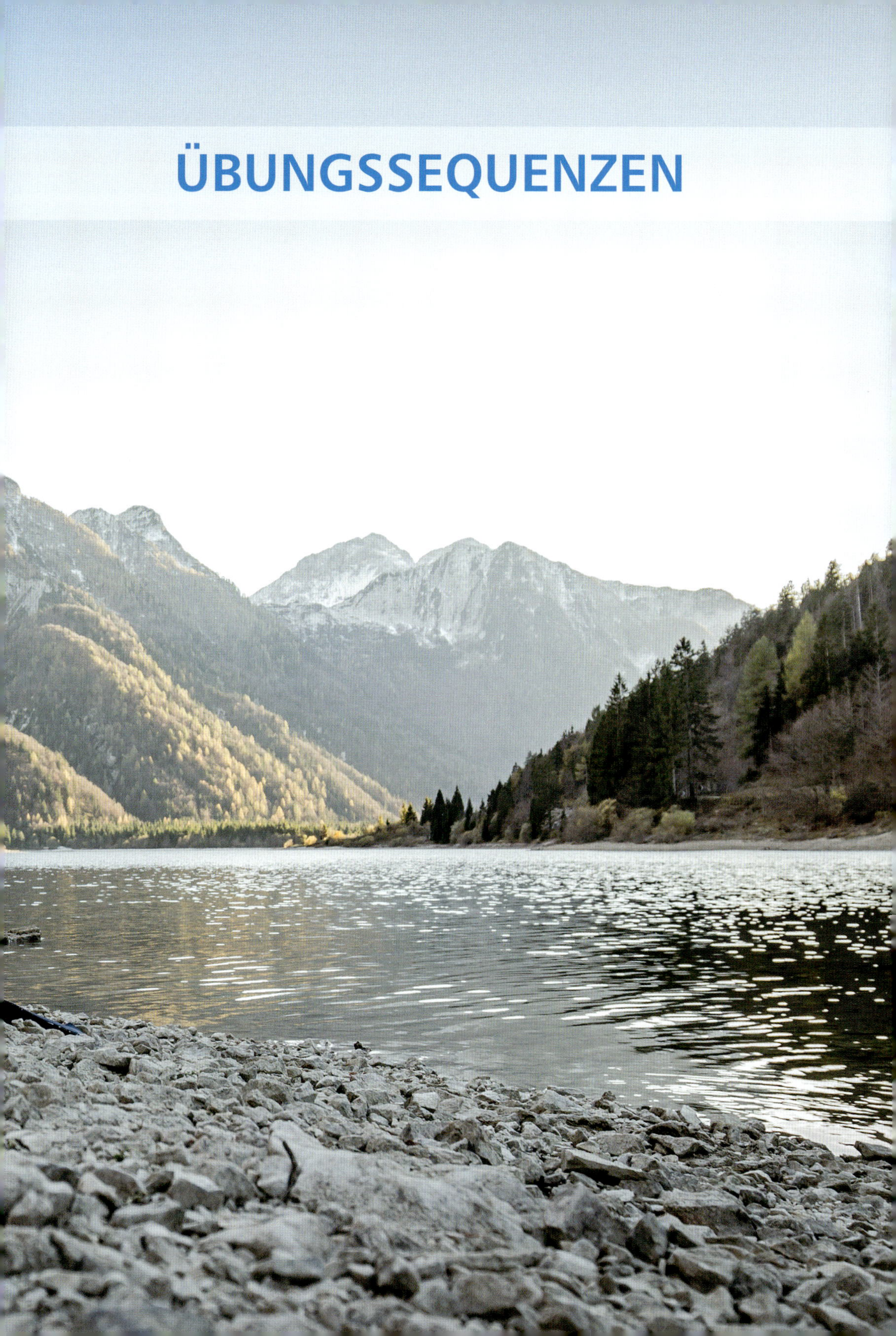

Die folgenden Übungssequenzen sind eine Mischung aus den »54 ausgewählten Yogaübungen« des ersten Teils dieses Buchs. (Die Nummer der jeweiligen Übung im Buch ist in Klammern angegeben.) Die Übungsabfolgen sind an die Anforderungen der jeweiligen Sportart angepasst und die gezeigte Übungsreihenfolge wurde unter Berücksichtigung der funktionellen Anatomie zusammengestellt.

Jede Sequenz besteht aus 14 Übungen: je einer Übung aus dem Restorative Yoga, einer Atemübung und zwölf klassischen Yogaübungen. Die Übungsabfolgen sind ein genereller Vorschlag, wobei man auch seine eigene individuelle Version der Sequenz entwickeln kann: Einzelne Übungen können weggelassen oder dazugenommen werden und man kann auch die angeführten Varianten der einzelnen Übungen durchtesten. Übt man jeweils die exakt vorgeschlagene Sequenz, ergibt das eine etwa 30-minütige Routine, die auch als Video zur Verfügung steht (siehe oben) und so das Wohnzimmer in ein »online Yogastudio« verwandelt.

Diese Yogaeinheiten eignen sich sowohl als kleine Routine am Abend nach dem Sport, um den Tag ausklingen zu lassen, als auch für eine entspannte Einheit an einem Rasttag oder als Start in den Tag am Morgen vor dem Bergabenteuer.

Videos zu den Übungssequenzen

Zu diesem Buch stehen auf der Internetseite www.petrazink.com/videos die vorgestellten Übungssequenzen kostenlos als Videos bereit. Sie benötigen folgendes Passwort: yfk17

Mit dem Laptop kann man sich den Yogalehrer jederzeit ins Wohnzimmer holen.

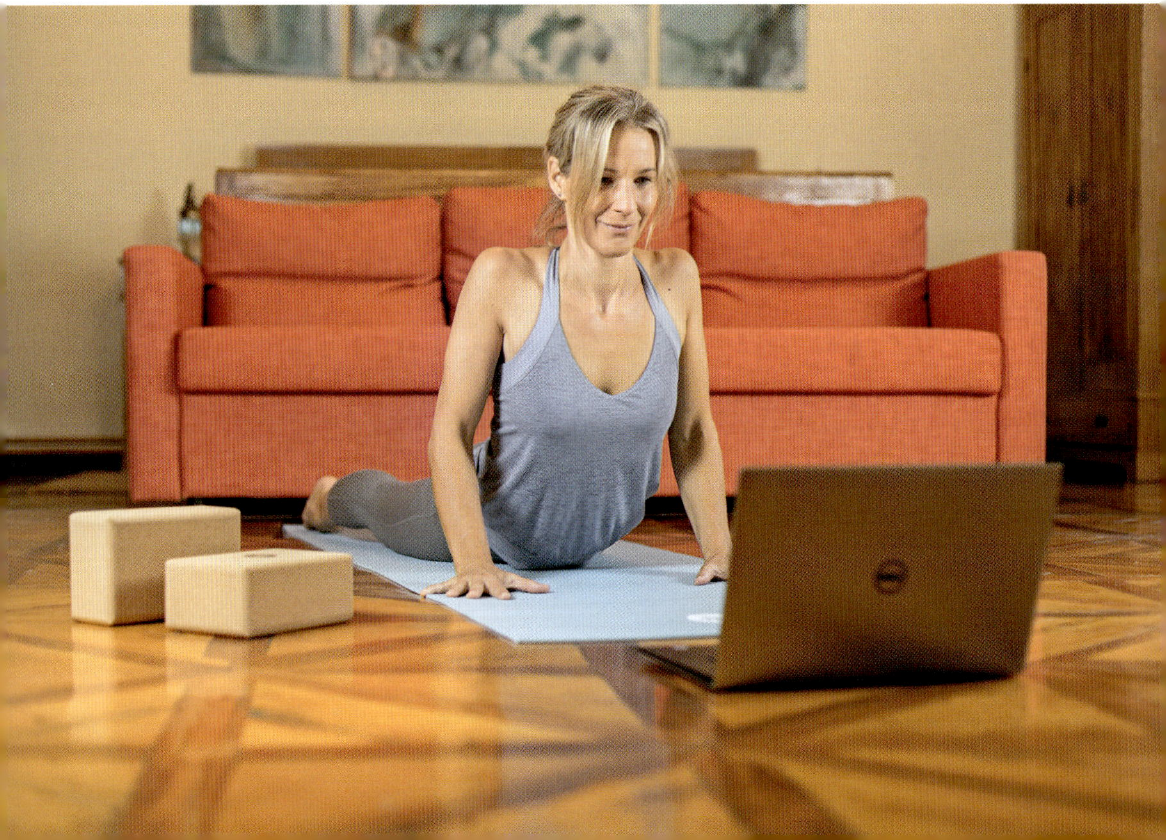

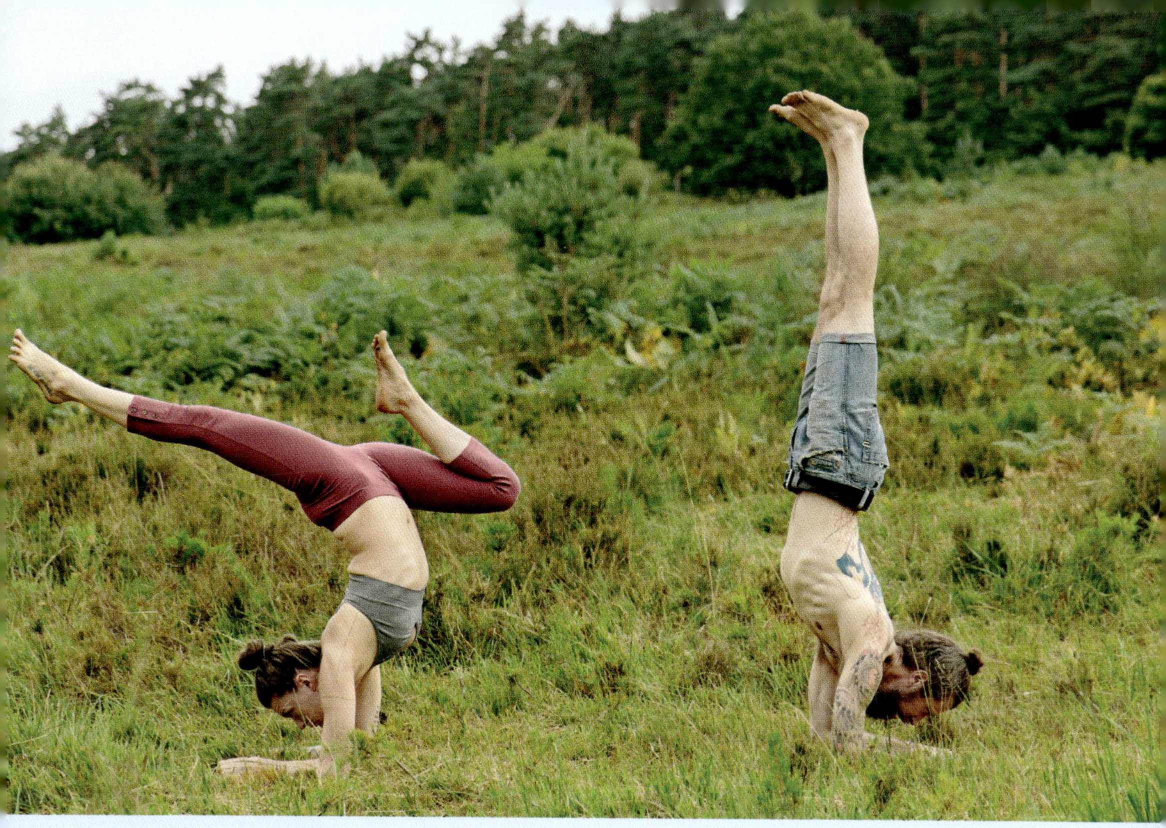

ROLAND JENSCH

unterrichtet weltweit Yoga-Workshops, Retreats und Yogalehrer-Ausbildungen und schreibt für verschiedene Magazine und Blogs

Als Yoga- und Meditationslehrer sehe ich viele Gemeinsamkeiten zwischen Yoga und Bergsport und bin überzeugt davon, dass sich diese beiden Disziplinen auf vielen Ebenen ergänzen können. Mental, physisch und, wenn Sie so wollen, auch auf der spirituellen Ebene. Mir scheinen Menschen, die es in die Berge zieht, mit ernsthaft Yogapraktizierenden sehr viel gemeinsam zu haben – den Wunsch etwa, sich zu spüren. Den Wunsch, zu erfahren, was es heißt Mensch zu sein. Ohne diese Einstellung dürfte es in beiden Disziplinen schwierig werden und es würde in vielen herausfordernden Situationen schlicht die nötige Motivation fehlen weiterzugehen. Eine Motivation, die sich meiner Meinung nach nicht nur mit dem Erreichen eines Zieles erklären lässt. Im Yoga, wie auch im Leben allgemein, handelt es sich um einen Weg. Einen Weg mit Höhen und Tiefen. Und nicht etwa nur darum, ein erklärtes Ziel zu erreichen. Auch wenn meine persönliche Kletter- und Bergerfahrung spärlich sein mag, so habe ich doch einen Eindruck davon bekommen, wie hilfreich sich meine Yogapraxis sowohl in der Kletterhalle und an der Felswand wie auch beim Trekking in höheren Regionen auswirkt. In sauerstoffärmeren Regionen macht es sich definitiv bezahlt, mit der eigenen Atmung derart vertraut zu sein, dass man auch unter schwierigeren Bedingungen ein Stück weit die Kontrolle behalten kann. Und ich konnte erleben, wie positiv sich körperliche Flexibilität und Koordination beim Klettern bemerkbar machen. Ein Eindruck, den mir viele erfahrene Kletterer bestätigt haben. Außerdem bin ich mir sicher, dass Klettern und Bergsport auch umgekehrt einen sehr positiven Einfluss auf die Yoga- und Meditationspraxis haben können.

BOULDERN

Durch maximalkräftige Kletterzüge entstehen beim Bouldern enorme Belastungen auf die Muskulatur und die Bandstrukturen im Finger- und Schulterbereich. Neben viel Kraft sind aber auch ein breites Bewegungsrepertoire und zunehmend fast »turnerische« Fähigkeiten gefragt. Das Training von Beweglichkeit und Koordination wird dadurch immer wichtiger. Vor allem Mobilisierungen im Schulter- und Hüftbereich können bei vielen Kletterstellen, wie z. B. beim hohen Antreten, sehr hilfreich sein. Zudem geben die vielen Stützübungen im Yoga den Schultern bei dynamischen Zügen viel Stabilität. Und da die besten Kletterbedingungen bei eher niedrigen Temperaturen herrschen, tut eine kleine Yogaroutine zum Aufwärmen richtig gut. Und die Bouldermatte lässt sich schnell zur Yogamatte umfunktionieren.

CHRISTOF RAUCH

bouldert viel und schwer, 2017 waren es 106 Boulder zwischen 8A und 8C

Mit Yoga habe ich zwar noch keine großen Erfahrungen gesammelt, aber Beweglichkeit ist für mich mit Sicherheit ein sehr wichtiger Faktor beim Bouldern. Ich klettere nun seit fast 10 Jahren. Anfangs habe ich nie gedehnt und war ein »starrer Bock«, aber seit etwa 5 Jahren dehne ich fast jeden Tag, und das hat mich in meinem Klettern weitergebracht, als ich je gedacht hätte. Vor allem die Hüftbeweglichkeit ist beim Ansteigen oder Hooken hoher Tritte und beim Ausspreizen sehr hilfreich.

In meinen frühen Jahren hatte ich auch immer wieder mit Fingerproblemen zu kämpfen: Sehnenscheidenentzündungen in fast allen Fingern, teilweise sogar an zwei Stellen pro Finger. Ich habe alles probiert, um diese Probleme in den Griff zu bekommen: eine 8-monatige Kletterpause, durchblutungsfördernde Maßnahmen, zwei Cortisonspritzen – nichts hat geholfen. Irgendwann wurde es mir dann zu blöd und ich habe wieder langsam mit dem Klettern begonnen, jeden Tag meine Finger und Unterarme massiert und gründlich gedehnt. Anfangs wurden die Entzündungen schlimmer, aber nach einigen Wochen begannen sie ein wenig abzuklingen und nach einigen Monaten war ich dann nahezu schmerzfrei. Durch mein tägliches Dehnprogramm habe ich heute fast nie mehr Schmerzen in den Fingern.

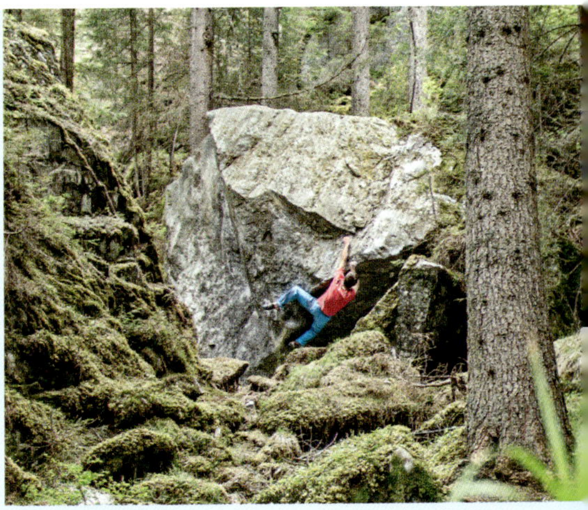

Christof Rauch in »Tomorrow is another day« 8A+, Kärnten.

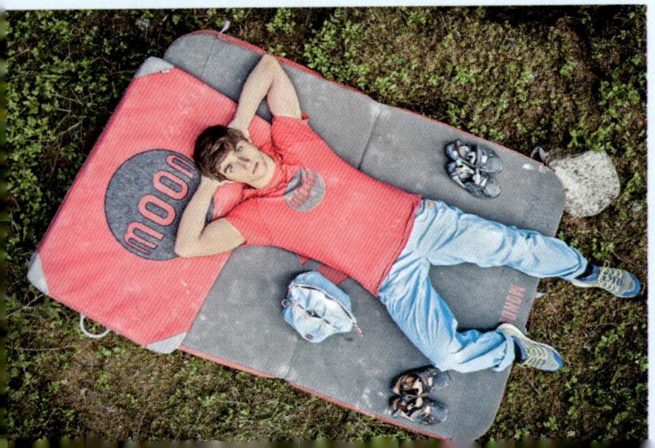

Wer im Schnitt alle dreieinhalb Tage einen 8A-Boulder oder Schwereres klettert, darf sich auch einmal eine Pause gönnen.

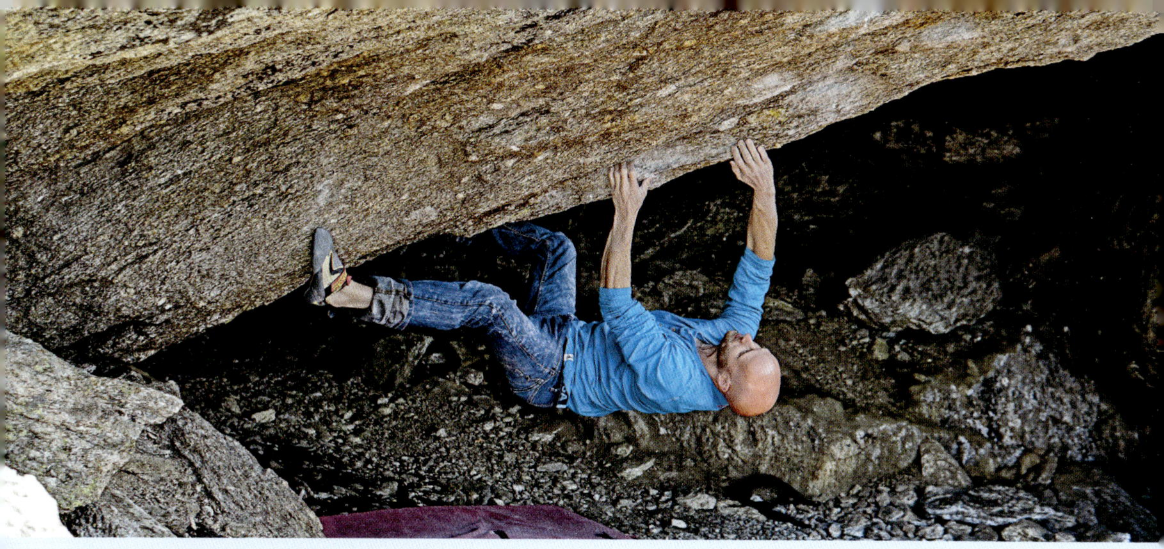

In der »Skiroute« 8B, Silvretta, zeigt sich, dass Trainer selbst auch ziemlich gut drauf sind.

INGO FILZWIESER

Sportwissenschafter, staatlich geprüfter Trainer, 2011–2018 Nationalteamtrainer des österreichischen Kletterverbandes

Die Definition von Bouldern lautet: Klettern ohne Seil in Absprunghöhe. Das heißt, dass sehr maximalkräftige Züge auf einer Höhe von bis zu 4,5 Metern geklettert werden, mit Matten abgesichert, um sich nicht zu verletzen. In den letzten Jahren hat sich das Bouldern sehr stark in eine Richtung weiterentwickelt, in der auch die koordinativen Fähigkeiten eine entscheidende Rolle spielen: Sprünge auf versteckte Griffe mit gleichzeitigem Positionieren von Hand und Fuß, um den Körperschwung abzufangen, gehören mittlerweile zu den Standardbewegungen. Bei den Olympischen Spielen 2020 in Tokio wird Bouldern auch erstmalig als Kombinationsbewerb mit dem Lead- und Speedklettern am Start sein.

Meine Erfahrung als Trainer zeigt, dass in den letzten Jahren das Training der Beweglichkeit durch die Weiterentwicklung von Einzelbewegungen hin zu komplexen Bewegungsabläufen zu einem der wichtigsten Faktoren geworden ist. Die komplexen Bewegungsabläufe beim Bouldern verlangen ein sehr umfangreiches Bewegungsrepertoire. Um Verletzungen vorzubeugen und den technischen, wie koordinativen Ansprüchen gerecht zu werden, ist es wichtig, den gesamten Körper vor Trainingsbeginn zu mobilisieren. Das Hauptaugenmerk sollte dabei auf den Schulter- und Hüftbereich gelegt werden. Das japanische Nationalteam z. B. mobilisiert sich vor und nach jedem Training ca. eine ganze Stunde lang! Durch die Koordination von Atem und Bewegung beim Yoga kann man ein deutlich besseres Körpergefühl erlangen und die Atemschulung hilft den Fokus für komplexe Bewegungen zu bekommen. Zudem macht ein Yoga-Flow auch noch richtig Spaß!

Bouldern als Wettkampfdisziplin ist aber nur ein kleiner Teil dieser Sportart, denn bouldern kann jeder, egal ob alt oder jung. In weltbekannten Felsgebieten, wie im französischen Fontainebleau, trifft man alle am Fels, von Familien bis zum Profisportler – gemeinsam wird dann an der Lösung der Bewegungsprobleme getüftelt. Ganzjährig kann man in verschiedensten Gebieten, von Albarracin in Spanien über Hueco Tanks in Texas oder den Rocklands in Südafrika, an bestem Fels bouldern. Für jeden ist etwas dabei, vom »Highball« bis zum schweren Leistenprojekt. Gemeinsam mit Freunden am Fels zu sein – für mich gibt es nichts Besseres!

ÜBUNGSSEQUENZ BOULDERN

Die folgende Yogaroutine kann man vor dem Bouldern, danach oder überhaupt an einem Rasttag üben. Vor dem Bouldern sollten jedoch die Haltezeiten der Mobilisierungsübungen von Schultern und Hüften nicht zu lange passiv gehalten werden, denn dann kann eventuell die Körperspannung verloren gehen. Was genau vor dem Bouldern zum Aufwärmen passt, ist ohnehin individuell oft sehr unterschiedlich. Auf jeden Fall kann man aber die Bouldermatte zur Yogamatte umfunktionieren und in den häufig langen Pausen zwischen den einzelnen Versuchen Übungen, wie die Fingermassage, den Fingerstretch, den Fingerstand oder auch den kleinen Hund einbauen.

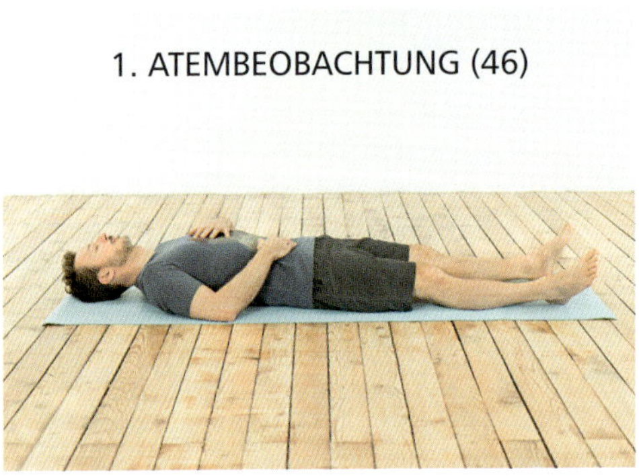
1. ATEMBEOBACHTUNG (46)

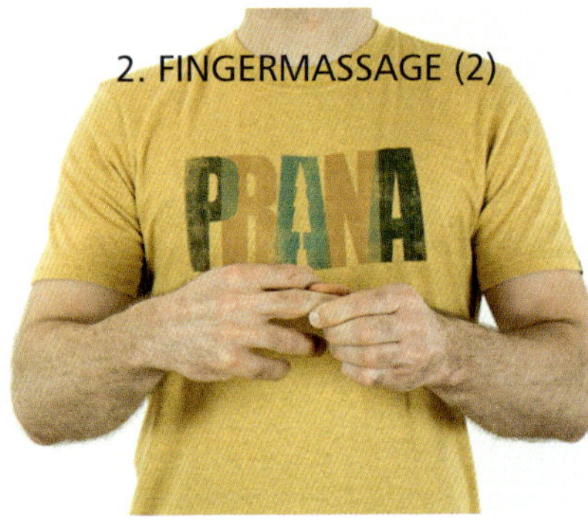

2. FINGERMASSAGE (2)

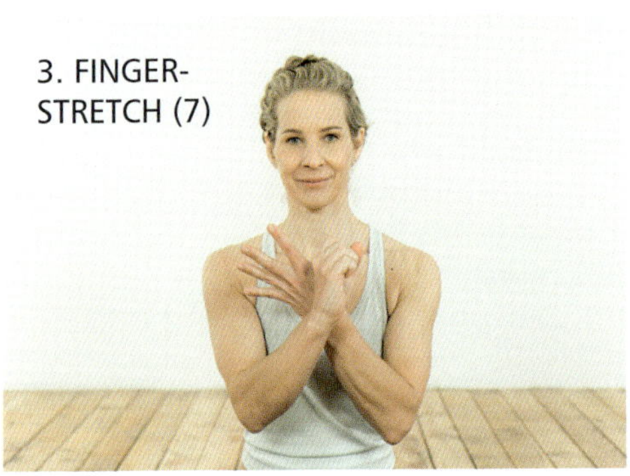
3. FINGER-STRETCH (7)

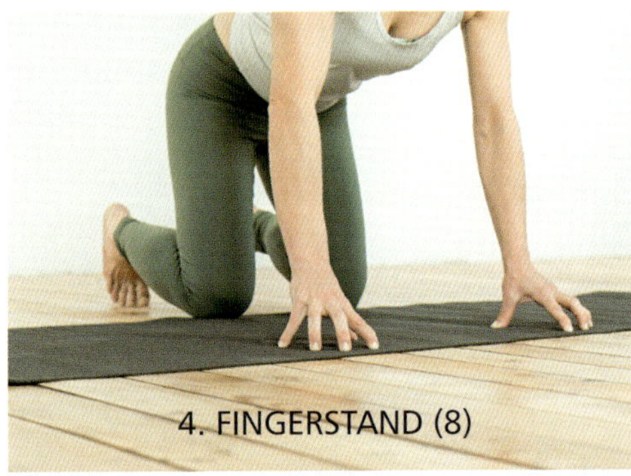
4. FINGERSTAND (8)

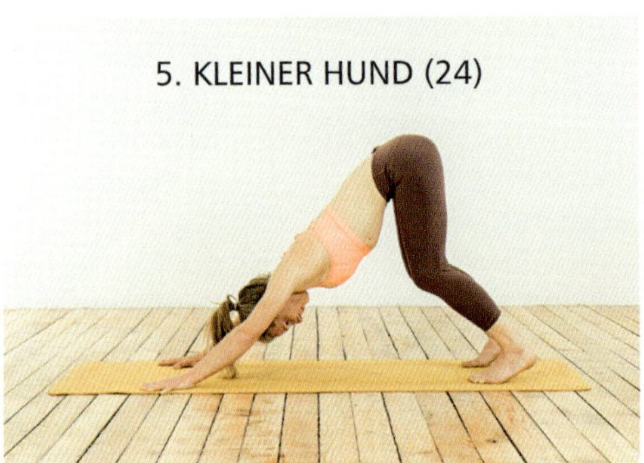
5. KLEINER HUND (24)

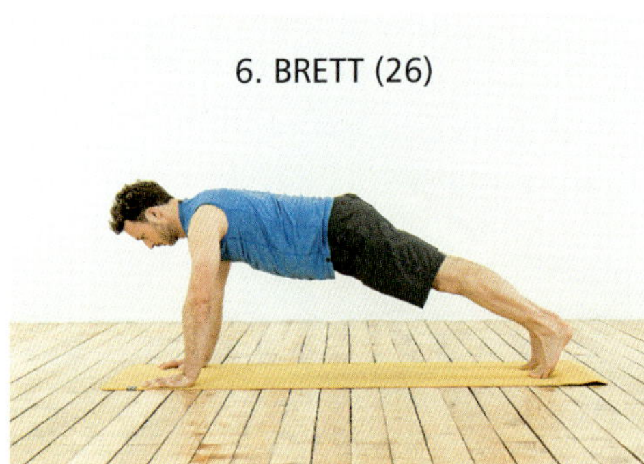
6. BRETT (26)

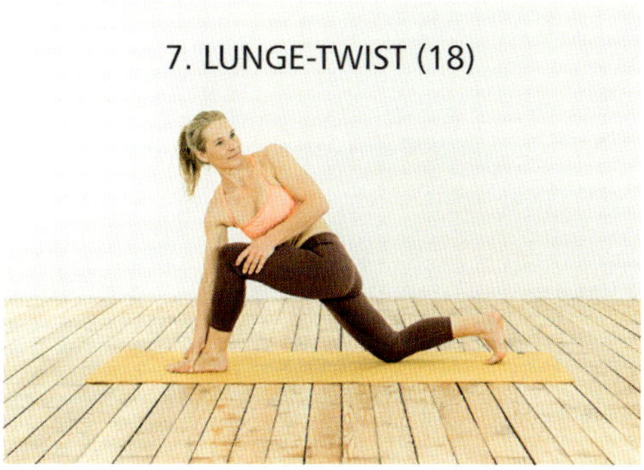

7. LUNGE-TWIST (18)

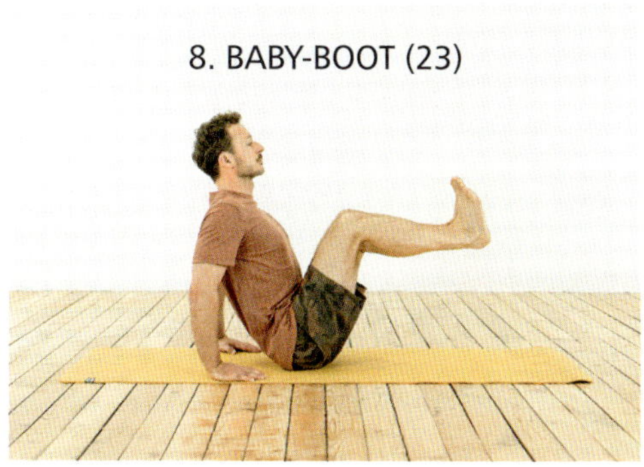

8. BABY-BOOT (23)

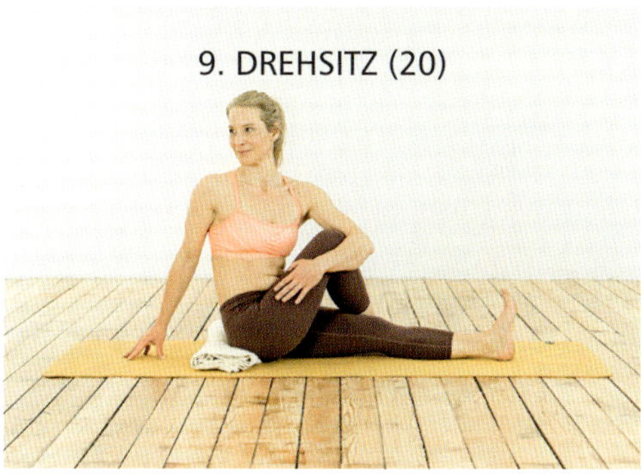

9. DREHSITZ (20)

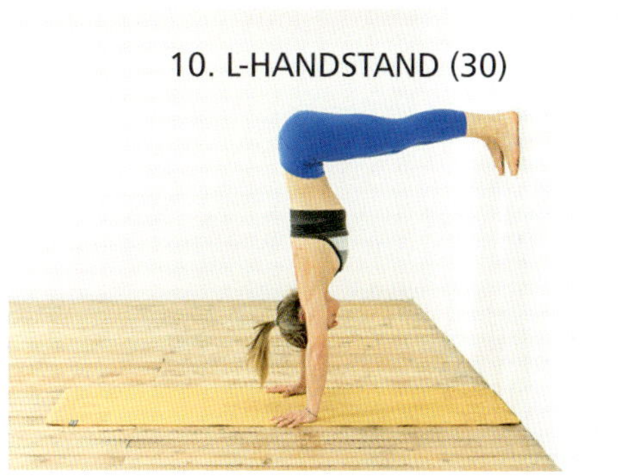

10. L-HANDSTAND (30)

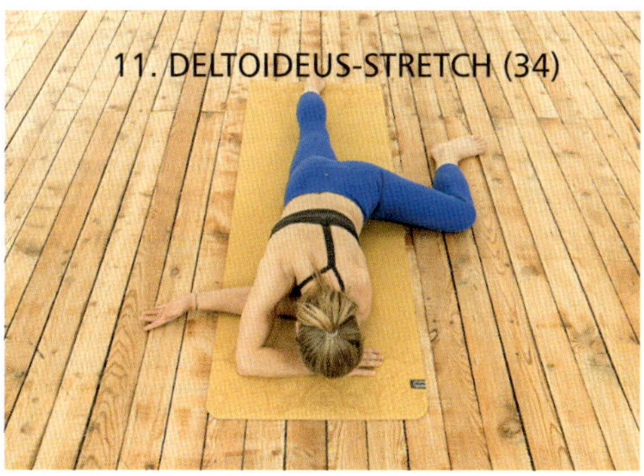

11. DELTOIDEUS-STRETCH (34)

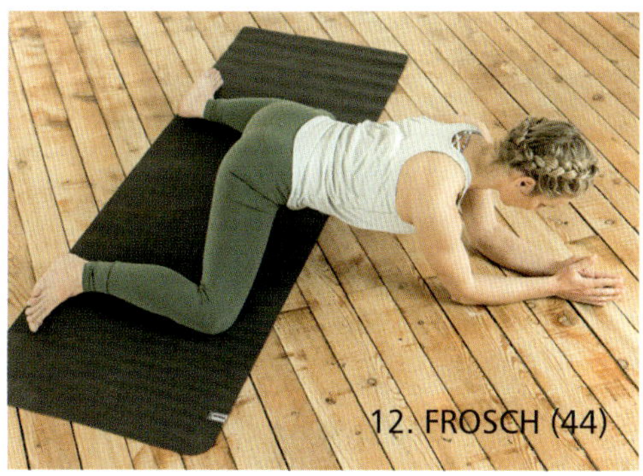

12. FROSCH (44)

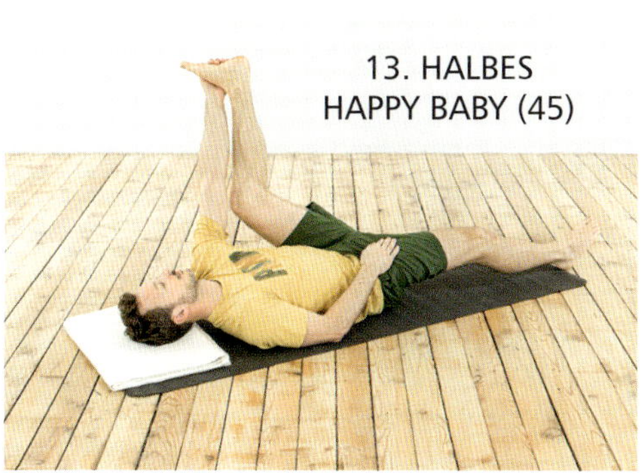

13. HALBES HAPPY BABY (45)

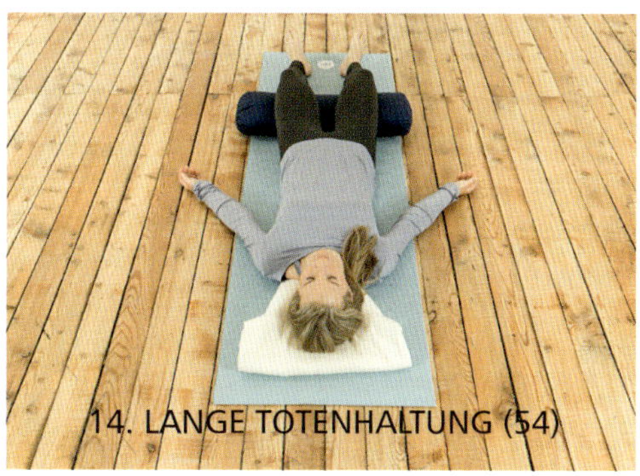

14. LANGE TOTENHALTUNG (54)

SPORTKLETTERN

»Ich kann nur eines sagen: Wenn ich Yoga praktiziere, fühle ich mich viel besser. Wegen meinen zwei Kindern habe ich gerade nicht so viel Zeit dafür übrig und ich vernachlässige es oft. Doch irgendwann werde ich wieder in einen regelmäßigen Übungsrhythmus finden. Ich freue mich schon auf tiefe Atemzüge und darauf, mich auf viele verschiedene Arten zu bewegen und zu beugen und wieder offene Hüften und einen geschmeidigen unteren Rücken zu haben.«

Sonnie Trotter, kanadischer Kletterprofi, Pionier und genialer Allroundkletterer

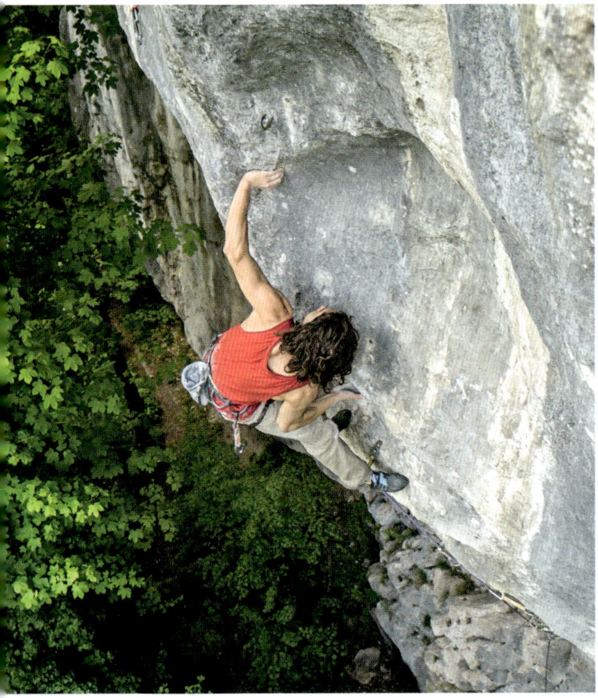

Andi Matuska in »Bone Machine« 8c+, Arena, Steiermark.

Dass Klettern und Yoga sich sehr nahe sind und viel gemeinsam haben, spürt man eigentlich sofort. Wenn man z. B. in einer langen Felsroute so dahinklettert, kann sich das ähnlich wie ein geschmeidiges Fließen durch ein paar Sonnengrüße anfühlen: Der Fokus ist auf den gegenwärtigen Moment gerichtet, die Gedanken kommen zur Ruhe und man fließt mit dem Atem und der Bewegung. Auch wenn sie sich gefühlsmäßig verwandt anfühlen, so sind sich die beiden Disziplinen auf körperlicher Ebene doch eher gegenseitig ein guter Ausgleich und ergänzen sich somit fabelhaft. Der gesamte Oberkörper und vor allem die Schultern freuen sich nach dem vielen Ziehen und Hängen über die zahlreichen Stützübungen im Yoga und der »steife« Rücken wird durch die fließenden Wellenbewegungen der Wirbelsäule wieder geschmeidiger.

In fast in jedem Neubau von Kletter- und Boulderhallen werden heute Yogaräume miteinbezogen, was darauf hindeutet, dass bereits viele Kletterer Yoga als Vorteil für ihre Kletterleistung und ihr Wohlbefinden auf körperlicher und mentaler Ebene sehen. Neben den Trainingsaspekten, der für viele häufig der Einstieg ins Yoga ist, entsteht mit der Zeit auch oft eine bewusste Lebenseinstellung aus der Kombination von Yoga und Klettern. Wobei das Klettern, wenn es mit einer bestimmten inneren Haltung gelebt wird, dann selbst zu einer Form von Yoga und zu einer bewegten Meditation wird.

Meine eigene Leidenschaft fürs Yoga durchläuft seit vielen Jahren einen Prozess und wirft mir immer wieder neue Aspekte auf, die ich in mein Leben integrieren kann. Als der Beitrag von Hannes Huch (siehe rechts) in meiner Mailbox landete, musste ich sehr schmunzeln, denn ich erlebte auch eine Phase, in der ich das Klettern in meinem Leben für überflüssig gehalten habe und lieber zufrieden auf meinem Meditationskissen gesessen bin. Schon nach kurzer Zeit bin ich aber dann zu dem gleichen Schluss wie Hannes gekommen: Ich brauche beides!

HANNES HUCH

Leidenschaftlicher Kletterer, begeisterter Yogi, Gründer des Café Kraft in Nürnberg und Produzent der »Gimme Kraft!«-Bücher

Yang und Yin

Welcher echte Kletterer opfert eine Woche Fontainebleau für eine Woche Einkehr auf der Matte? – Genau das tat ich vor drei Jahren und verließ den Ashram in tiefem Frieden und mit einer frustrierenden Frage: Warum trug ich bereits nach wenigen Yoga-Tagen genau das Gefühl in mir, welchem ich in den vergangenen dreißig Jahren durch das Klettern erfolglos hinterhergerannt war?

Und ich fragte mich gar, ob meine Bestimmung nicht in der Senkrechten, sondern in der Horizontalen auf der Matte liegen mochte. Ich glaube mittlerweile, dass dem nicht so ist. Aber Yoga ist der Missing Link, um die Sache für mich rund zu machen.

Es gibt nichts Schöneres, als in der Stille der Meditation den Klängen des erschöpften Körpers zu lauschen. Und es gibt nichts Besseres, als nach einem Asana-Warm-Up am Fels bis zum Äußersten zu gehen.

Klettern ist Yang und Yoga ist Yin.

Namasté

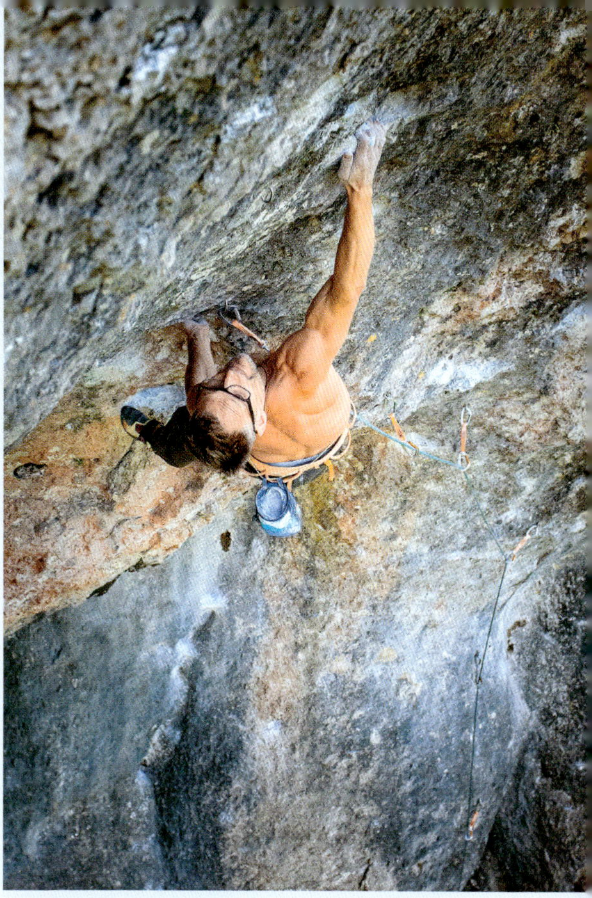

Hannes praktiziert sein »Yang« in »Clockwork Orange« 8b, Frankenjura. Unten: An einem Rasttag auf der Yogamatte.

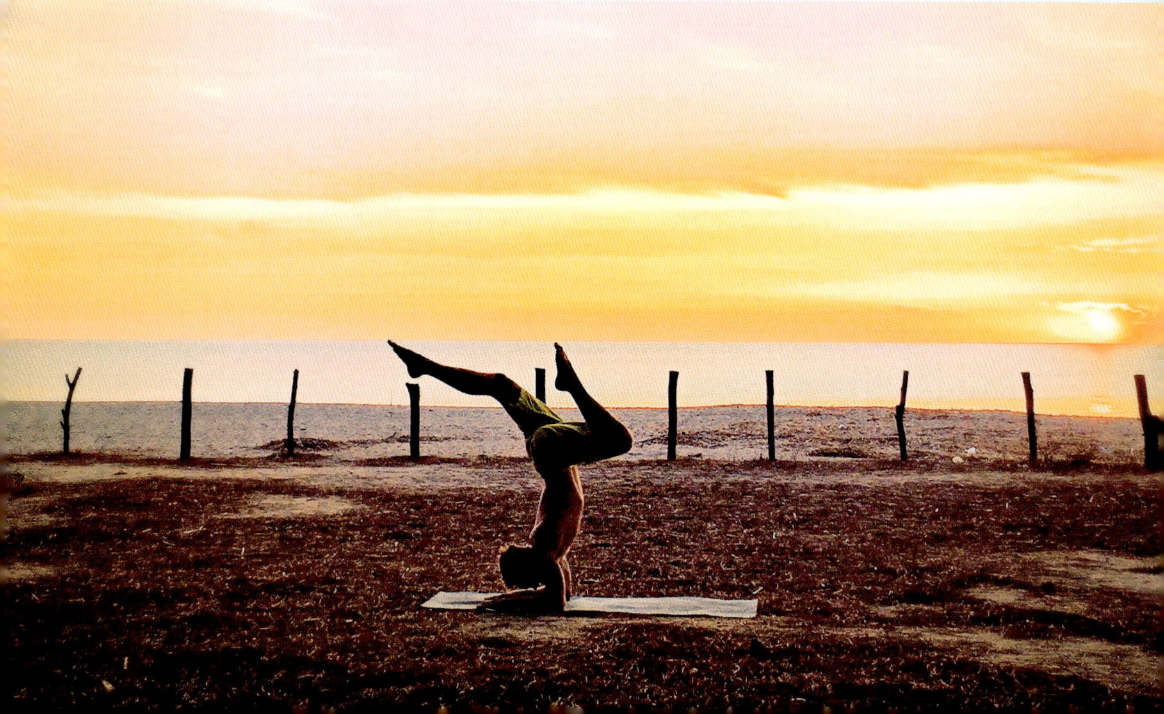

MARTINA ČUFAR POTARD

Ehemalige Weltmeisterin, kletterte mehr als 450 Routen in den Schwierigkeitsgraden 8a bis 8c und ist begeisterte Mama von zwei Kindern

Klettern und Yoga sind für mich nicht nur Sport, sondern eine Lebenseinstellung, ein ständiger, tiefer Prozess und ein lebenslanges Lernen.
Ich kann mich gar nicht erinnern, wann ich mich mit Yoga zum ersten Mal auseinandergesetzt habe. Wahrscheinlich kam ich darauf, weil ich es liebe mich zu dehnen, und das nicht nur zur Erholung nach einer harten Trainingseinheit. Ich erinnere mich, dass ich ein Yogabuch mit einer dieser richtig schwierigen Posen auf dem Umschlag gekauft habe, die ganz viel Flexibilität verlangen. Ich war beeindruckt, wollte das unbedingt auch können und versuchte, diese schweren Posen so schnell als möglich zu erlernen; natürlich hat das nicht gleich geklappt. Kurz gesagt, zu Beginn war Yoga für mich nur Dehnen. Doch ich erkannte bald, dass es viel mehr ist! Man kann nicht alles nur mit seinen Muskeln erreichen. Der Schlüssel zum Erfolg liegt darin, sich selbst kennenzulernen – seinen Körper und seine Seele –, zu atmen und Balance zu finden und auf seinen Körper zu hören. Nur dann versteht man Patanjalis* Weisheit: »Die Perfektion einer Asana liegt in der mühelosen Meisterung der Asana.«
Das Gleiche gilt auch beim Klettern: Wir alle kennen diese speziellen Momente, wenn alles einfach zu sein scheint, wenn die Kletterzüge fließen und sich Lösungen ganz ohne Denken einfach ergeben, wenn wir beinahe schwerelos die Wand hinauftanzen – das ist Yoga. Im Flow zu sein, der eigenen Intuition zu folgen, das ist für mich die »Vereinigung des individuellen Bewusstseins mit dem unendlichen Bewusstsein« (Yogi Bhajan**).
Später kam ich durch einen Zufall auf Kundalini Yoga. Anfangs war es frustrierend. Ich dachte, meine Arme wären stark vom Klettern, aber alle Übungen für die Arme waren eine Tortur. Ich konnte nicht einmal mit geradem Rücken für eine längere Zeit still sitzen. Mein Oberkörper war, wie bei vielen anderen Kletterern auch, nicht ausgeglichen. In den Schultern etwa funktionierte das Zusammenspiel von Agonist- und Antagonist-Muskeln nicht reibungslos und der Energiefluss im Körper war dadurch gehemmt. So begann ich, jeden Tag Kundalini Yoga zu praktizieren, um Körper und Geist in Einklang zu bringen.
Für mich ist Kundalini Yoga die vollkommenste Form des Yogas. Mir gefällt, dass wirklich jede Klasse anders ist. Es gibt tausende, verschiedene Kriyas. So kann man sich jeden Tag aussuchen, nach was einem gerade ist, zum Beispiel Kriya für das Nabelzentrum, Kriya für das Herzzentrum oder Kriya zur Verbesserung des Immunsystems. Es gibt Übungen, die hohe Konzentration, aber auch solche, die viel Disziplin verlangen, wie zum Beispiel, wenn man ein Kriya 40 oder 90 Tage in Folge jeden Tag um 5 Uhr in der Früh wiederholt. Dazu taucht man bei Meditationen tief in den Geist, die Gedanken und die Seele ein.
Wie Yoga mein Klettern beeinflusst? Das kann ich nicht genau sagen, da beides miteinander verwoben ist. Ich nehme an, dass Yoga mich gelehrt hat, mit ruhigem Atem durch eine Schlüsselstelle zu klettern. Yoga bringt meinen Körper immer wieder in Balance – ich klettere seit 30 Jahren und hatte bisher keine schwere Verletzung. Meine Flexibilität hilft mir außerdem Kraft zu sparen. Ich kann zum Beispiel mithilfe eines Spagats einen »No-hand-rest« machen, wo andere sich mit Bizepskraft durch eine schwierige Stelle kämpfen müssen.
Aber ich praktiziere Yoga nicht, um ein besserer Kletterer zu sein. Ich kann mir einfach nicht vorstellen, ohne Yoga in den Tag zu starten. Es ist die Zeit für mich selbst, wenn es im Haus ruhig ist und die Kinder noch schlafen. Wenn es warm genug ist, gehe ich nach draußen, was noch viel schöner ist. Ich habe die Erfahrung gemacht, dass

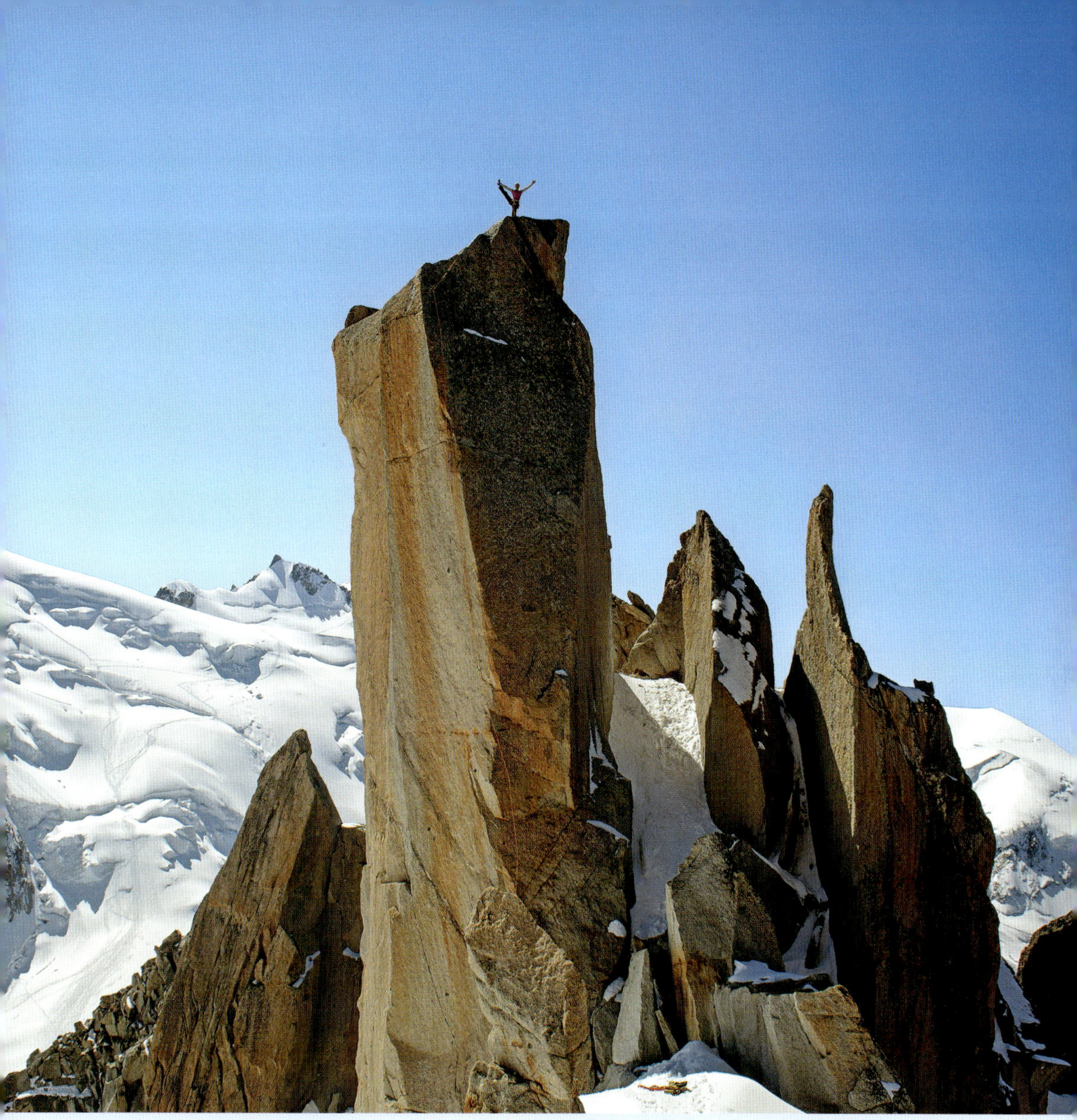

Martina Čufar Potard zeigt ihre Gipfelfreude auf der Arête des Cosmique im Mont-Blanc-Massiv mit einer Yogapose (© FotoVertical).

ich viele Problemlösungen oder gute Ideen durchs »Nicht-Denken« beim Yoga finde. Das Gute an Yoga ist, du kannst es wirklich jeden Tag praktizieren, egal wie das Wetter ist, du bist nicht wie beim Klettern abhängig von einem Partner … es gibt also keine Ausreden! Du musst einfach nur früh genug aufstehen, damit du Zeit für dich selbst hast.

*Patanjali ist bekannt als der Begründer der Yoga-Philosophie. 200 v. Chr. schrieb er die Yoga-Sutras, die einen Überblick über Ziele, Philosophie und Struktur von Yoga und Meditation geben.
** Yogi Bhajan war ein spiritueller Führer und Geschäftsmann, der 1968 Kundalini Yoga in den Vereinigten Staaten und Europa einführte.

ÜBUNGSSEQUENZ SPORTKLETTERN

Diese Abfolge kann man vor dem Klettern, danach oder an einem Rasttag üben. Vor dem Klettern sollten jedoch die Haltezeiten der Schulter- und Hüftübungen nicht zu lange sein. Einzelne Yogaübungen, wie der Fingerbeuger-Stretch, die Unterarm-Massage und die Adler-Arme, eignen sich auch bestens als kleines Warm-up direkt am Felsen oder zwischen den Begehungen der einzelnen Kletterrouten, um den Armen ein bisschen Regeneration zu gönnen. Ich persönlich mache diese Übungssequenz am liebsten am Abend nach dem Klettern.

1. UJJAYI-ATMUNG (48)

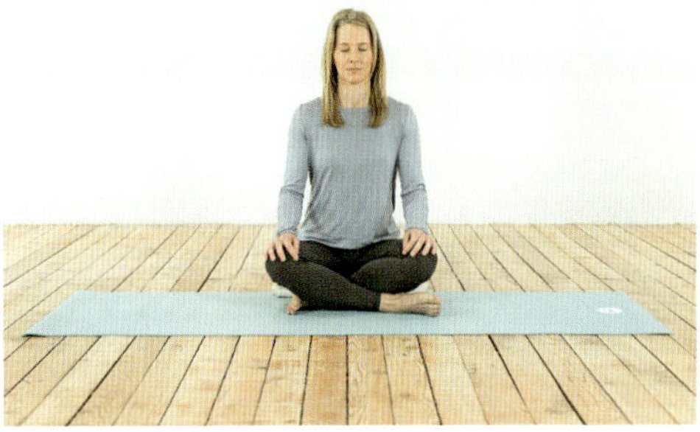

2. PASSIVE RÜCKBEUGE MIT BLÖCKEN (14)

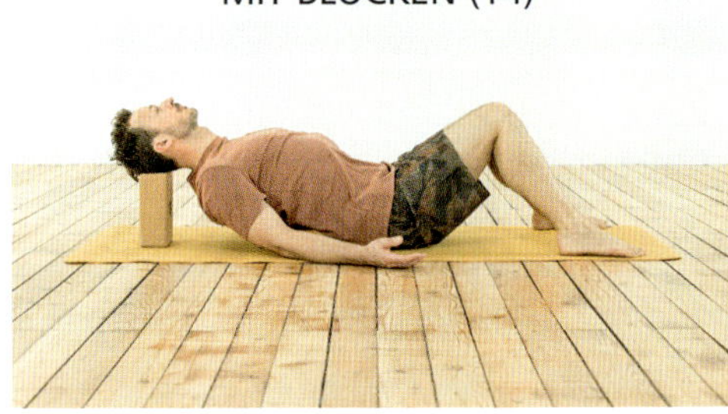

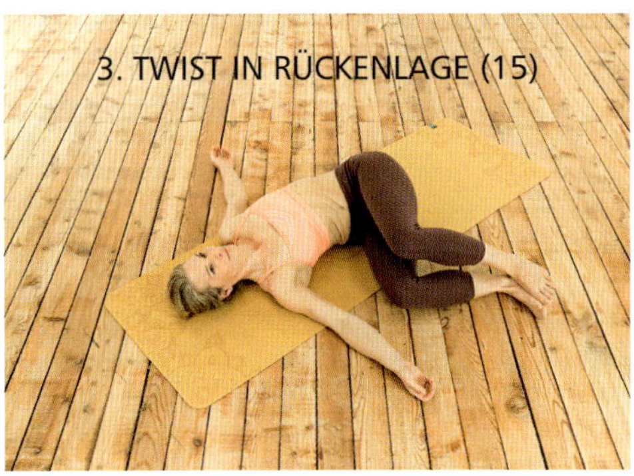

3. TWIST IN RÜCKENLAGE (15)

4. NACKENDEHNUNG (12)

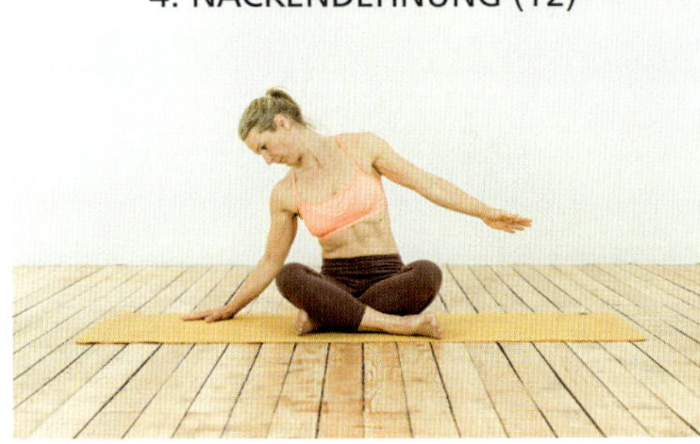

5. FINGERBEUGER-STRETCH (5)

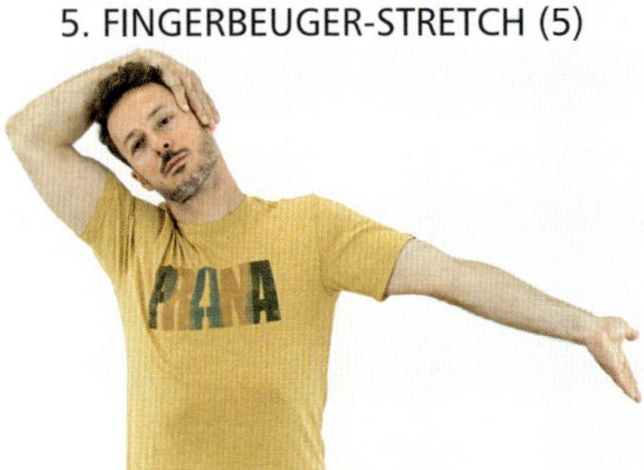

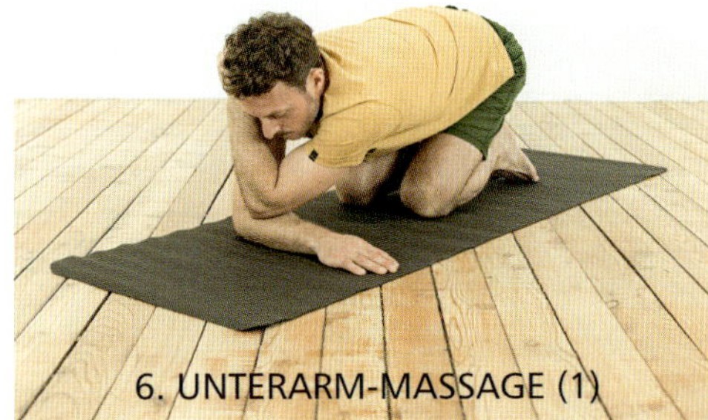

6. UNTERARM-MASSAGE (1)

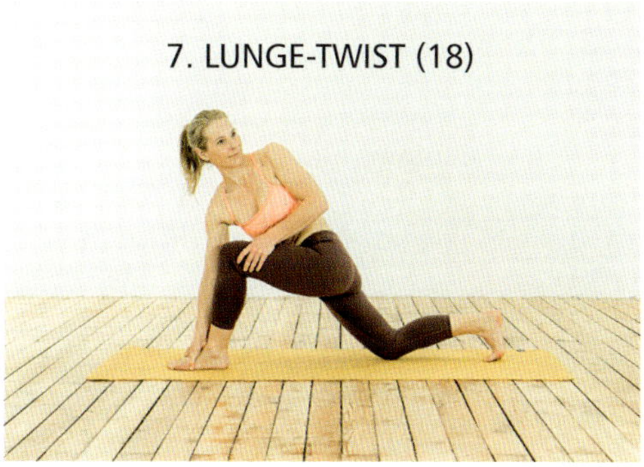

7. LUNGE-TWIST (18)

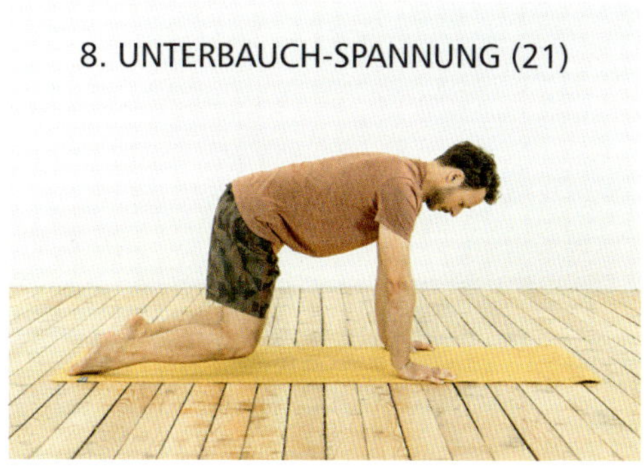

8. UNTERBAUCH-SPANNUNG (21)

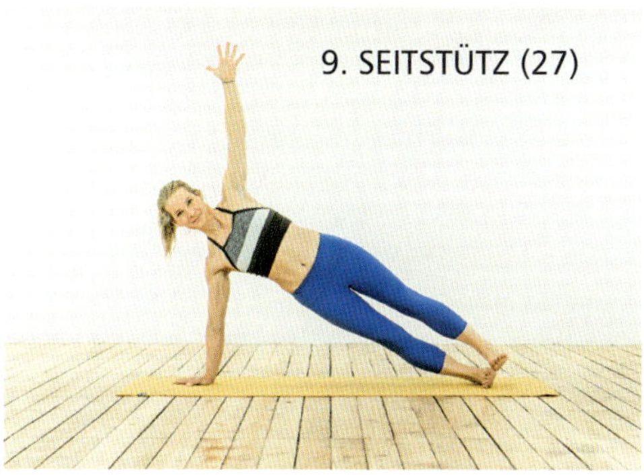

9. SEITSTÜTZ (27)

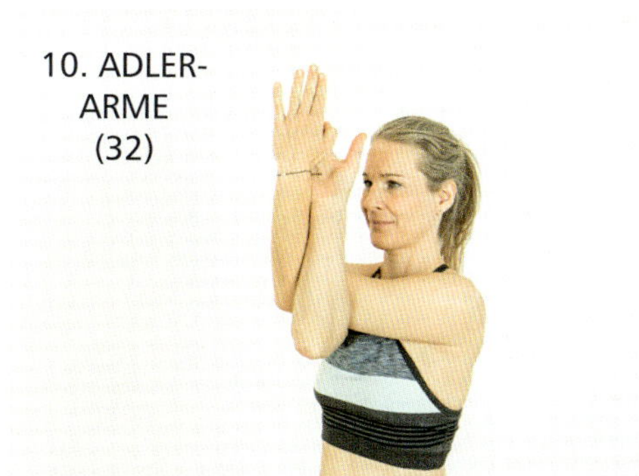

10. ADLER-ARME (32)

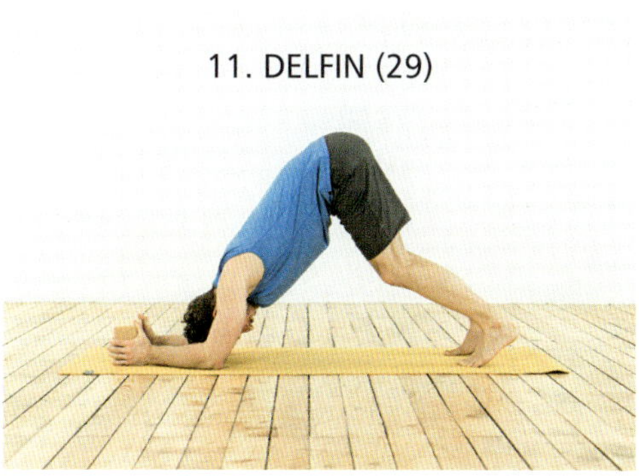

11. DELFIN (29)

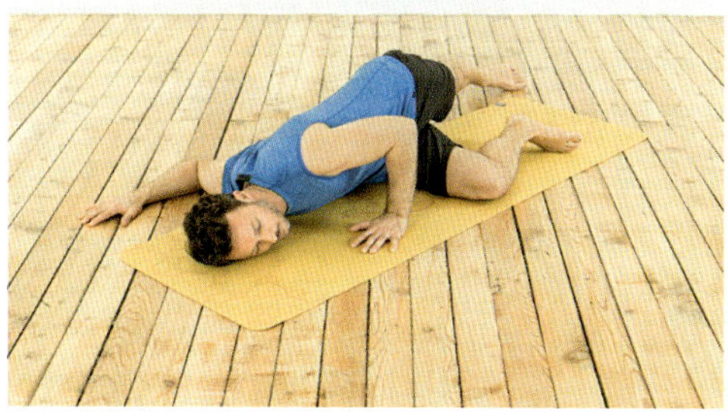

12. BRUSTMUSKEL-STRETCH (35)

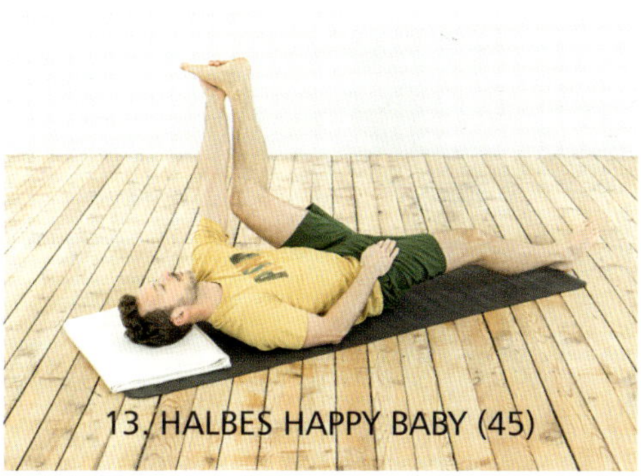

13. HALBES HAPPY BABY (45)

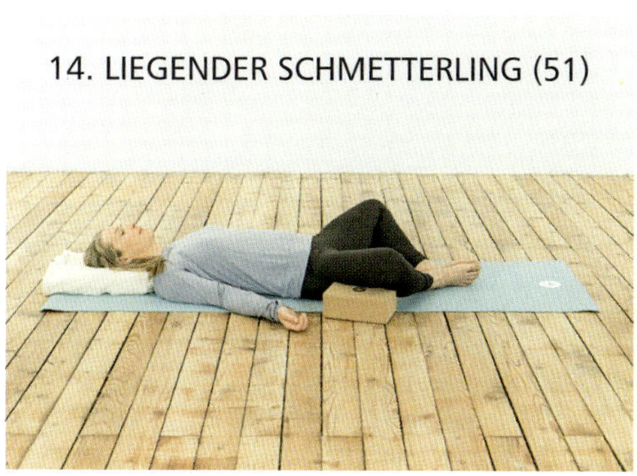

14. LIEGENDER SCHMETTERLING (51)

THOMAS BRANDAUER

Sportpsychologe, staatlich geprüfter Sportklettertrainer und Sportkletterer der ersten Stunde

Die Flow-Erfahrung

»… sobald ich klettere, bin ich voll da, es geht nur mehr um den nächsten Griff, den nächsten Tritt, um die beste Lösung des Bewegungsproblems. Nirgendwo sonst in meinem Leben ist Präsenz für mich so spürbar. Manchmal kommt es mir vor, als ob ich mit der Kletterbewegung verschmelze, das ist ein ganz besonderes Erlebnis, ich möchte dann immer weiter und weiter klettern!«

Sehr eindrücklich schildert der Kärntner Kletterpionier Michael Lanzner, welche Bandbreite an Erfahrungen das Klettern beinhalten kann. Erlebnisschilderungen genau dieser Art weckten das wissenschaftliche Interesse des amerikanischen Psychologen Mihály Csíkszentmihályi. Im Rahmen der Analyse von fertigkeitsbezogenen Tätigkeiten, unter anderem auch das Felsklettern, stieß er auf ein Phänomen, das immer ähnlich beschrieben wurde und für welches er den Begriff »Flow« einführte. Flow bezieht sich auf einen zutiefst erfüllenden Zustand, bei dem das ganzheitliche Aufgehen in einer fordernden Tätigkeit zu einer Reihe von Erfahrungsqualitäten führt. Unter anderem bestimmen ein hohes Maß an Konzentration und die Wahrnehmung, dass die anspruchsvolle Handlung gut kontrolliert werden kann, das Flow-Erlebnis. Dadurch stellt sich Schritt für Schritt ein Gefühl des Fließens und der Glätte des Bewegungsablaufs ein. Die vollständige Hinwendung zur Tätigkeit führt zu einer Reduktion des selbstreflexiven Bewusstseins. Das bedeutet, dass für Gedanken über sich selbst, zum Beispiel wie gut oder schlecht geklettert wird, kein Platz vorhanden ist. Auch bekommt die Zeitwahrnehmung einen stark subjektiv gefärbten Charakter. Einzelne Augenblicke können sich ausdehnen und wie im Zeitlupentempo vergehen, andererseits können ganze Stunden, wie im Flug, in einem Moment vorbei sein. Flow-Zustände haben eine sogenannte autotelische Natur. Sie werden demnach als so befriedigend und beglückend erlebt, dass Personen danach hoch motiviert sind, die Flow-auslösende Handlung zu wiederholen, um diesen Zustand erneut zu erfahren.

Als notwendige Voraussetzung für Flow-Erfahrungen sind das Vorhandensein von klaren fertigkeitsbezogenen Zielstellungen und präzise Rückmeldungsmöglichkeiten zu nennen. Die wichtigste Rahmenbedingung ist nach Csíkszentmihályi allerdings die richtige Balance zwischen den Umgebungsbedingungen und dem individuellen Fertigkeitsniveau. Flow-Zustände treten immer dann auf, wenn das Können einer Person genau den situativen Anforderungen entspricht.

Csíkszentmihályi, selbst leidenschaftlicher Kletterer, erachtet das Klettern als eine idealtypische Flow-Aktivität. Die spezifischen Rahmenfaktoren in Kombination mit den tätigkeitsspezifischen Komponenten des Kletterns sind seiner Meinung nach prädestiniert Flow-Erlebnisse zu ermöglichen. Alpine Wände, Sportkletterfelsen und Kletterhallen bieten viel Experimentierfreiheit für ExpertInnen und Anfänger-

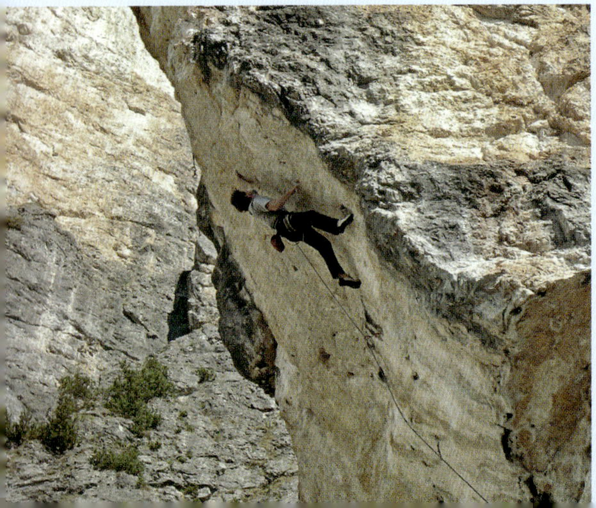

Thomas Brandauer erfährt seinen Flow in Sass Dlacia, Dolomiten.

Innen gleichermaßen und ermöglichen eine Vielzahl von ganz individuell ausgerichteten Flow-förderlichen Gestaltungsvarianten. Durch die Einzigartigkeit jedes Kletterproblems und das damit verbundene Finden von individuell richtigen Bewegungsabläufen ist eine zwingend erhöhte Konzentrationsstufe automatisch gegeben. Der ständige Wechsel zwischen Gleichgewicht und Bewegung fördert zudem das vollständige Aufgehen in der Klettertätigkeit und führt zu einer Transzendenz der Ich-Grenzen. Dadurch werden intensive Augenblickserfahrungen möglich. Obwohl Flow-Zustände subjektive Erfahrungen darstellen, oftmals einen flüchtigen Charakter aufweisen und nicht vollständig geplant werden können, kann die Berücksichtigung einiger unten angeführter Grundsätze die Wahrscheinlichkeit, Flow beim Klettern zu erleben, stark erhöhen:

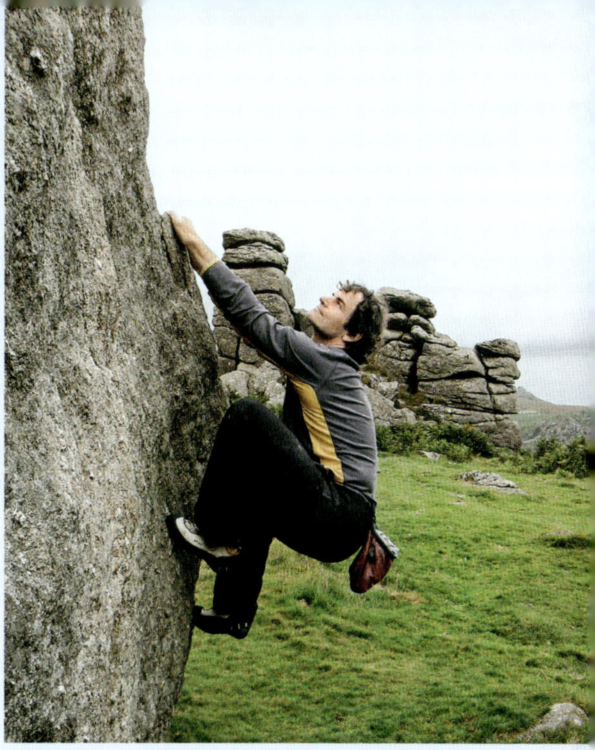

Thomas Brandauer genießt die Boulderfelsen in Dartmoor, England.

Flow-förderliche äußere Bedingungen

- Auswahl von Kletterrouten, die grundsätzlich Spaß versprechen und von der Wandstruktur bzw. der erwarteten Bewegungsstruktur interessant erscheinen.
- Kletterrouten wählen, die schwierigkeitsmäßig eine optimale Anforderungs-Fähigkeits-Balance ermöglichen. Flow-förderlich sind, unabhängig vom Schwierigkeitsgrad, Kletterrouten die fordern, aber nicht überfordern.
- Zur Verbesserung des Bewegungsflusses ist ein Wechsel zwischen Wiederholung bereits bekannter Klettertouren (vom Rotpunkt-Gedanken lösen!) und unbekannten Routen hilfreich.
- Varianz hinsichtlich Wandneigung und Gesteinsart.

Flow-förderliche innere Bedingungen

- Aufbau einer positiven Einstellung: Jedes Kletterproblem birgt die Chance, Flow zu erleben.
- Lenkung der Aufmerksamkeit auf die Gegenwart: Versuchen, ganz bei der Sache zu sein und sich dem Augenblick hingeben.
- Einsatz von Flow-förderlichen Routinen zum Hineinkommen in ein optimales Bewegungsgefühl:
  - Beim Aufwärmen regelmäßig technische Varianten in verschiedenen Geschwindigkeiten ausprobieren, um die Glätte des Bewegungsablaufs zu forcieren.
  - Verwendung von Laut-Metaphern (z. B. »und bam« oder »und ausatmen«) zur Verbesserung der Rhythmisierungsfähigkeit.
  - Mentales Durchgehen von gelingenden Kletterzügen vorab.
- Beachtung der eigenen Zielorientierung: Ausrichtung mehr an der Verbesserung des eigenen Kletterkönnens und weniger am Schwierigkeitsgrad beziehungsweise am Vergleich mit anderen Kletterern und Kletterinnen.
- Sich mit Personen umgeben, die die Freude an der Bewegung in den Mittelpunkt stellen.
- Beharrlichkeit zeigen!

ALPINKLETTERN

Alpinklettern ist ein richtiges Abenteuer. Man hat oft lange Zu- und Abstiege und schwere Kletterpassagen zu bewältigen und verbringt manchmal einen ganzen Tag in der Wand, nur mit ein paar Müsliriegeln und einem Liter Wasser. Die Bandbreite der Beanspruchung ist hier groß, abhängig von der Länge der Tour, der jeweiligen Absicherung, dem Zustieg und den Kletterschwierigkeiten. Auf jeden Fall aber gehört nach einer alpinen Klettertour der Brustwirbelsäule, den Schultern und den Armen ordentlich Aufmerksamkeit in Form von Ausgleichsbewegungen geschenkt. Denn nicht nur das Klettern selbst, sondern auch das Rucksacktragen und die Manöver beim Seileinziehen können den betreffenden Körperpartien ganz schön zusetzen. Außerdem wird der untere Rücken von Hängeständen oder vom unangenehmen Kauern am Stand oft in Mitleidenschaft gezogen. Daher beugt man am besten den Rückenbeschwerden mit einem entsprechenden Rumpftraining vor.

Neben den körperlichen Aspekten sind die geistige Ermüdung und die Auswirkungen auf unser vegetatives Nervensystem ebenfalls nicht zu unterschätzen. Eine Alpintour kann wie ein Tornado sein, der durch unseren Geist fegt und uns auffordert, über einen langen Zeitraum die Aufmerksamkeit zu bündeln und im »Hier und Jetzt« zu sein. Wenn aber große Anspannung oder sogar Angst dazukommen, kann sich das »präsent in der Gegenwart sein« von angenehmer Lebendigkeit in anstrengende Fokussiertheit umwandeln und oftmals eine energetische Leere und geistige Erschöpfung hinterlassen. Körper und Geist brauchen nach langen schweren Touren also ausreichend Erholung. Ein paar Übungen aus dem Restorative Yoga und die wechselseitige Nasenatmung können diesen Regenerationsprozess gut unterstützen.

Melina Wassertheurer im Dolomitenklassiker »Gelbe Kante« VI+, Kleine Zinne.

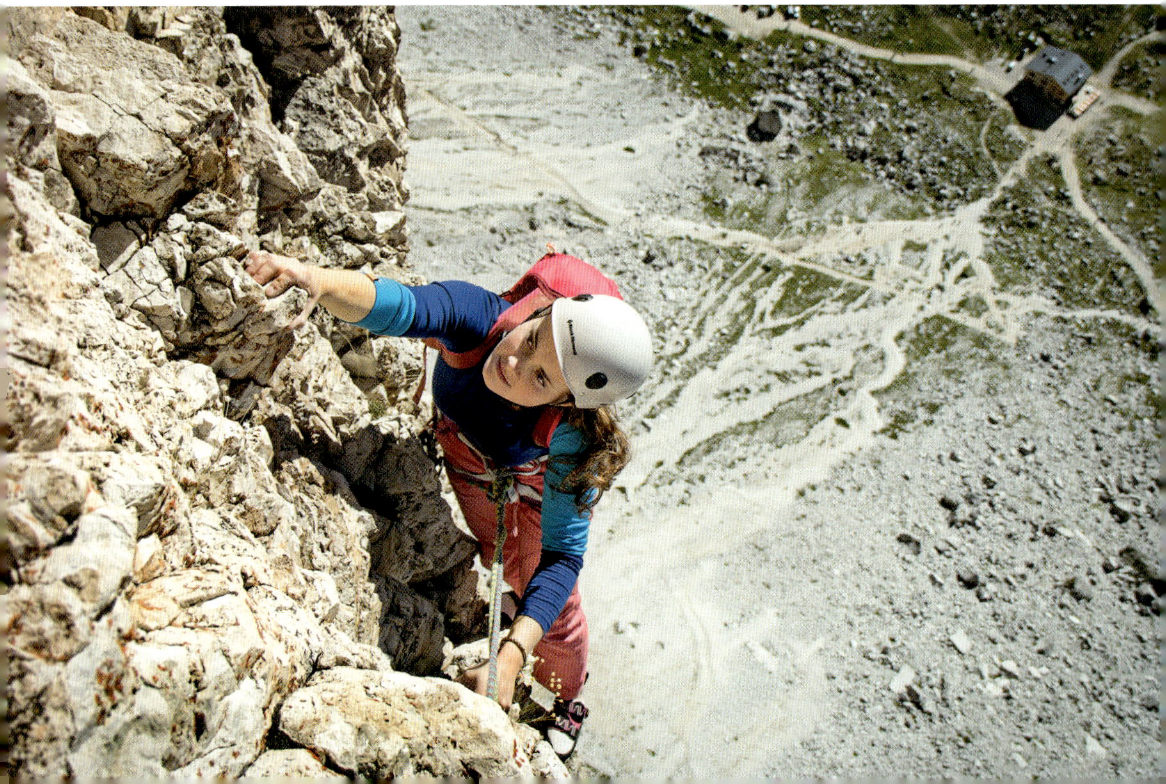

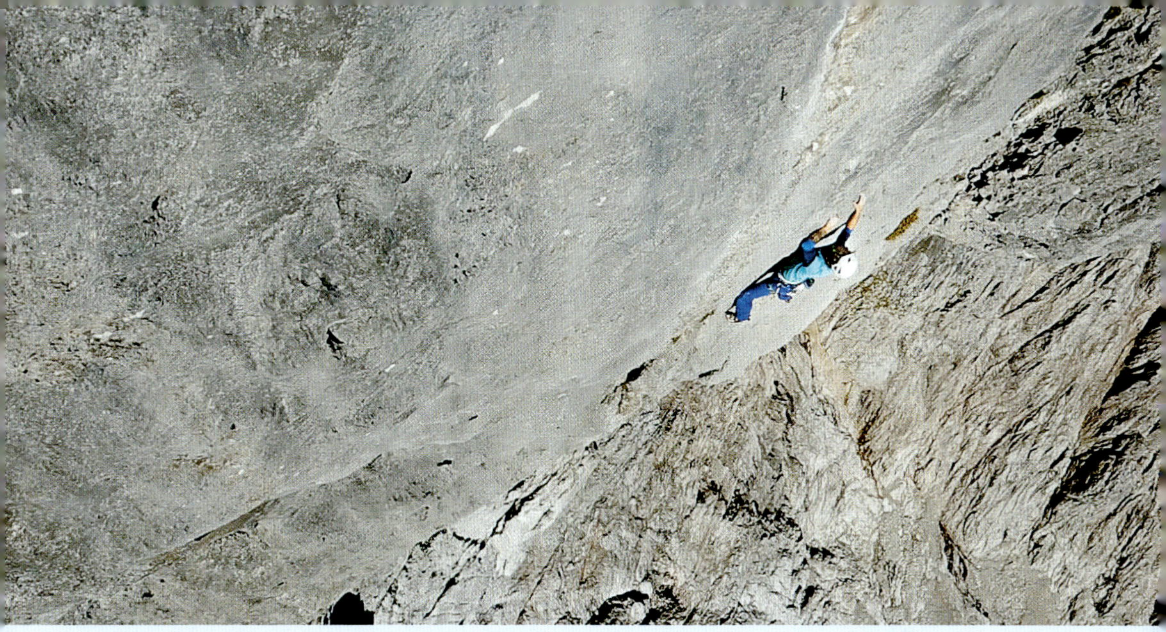

Rudolf Hauser free solo in der Schlüsselstelle von »Freier als Paul Preuß« VII (900 m) am Großen Bratschenkopf.

RUDOLF HAUSER

Bergführer, lebt mit seiner Familie im Gasteinertal. Die geistige Entwicklung und der Mensch am Berg stehen für ihn bei seinen Unternehmungen im Vordergrund

Seele ohne Angst

Die Zeit bleibt stehen, die Gedanken verstummen. Fokussiert auf einen Bewegungsablauf, reduziert auf Instinkte, die uns schon vor Tausenden von Jahren das Überleben ermöglicht haben. Dieses Mal geht es um mehr als um das Erreichen eines Gipfels. Ein minimaler Fehler, ein kurzer Moment von Unausgeglichenheit würde den Absturz und den Tod bedeuten. Die Eroberung des Unnützen ist wahrscheinlich die beste Erklärung für die Torheit, einen Berg solo zu erklimmen.

Unbeirrt dieser Tatsache glaube ich, begeben sich Menschen, die ihre Möglichkeiten erkannt haben und deren Fähigkeiten stark entwickelt sind, bewusst in Situationen, die ein großes Maß an Risiko und Unsicherheit mit sich bringen, um das Leben in seiner Einfachheit zu verstehen. Relativ zu den Fähigkeiten steigt oder sinkt exponentiell dazu die Bereitschaft, große Risiken eingehen zu wollen, die unser Leben auch bedrohen können.

Am Ende des Tages fällt jegliche Spannung von mir ab. Ich bin emotional an einem Punkt, den man sonst nur mit starken Rauschmitteln erreichen kann. Nach 2300 Klettermetern ohne Seil und Partner bis zum 8. Schwierigkeitsgrad, 18 Kilometern zu Fuß und am Rad und insgesamt 5500 bewältigten Höhenmetern versuche ich diese Gefühle einzuordnen. Hat es sich gelohnt? Was war passiert? Alles auf einen Wurf gesetzt, nur für dieses eine Gefühl.

Dem gegenüber stehen unzählige Stunden der Vorbereitung: körperliches und mentales Training, Ernährung und Taktik. Ein wesentlicher Eckpfeiler dafür war und ist meine Yogapraxis: Verschiedene Aspekte von Bewegung und Atmung helfen mir meinen Körper zu kräftigen, gleichzeitig profitiere ich auch von einer verbesserten Beweglichkeit. Atemübungen verleihen mir in schwierigen Situationen die nötige Gelassenheit und die erhöhte Körperwahrnehmung schützt mich vor Überlastungen und Verletzungen.

SEAN VILLANUEVA O'DRISCOLL

Gewinner des Piolet d'Or, bereist die Welt auf der Suche nach Abenteuern und noch ungekletterten Big Walls

»Wenn ich so viel klettere, wie ich gehe, dann wird Klettern genauso einfach wie Gehen sein«. Das war meine Einstellung, als ich 15 Jahre alt war. Für eine gewisse Zeit kletterte ich in der Halle sechs Stunden pro Tag, sieben Tage die Woche und wiederholte Routen so lange, bis ich mich an den Griffen nicht mehr festhalten konnte.

Mein Kletterniveau wurde immer schlechter, also puschte ich mich noch mehr in der Überzeugung, dass ich einfach nicht genug klettere. Irgendwann konnte ich nicht mehr. Ich war erschöpft und ausgelaugt. Der stärkste Kletterer unserer Halle kam auf mich zu und meinte: »Kann es sein, dass du zu viel kletterst? Vielleicht musst du eine Pause machen?« Sein Ratschlag verwirrte mich. Rückblickend ist es offensichtlich, aber damals erschütterte es meine gesamte Einstellung zum Klettern. Ich befolgte seinen Ratschlag, pausierte für ein paar Tage und war danach viel stärker als zuvor. Dennoch kletterte ich weiterhin viel und trainierte sehr hart.

Schließlich bekam ich die Rechnung präsentiert: Imbalancen, Müdigkeit, Verletzungen. Erst Jahre später kam ich über Verletzungen zum Yoga. Nachdem ich eine schwere Ellbogenverletzung hatte, war Yoga für mich eine gute Alternative, um aktiv zu bleiben. Ich wollte in anderen Bereichen besser werden, die dann auch mein Klettern verbessern würden.

Ich könnte stundenlang davon erzählen, wie gut Yoga für meine Flexibilität und Mobilität, für die Muskelbalance, das Bauchmuskel- und Antagonisten-Training sowie zur Erholung und zur Vorbeugung von Verletzungen ist. Die Aspekte, von denen ich am meisten profitiere, sind jedoch weniger sichtbar: Fokus, Atemtechnik, das Finden von Balance, im Augenblick sein, das Schätzen einfacher Dinge – eine Bewegung, eine Dehnung oder die Luft, die durch meine Lungen fließt.

Ich bin bei Weitem kein Yoga-Experte, gelegentlich besuche ich eine Yoga-Stunde oder ich mache einen Kurs über längere Zeit, wenn ich mich nicht ausgeglichen fühle. Meistens aber praktiziere ich alleine einen Mix aus verschiedenen Stilen. Sogar im Basislager, wenn ich auf einer Expedition bin und das Wetter an einem Tag schlecht ist oder wenn ich mich von einer langen Big Wall-Route erhole, suche ich einen netten, flachen Platz, an dem ich meine Sonnengrüße, Stretches, Posen und Atemübungen machen kann. Das bringt mir unheimlich viel. Heute würde ich sogar so weit gehen und sagen, dass mich Yoga, mehr als das Klettertraining selbst, zu einem besseren Kletterer macht.

Es ist erstaunlich, wie viel man in seiner Jugend wegstecken kann: Muskelverkürzungen, kein Antagonisten-Training, schlechte Essgewohnheiten, wenig Schlaf ... Wenn man viel Kraft hat, scheint Flexibilität nicht so wichtig zu sein. Doch dieses Verhalten bringt keine nachhaltigen Erfolge und Imbalancen schleichen sich ein. Wenn ich meinem 15-jährigen Ich einen Ratschlag geben könnte, dann würde ich ihm empfehlen weniger zu klettern und mehr Yoga zu praktizieren. Yoga hilft dir ins Gleichgewicht zu kommen und macht dich langfristig zu einem besseren Kletterer und auch zu einem besseren Menschen.

Sean Villanueva O'Driscoll bei der ersten freien Begehung der »Italienerroute« von 1993 an der Ostwand des Cerro Cota (500 m, 7c+, Torres Del Paine) in Patagonien. Aufgrund von sehr schlechtem Wetter dauerte die Begehung sieben Tage.

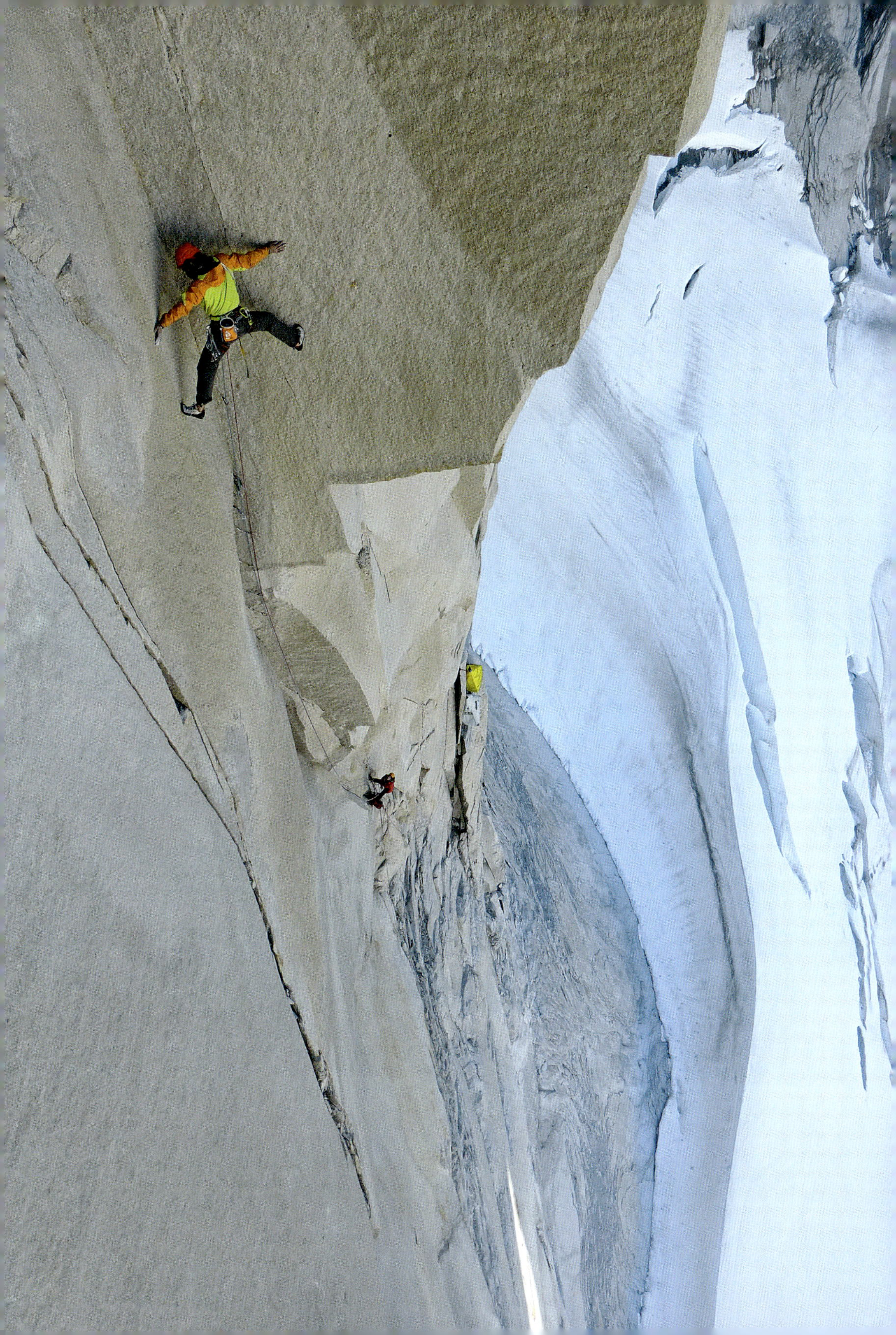

ÜBUNGSSEQUENZ ALPINKLETTERN

Diese Abfolge übt man am besten nach der alpinen Klettertour oder an einem Rasttag. Meiner Erfahrung nach kommt man nach einer langen Tour oft spät nach Hause und ist zu müde, um sich für eine komplette Yogaeinheit noch motivieren zu können – vielleicht sucht man sich jedoch ein oder zwei Übungen aus der Sequenz aus, nach denen der Körper ruft, und lässt so den Tag ausklingen.
Falls jemand motiviert ist, vor dem frühen Tourenstart oder am Vortag Yoga zu machen, eignet sich diese Übungssequenz ebenso gut.

1. PASSIVE RÜCKBEUGE (14)

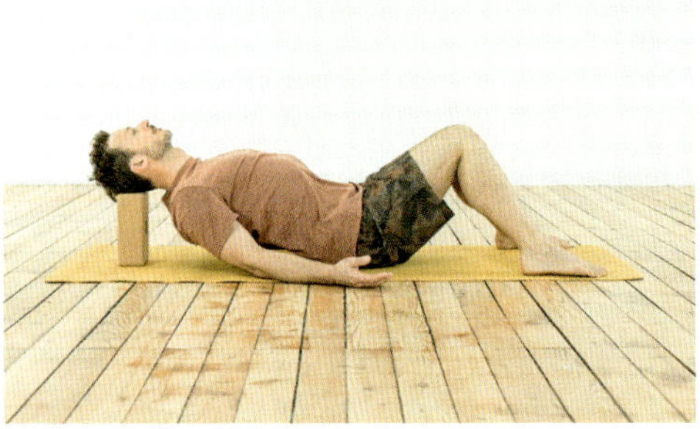

2. DURCHFÄDLER (16)

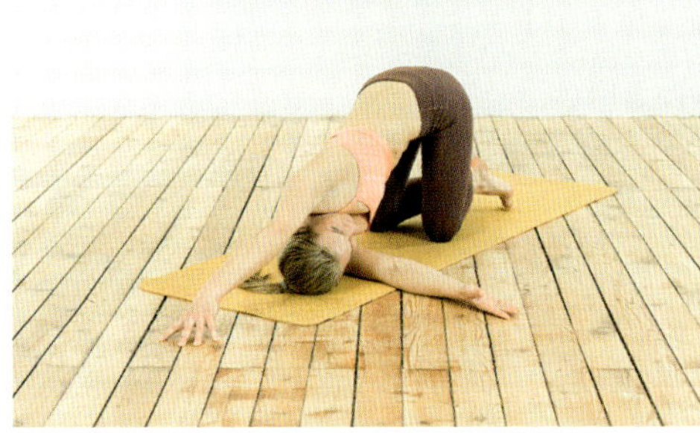

3. KINNROLLE (11)

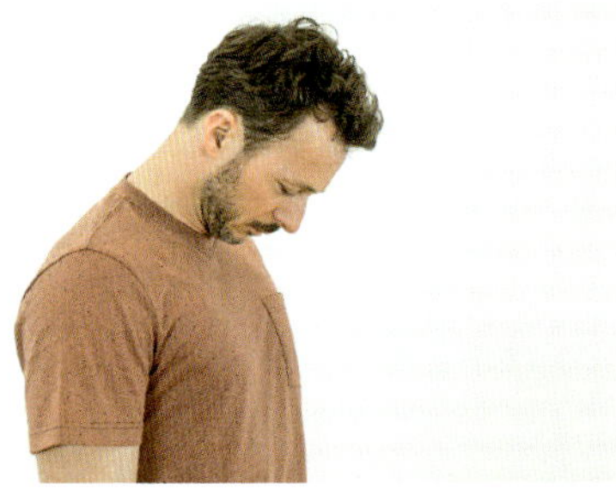

4. ARMWELLE (6)

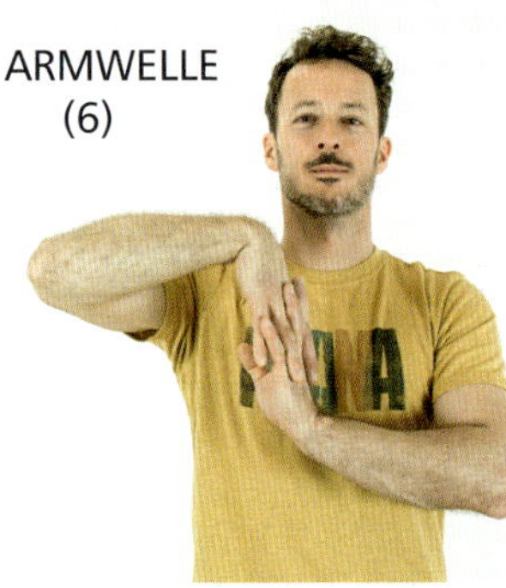

5. BOOT-TWIST (17)

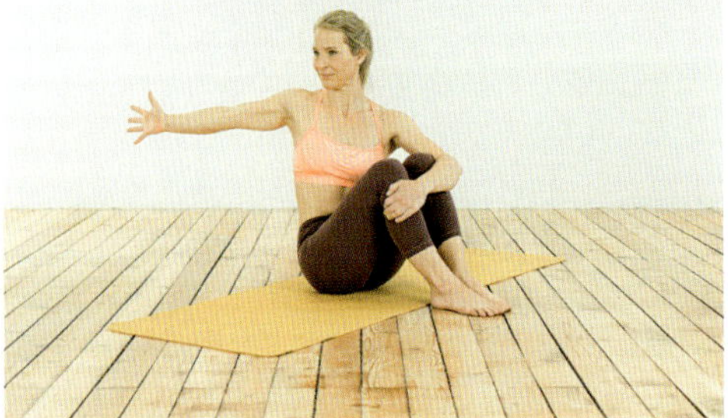

6. PFERD (22)

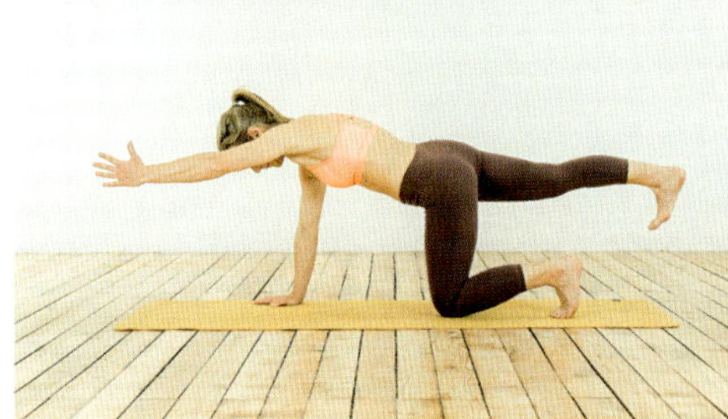

7. HANDGELENKE KREISEN (3)

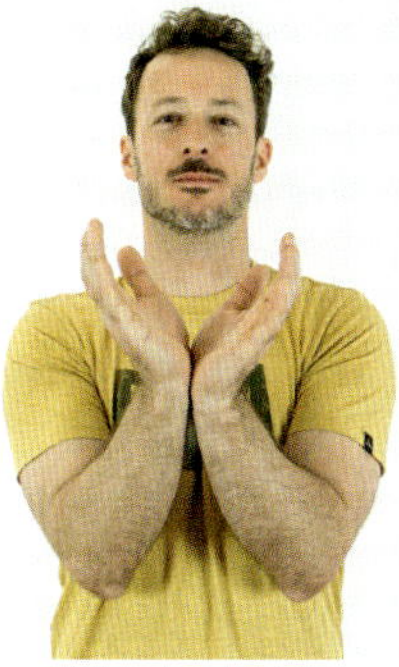

8. BRETT (26)

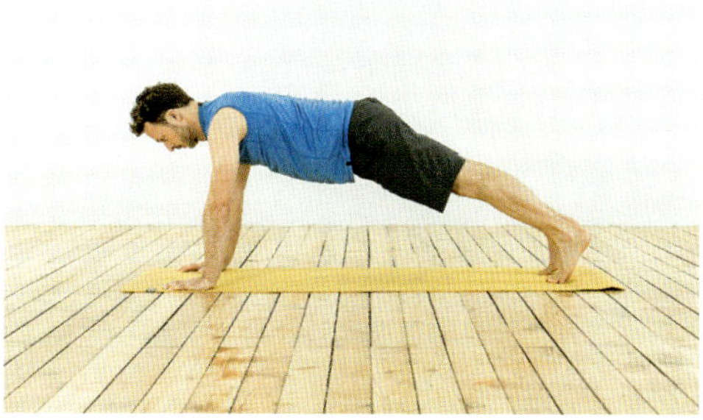

9. AUSFALLSCHRITT (37)

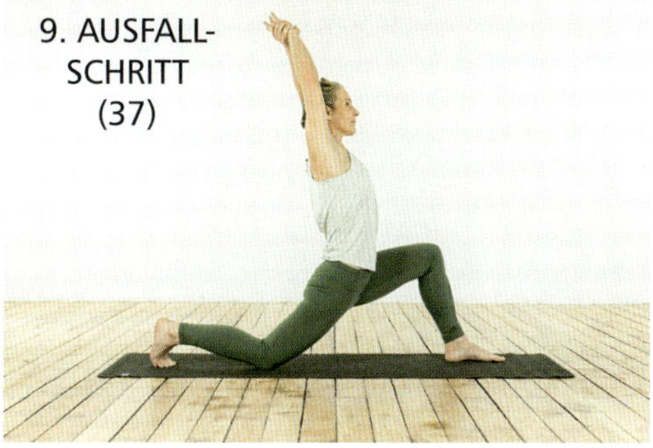

10. SCHULTERMOBILISATION MIT GURT (31)

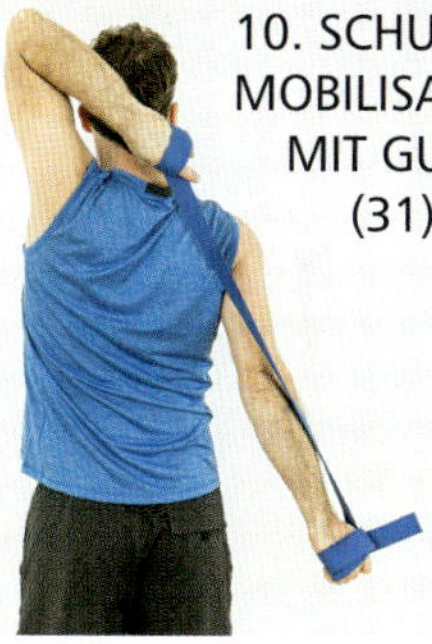

11. TISCH (28)

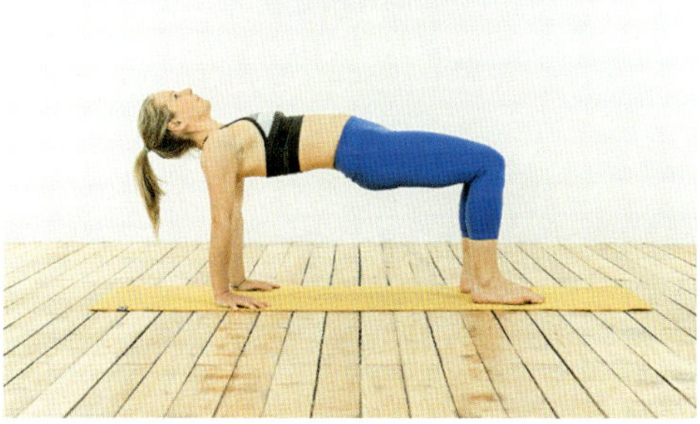

12. GRÄTSCHE (42)

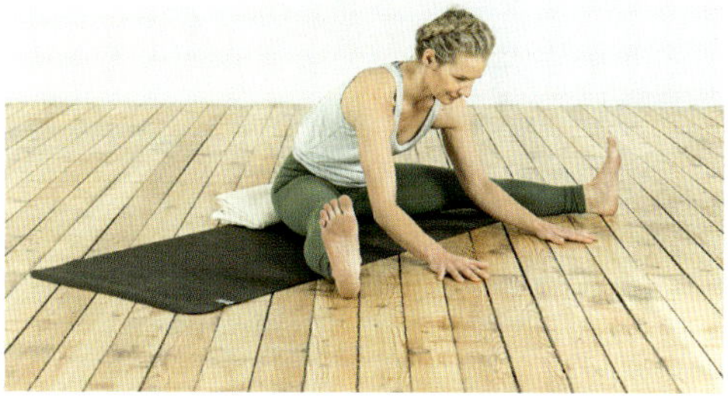

13. SITZENDE VORBEUGE (25)

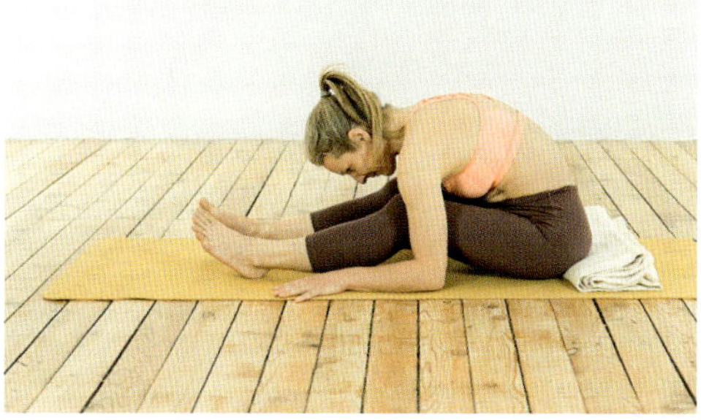

14. WECHSELATMUNG (49)

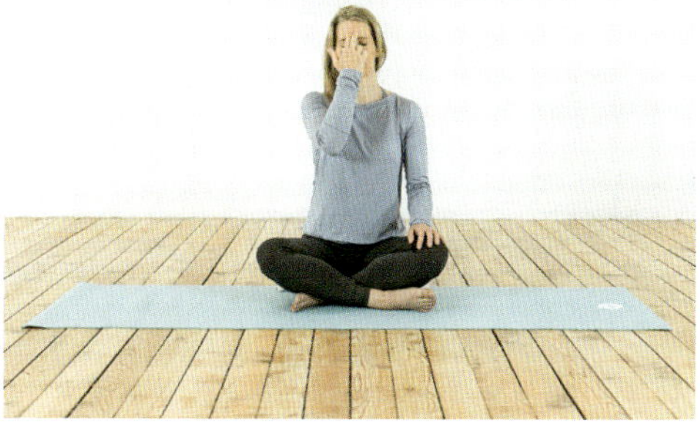

BERGSTEIGEN

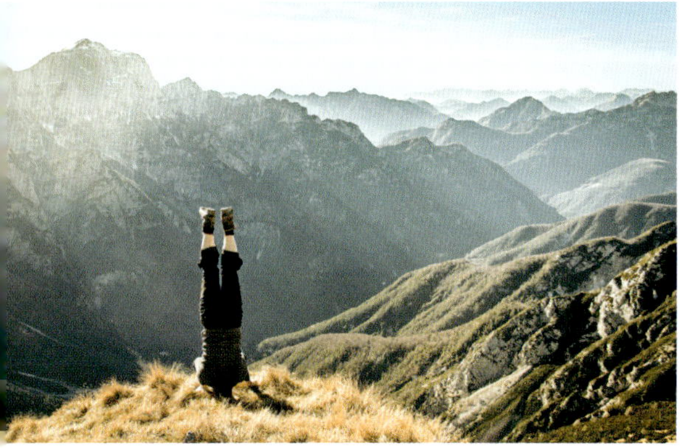

Mit einem Kopfstand klingt ein langer Bergtag in den Julischen Alpen aus.

Beim Bergsteigen entstehen meistens viel Raum und Freiheit im Kopf, für den Körper gilt das aber oft nicht. Durch die Kälte, den schweren Rucksack und bei Mehrtagestouren durch das Übernachten im Zelt oder im Hüttenlager, wird alles eng und unbeweglich. Nach dem langen Rucksacktragen benötigen vor allem die Schultern und die Brustwirbelsäule einen Ausgleich und die Bauchmuskulatur sollte ausreichend gekräftigt werden, um den beanspruchten unteren Rücken zu schützen. Und natürlich verlangt nach anstrengenden Auf- und Abstiegen auch die Beinmuskulatur nach Dehnung und Lockerung. Um eine Yogaeinheit zu absolvieren, ist es besonders bei Mehrtagestouren und Expeditionen von Vorteil, dass man dafür maximal ein dünnes Handtuch oder eine Matte braucht. Ob auf der Wiese vor einer Almhütte oder vor dem Zelt im Basislager – Yoga kann man überall machen und man braucht keine besondere Ausrüstung dafür.

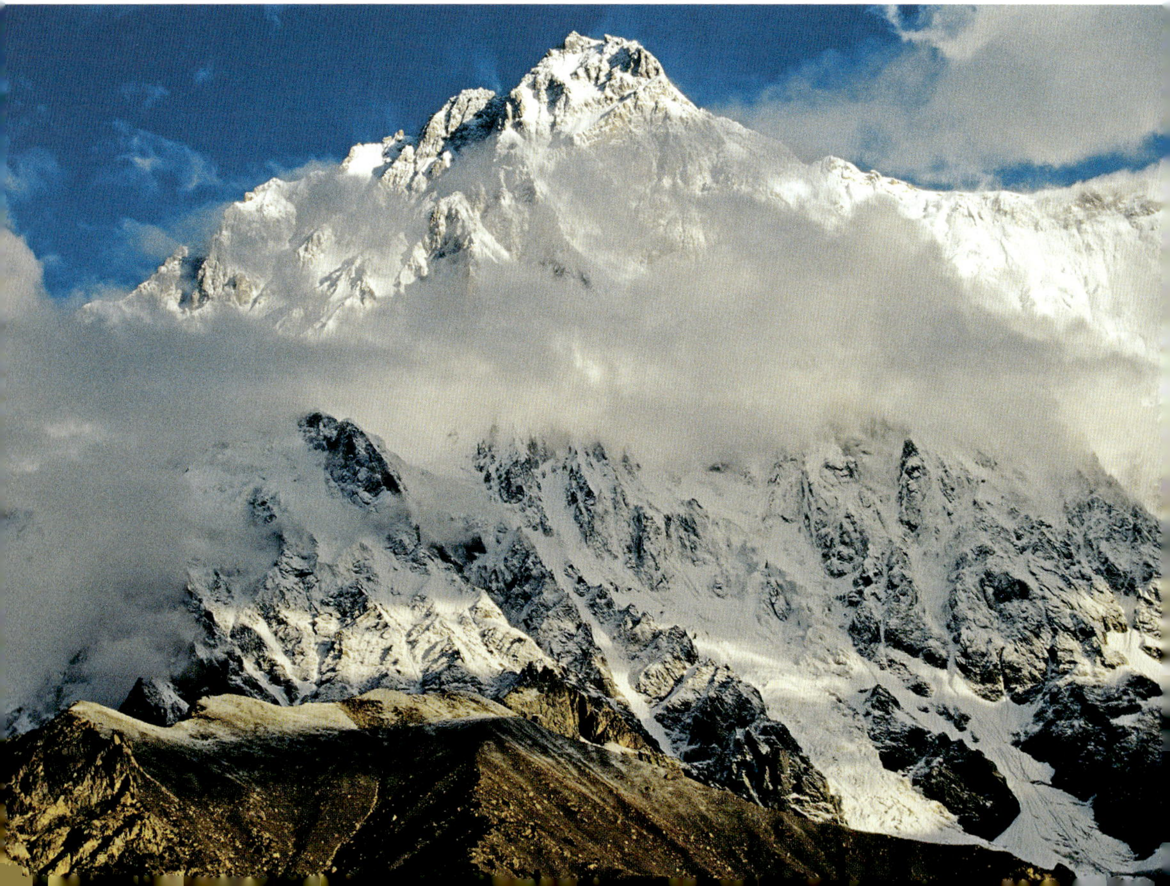

STEVE HOUSE

Expeditionsbergsteiger, Bergführer, Gewinner des Piolet d'Or und Buchautor

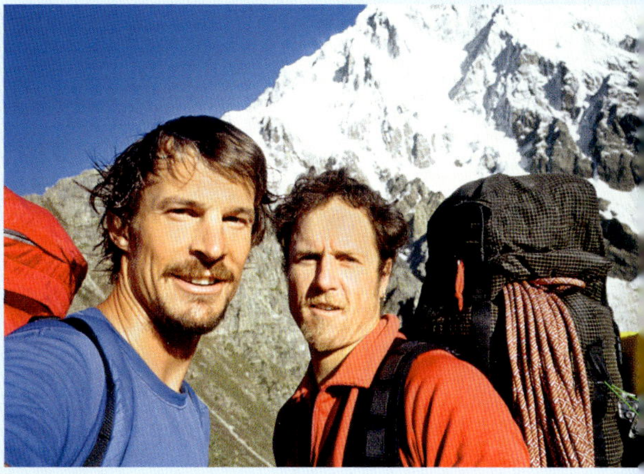

Steve House mit seinem Partner Vince Anderson 2005 vor dem Nanga Parbat. Für die Besteigung der Rupalwand wurden sie mit dem Piolet d'Or ausgezeichnet.

Jeremy, mein Physiotherapeut, stützte mich mit seinem Arm, als ich mich auf meinen Rücken sinken ließ, während sein Assistent meine Beine auf den Untersuchungstisch legte. »Alles in Ordnung?«, fragte er mich, als ich mein Gesicht verzog. »Ok«. Es waren sechs Monate nach meinem großen Sturz: mehr als 20 Knochenbrüche in meinem Brustkorb, eine beinahe tödliche Punktur meiner Lunge und zwei Brüche meines Beckens. Jeremy nahm meinen linken Knöchel hoch, beugte mein Knie und testete die Beweglichkeit meiner linken Hüfte, dann die rechte. Das rechte Hüftgelenk war steif verankert, wie ein Pfeiler in Beton gegossen.
»Kannst du die Tauben-Pose machen?«, fragte er mich. »Ich habe keine Ahnung. Was soll eine Tauben-Pose sein?« »Hast du schon jemals Yoga praktiziert?« Er zog eine Augenbraue hoch und sah mich an. »Ich dachte, dass ein Sportler wie du viel Yoga macht. Klettern und Yoga haben viel gemein.«
Eine Woche später ging ich in meine erste Yoga-Stunde: Senioren-Yoga-Klasse des Iyengar Yoga Centers. Ein Dutzend Achtzigjähriger und ich lagen in der Tauben-Haltung, angeleitet von unserem Iyengar-Yoga-Lehrer, der uns mit Blöcken und Polstern unterstützte. Iyengar Yoga war der ideale Einstieg für mich, da ich die Positionen von Grund auf in korrekter Form lernte. Die Yoga-Stunden waren anstrengend für meinen gebrochenen Körper, aber auch der Beginn meiner Reise, mich als Sportler neu zu finden. An diesem ersten Tag, während Savasana, schlief der kugelrunde Opa mit der kirsch-roten Nase neben mir ein und schnarchte genüsslich vor sich hin.
Yoga hat mich auf die harte Tour gefunden, so wie viele andere auch – durch den frustrierenden and schmerzhaften Weg von Verletzungen und Rehabilitation. Acht Jahre nach meinem ersten Yoga-Kurs bin ich ein strikter »yogaeverydamnday«-Anhänger.
Ich übe nicht stundenlang, aber ich finde jeden Tag zumindest fünf Minuten Zeit, und das ist besser als nichts. Mein Ziel sind eine lange Yoga-Einheit pro Woche und täglich 5–15-Minuten-Sessions. Mein Körper ist durch die Verletzungen für immer geschädigt; durch tägliches Yoga kann ich mit meinen Schmerzen besser leben. Yoga ist mein Weg zu einem gesünderen Körper und einer besseren Haltung. Das macht den Unterschied.

Meine drei Lieblingsposen:

- Die Taube: Jeder liebt diese Position. Für mich, mit meiner steifen rechten Hüfte, ist die Taube richtig befreiend.
- Katzenbuckel-Pferderücken: Meine Brustwirbelsäule kann nie genug Mobilität haben.
- Krieger 1: Öffnung der Rippen. Wenn ich einen Weg finden würde, wie Schwerkraft mich in diese Position bringen könnte, würde ich Stunden in dieser Haltung verbringen.

Links: Die Rupalwand am Nanga Parbat ist 4100 Meter hoch und mit der Schwierigkeit M5 X, 5.9, WI4 bewertet.

DAVID GÖTTLER

Expeditionsbergsteiger und Bergführer, er ist in den Alpen und dem Himalaya zu Hause

Mein Yogaweg

Viel später als eigentlich gewollt, fing ich mit Yoga an. Ich habe zwar mehrmals ein paar zaghafte Versuche gewagt, die sind dann aber schnell wieder im Sand verlaufen. Im Nachhinein denke ich mir nun oft, warum habe ich nicht früher den Schritt gewagt. So viele Jahre vergeudet!

Seit nun ca. sechs Jahren ist Yoga fixer Teil meines Trainings für das Bergsteigen und meine 8000er-Expeditionen. Dieses sehr strukturierte und konsequente tägliche Training besteht vorwiegend aus Ausdauereinheiten, wie Laufen oder Skibergsteigen im Winter. Yoga ist hier eine wichtige Ergänzung und ein Ausgleich, und ich möchte es nicht mehr missen. Zum ersten Mal habe ich etwas gefunden, bei dem ich Beweglichkeit auf eine Art und Weise trainieren kann, die mir Spaß macht und mich motiviert. Dazu kommen Übungen, die meine Kraft und Balance fördern. Was meinen vielen Reisen entgegenkommt ist, dass ich maximal ein dünnes Handtuch oder eine Matte brauche, um meine Yoga-Einheit zu absolvieren. Ob in einem Hotelzimmer, auf der Wiese vor meinem Zelt im Basislager auf 5000 Meter Höhe, in einer Lodge im Khumbugebiet oder daheim im Wohnzimmer – Yoga kann ich überall machen. Ich brauche keine Geräte oder Gewichte und keine besondere Ausrüstung. Und ich kann die Einheit immer an meine jeweiligen Bedürfnisse anpassen.

David Göttler auf einem 6000er oberhalb des Shishapangma-Basislagers.

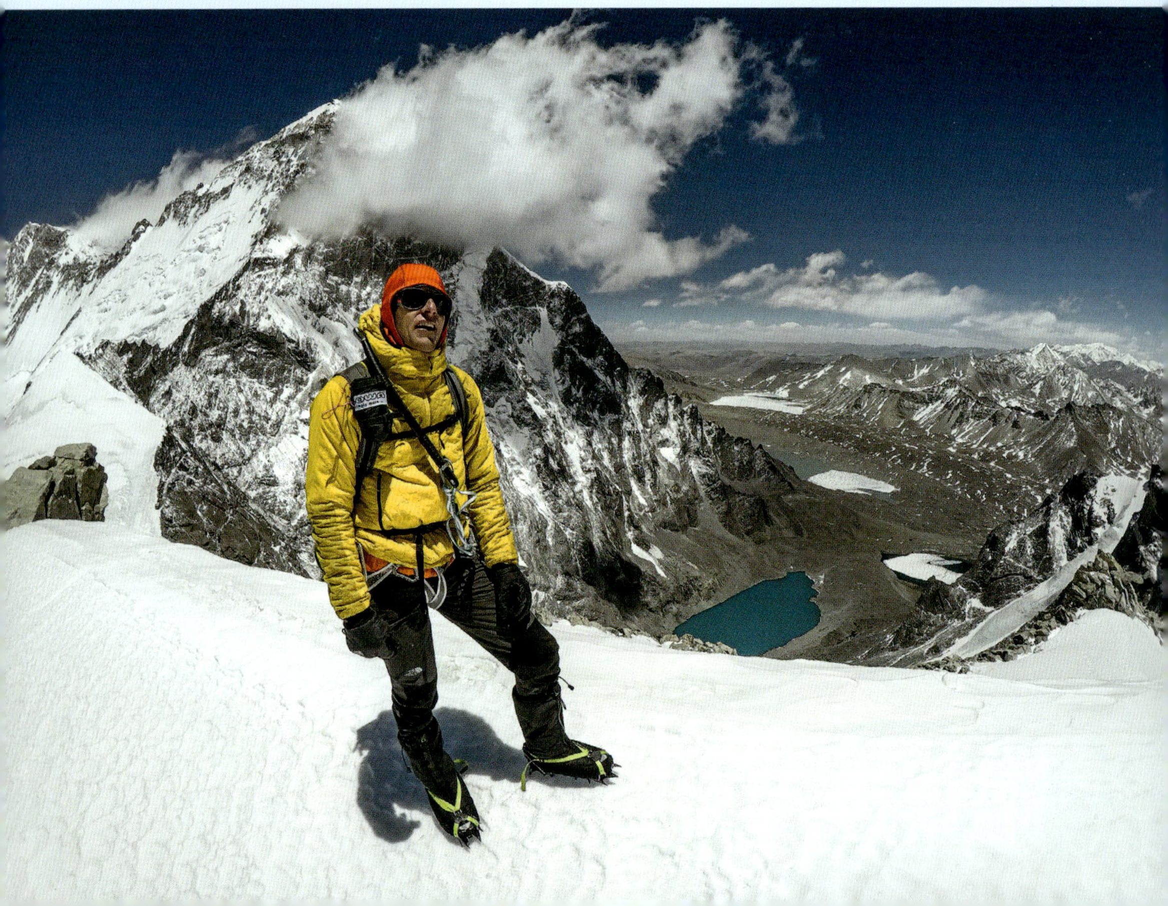

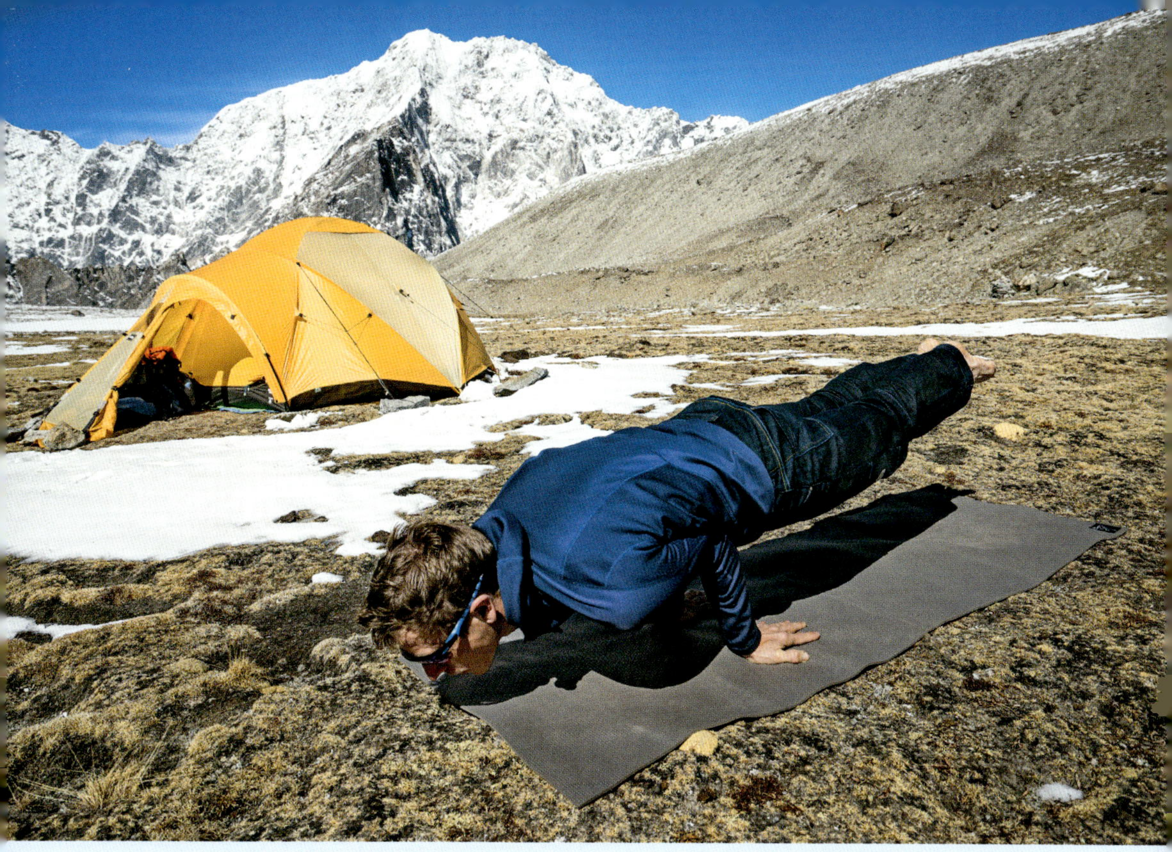

David Göttler beim Yoga im Shishapangma-Basecamp, Tibet (© PatitucciPhoto).

Bevor ich meine Übungen alleine machen konnte, hat es allerdings ein wenig gedauert: Meine ersten Yogastunden habe ich im Rahmen eines Anfängerkurses in einem Studio in München besucht. Danach habe ich Privatstunden bei einer erfahrenen Yogalehrerin genommen, die vor allem auch über meinen sportlichen Hintergrund und meine Beweggründe für Yoga Bescheid wusste.

Ich denke, dass es wichtig ist, zu schauen, was zu einem passt, da Yoga so viele Spielformen und unterschiedliche Richtungen hat. Das Schöne ist, jeder wird das Passende finden! Für mich ist es die eher sportliche und körperbetonte Form, aber wer weiß, vielleicht kommt irgendwann einmal der spirituelle Aspekt hinzu.

Meine Lieblingsübung ist der Handstand. Ich bin zwar noch weit von dem entfernt, wie ich ihn gerne können möchte, aber der Weg dahin ist wunderbar und spannend.

Folgende Tipps kann ich noch mit auf den Weg geben:

- In der Höhe, z. B. im Himalaya, nicht sofort mit Umkehrhaltungen anfangen! Dabei habe ich mir einmal böses Kopfweh geholt, als ich noch zu wenig akklimatisiert in einem Basislager einen Handstand machen wollte.
- Immer gut aufwärmen, bevor man zu tief in ein Stretching geht oder sich an eine Übung wie den Kopfstand wagt.
- Oft ist es draußen oder in kalten Hütten nicht warm genug. Der Boden, auf dem man sitzt oder liegt, ist zu kalt, als dass die Muskeln auf Betriebstemperatur kommen könnten. Hier beschränke ich mich dann nur auf einfache Übungen.

Ansonsten kann ich wirklich jedem raten: Einfach anfangen und schauen, wo die Reise hingeht. Es wird sich lohnen!

ÜBUNGSSEQUENZ BERGSTEIGEN

Diese Abfolge kann man vor einer Bergtour, danach oder überhaupt separat an einem Rasttag üben. Wenn man die Sequenz vor dem Bergstart macht, ist es wichtig, die Haltezeiten der Beinübungen nicht zu lange zu gestalten. Falls man am Abend nach der Tour zu müde für eine ganze Yogaeinheit ist, empfiehlt es sich, einfach ein bis zwei Lieblingsübungen aus der Abfolge auszuwählen und so dem Körper etwas Gutes zu tun. Bei Mehrtagestouren und Expeditionen wirkt eine ausgiebige Outdoor-Yogaeinheit zur Regeneration wahre Wunder.

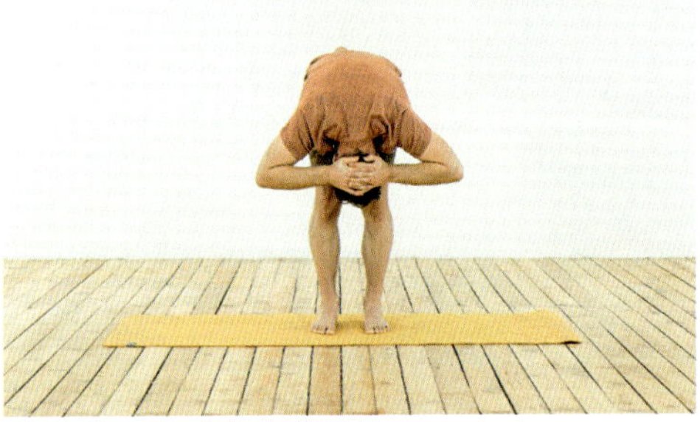

1. VORBEUGEN FLOW (13)

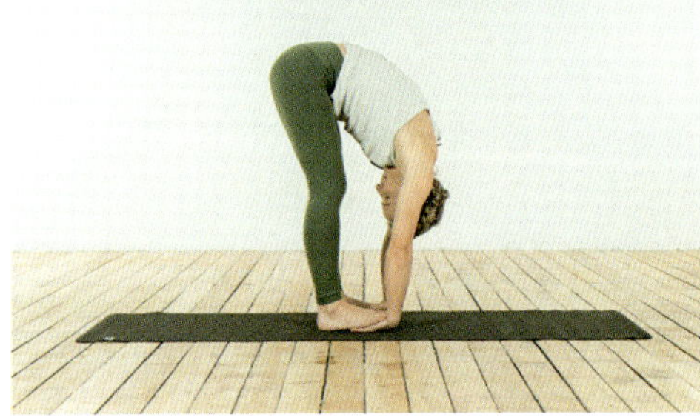

2. FUSS-HAND-HALTUNG (9)

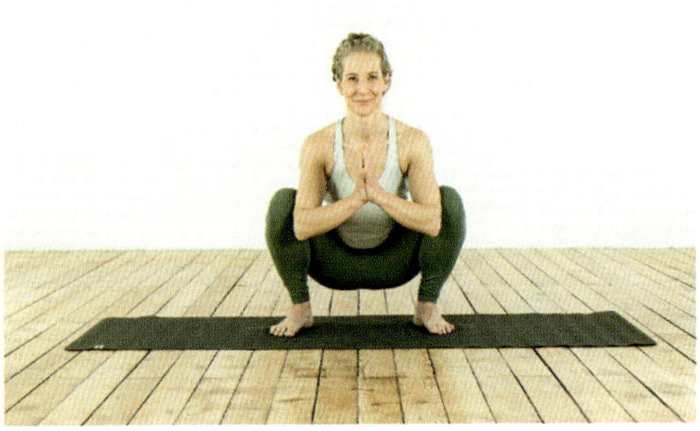

3. HOCKE (43)

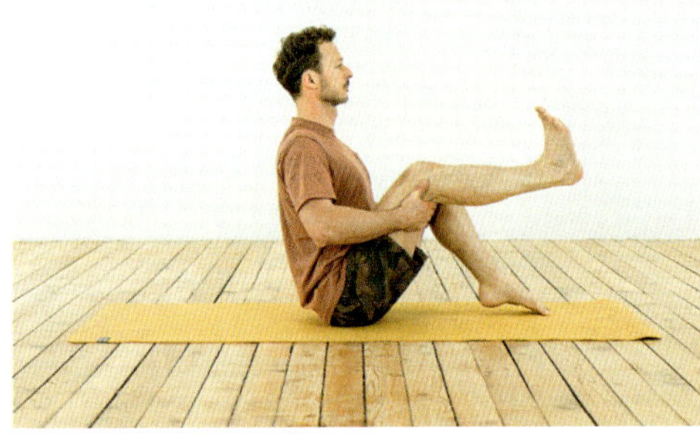

4. BABY-BOOT (23)

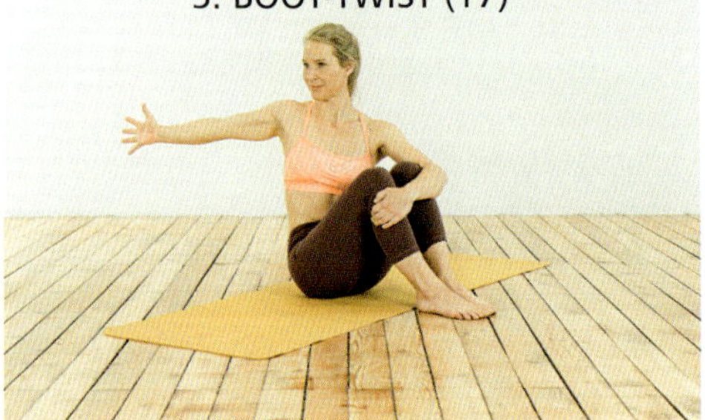

5. BOOT-TWIST (17)

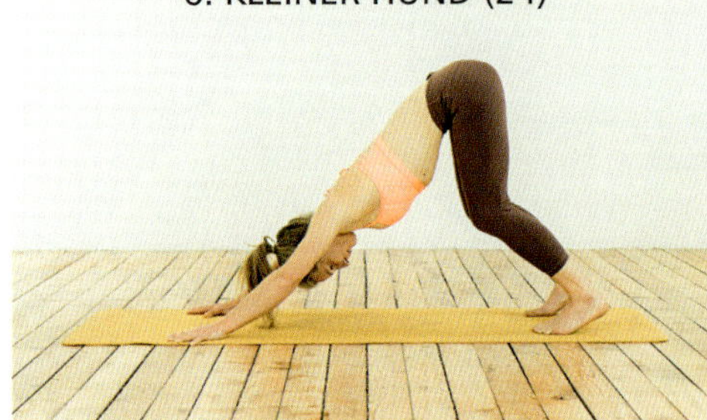

6. KLEINER HUND (24)

7. ADLER-ARME (32)

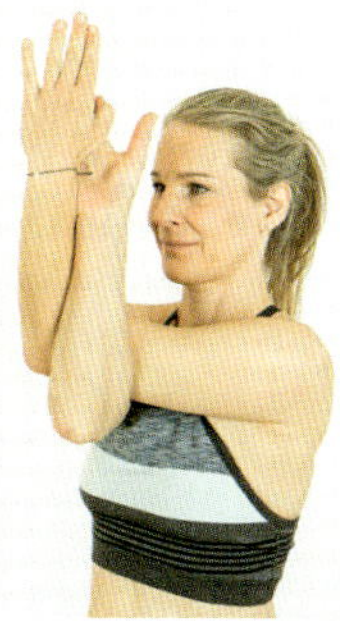

8. DELFIN (29)

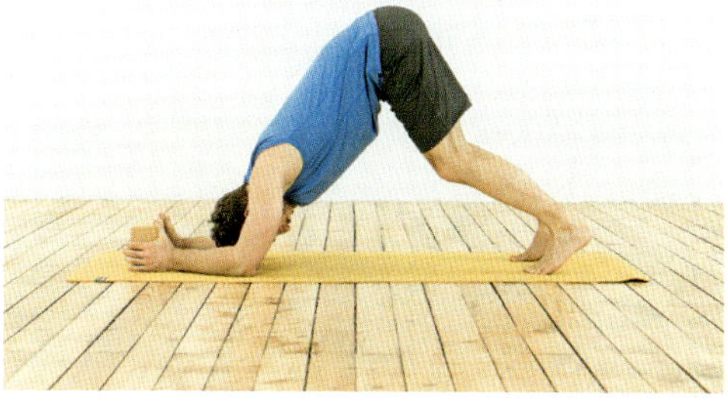

9. PSOAS-STRETCH (36)

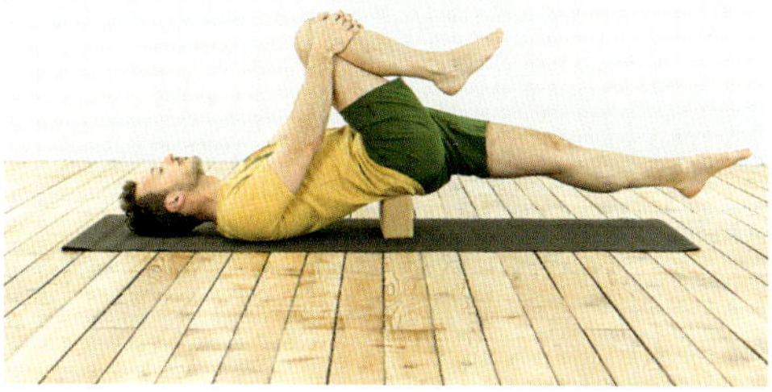

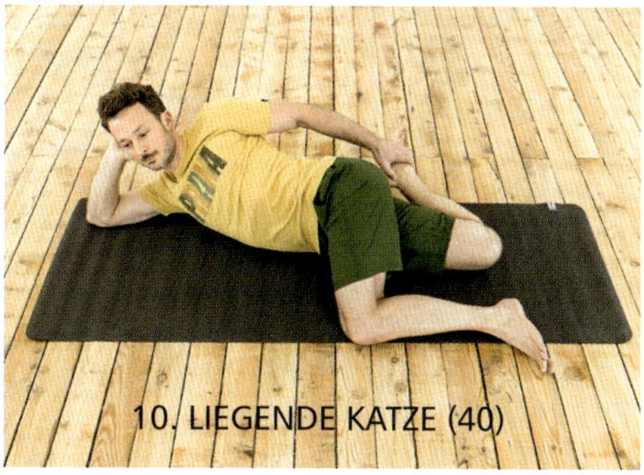

10. LIEGENDE KATZE (40)

11. TAUBE (38)

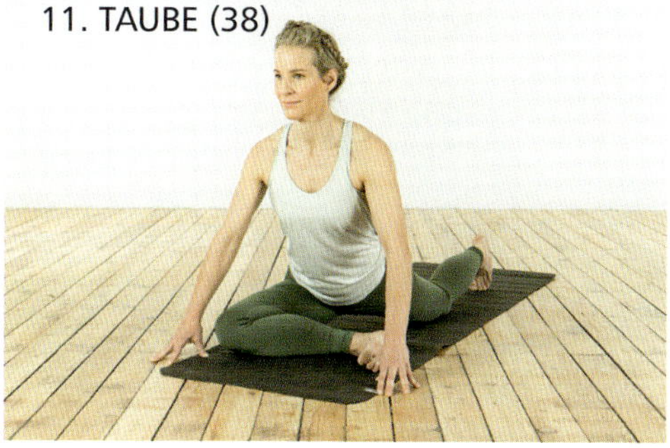

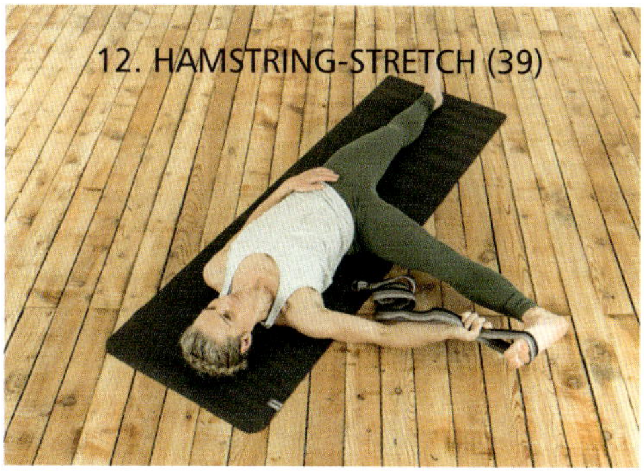

12. HAMSTRING-STRETCH (39)

13. BAUCHATMUNG (47)

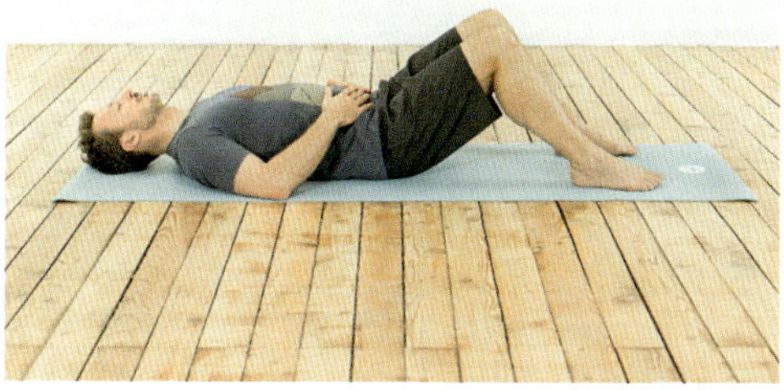

14. UMKEHRHALTUNG (53)

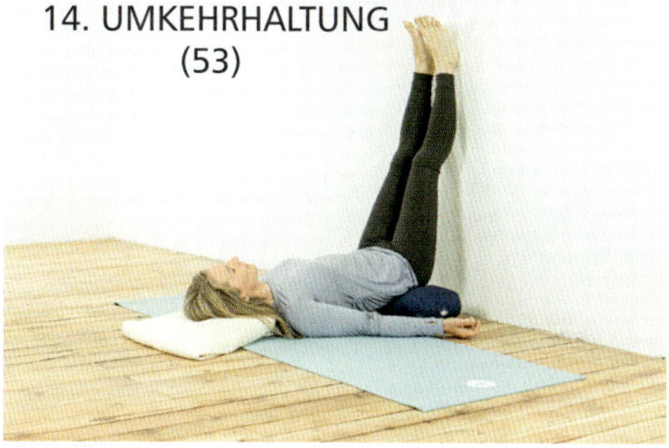

SKIBERGSTEIGEN

Skitouren sind ein wunderbares Naturerlebnis, und liegt der weiße Pulverschnee erst einmal auf den Bergen, möchte man am liebsten jeden Tag losziehen! Skitouren sind aber auch eine ziemlich anstrengende Angelegenheit: Die Bein- und Hüftmuskulatur wird stark belastet, der Rücken und die Schulterpartie werden vom Tragen des oft schweren Rucksacks müde, die Kälte zehrt am ganzen Körper, der Stoffwechsel und das Herzkreislaufsystem arbeiten auf Hochtouren und vielleicht ist manchmal im Hinblick auf die Lawinensituation auch ein bisschen Anspannung mit dabei.

Gerade das Stapfen in steilen Rinnen kann für die Hüftbeuge- und Oberschenkelmuskulatur sehr anstrengend sein. Und wenn dabei auch noch die Ski den Rucksack schwerer machen, freut sich der untere Rücken nach der Tour über ein wenig »Extraliebe«.

Bei langen Skitouren ist es oft so, dass man mit dem Kopf abschweift, auf weite Gedankenreisen geht und mit dem Geist aus dem Körper hinaus tritt. Es ist auf jeden Fall wunderbar und auch heilsam den Gedanken freien Lauf zu lassen und den Verstand auf diese Weise auszulüften. Um aber wieder den Fokus zu finden und mit der ganzen Aufmerksamkeit im Körper drinnen zu sein, kann man auch diese Geistesbewegungen durch eine entsprechende Yoga-Übungssequenz ausgleichen.

»Yoga ist viel mehr als nur Asanas und Atmen. Es geht darum, dass man Zeit für sich selbst reserviert, sich erdet, auf seinen Körper hört, die Muskeln spürt und hineinspürt, wie man sich genau an diesem Tag fühlt. Meine Lieblingspose am Morgen ist ›Katzenbuckel-Pferderücken‹. Die Wirbelsäule wird durchbewegt und man nimmt dabei tiefe Atemzüge. Und dann der ›herabschauende Hund‹, weil so mein Oberkörper richtig gut gedehnt wird.«

Emelie Forsberg, Weltcupsiege im Skibergsteigen, Weltmeisterin im Skyrunning und Yogalehrerin

Die Skiabfahrt ist dem Aufstieg nicht nur durch die Richtung entgegengesetzt, sondern hat ihre ganz eigenen Gesetze. Je nach Schneebeschaffenheit erlebt man sie als anstrengende Plage oder empfindet ein Gefühl des Fließens, eine Mischung von

EVA HOUSE

Mutter, MountainLover und Mastermind bei Eis House Advertising

Schritt für Schritt, im stetigen Tempo geht es im Aufstieg dahin. Vielleicht der Sonne und einem noch viel weiter weg erscheinendem Gipfel entgegen. Meine Yoga-Praxis findet hier statt, wenn die Monotonie des gleichmäßigen Schrittes zur Meditation wird. Gedanken ziehen wie Wolken vorbei; Raum für Stille wird gemacht und der Atem fließt mit der Bewegung. Bis es steil, ausgesetzt oder eisig wird. Dann greife ich auf die Atemtechniken zurück, welche ich in meiner Yoga-Praxis auf der Matte gelernt habe, um Emotionen zu kontrollieren und einen klaren Kopf zu behalten.

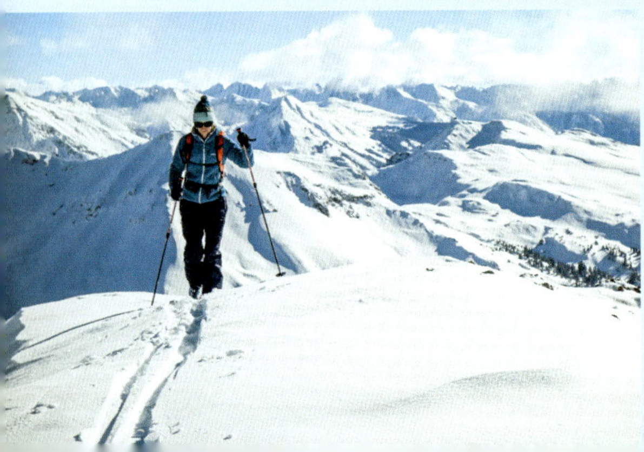

Eva House nähert sich Schritt für Schritt dem Gipfel des Telluride Peak am Red Mountain Pass, Colorado.

ROBERT ZINK

Autor und Co-Autor von sechs Skitourenführern

Seit einigen Jahrzehnten betreibe ich das Skibergsteigen auf sehr leidenschaftliche Weise. In meiner jugendlichen Sturm- und Drangphase war mir Yoga allerdings ein Fremdwort. Als Folge dieser Ausbeutung meines Körpers verkürzten sich meine Waden- und Hüftmuskulatur – das bemerkte ich auch immer mehr in einer eingeschränkten Beweglichkeit beim Felsklettern. Zusätzlich stellten sich Probleme in der Halswirbelsäule und im unteren Rücken ein. Nach dem Motto »Jedes System will Vollständigkeit« habe ich mir vorgenommen, meinen Körper nicht mehr nur einseitig zu belasten, sondern ihn durch Ausgleichsübungen wieder zu zentrieren. Durch Yoga habe ich meinen Körper erst so richtig kennengelernt, habe ihn stärker geerdet, spüre ihn besser und »stecke« somit auch bewusster in ihm drinnen. Besonders schätze ich Übungen, die die Hüfte, meinen größten Schwachpunkt, dehnen. Vor allem die »Taube«, aber auch Restorative Yoga sind mir als Mittel zur Entspannung nach Skitouren ans Herz gewachsen. Kurzum: Seit ich Yoga betreibe, fühlt sich mein Körper viel besser an und ich habe ihn vollständiger als zuvor ins Gesamtkonzept »Mensch« integriert.

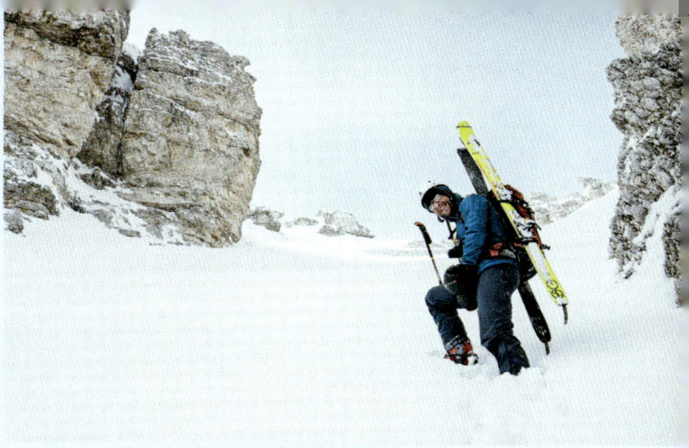

Robert Zink im Aufstieg zur Weißlahnscharte, Sextener Dolomiten.

Fliegen und Landen. Manche Tiefschneeliebhaber gehen sogar so weit, dass sie eine Abfahrt im Pulverschnee und das dabei empfundene Flow-Gefühl als spirituelles Erlebnis erfahren.

»Wenn erst einmal dieser Rhythmus zwischen Schnee und Gravitation entstanden ist, hören das ›Ich‹, der ›Berg‹ und der ›Schnee‹ auf, getrennt voneinander zu existieren. Sie fließen zusammen in einen einzigen Strom der Interaktion. Ein fließender Prozess ohne Grenzen …
Je öfter du das erlebst, desto mehr verliebst du dich darin … Sicherlich. Alles, was ich heute weiß, habe ich dabei gelernt, die Hänge heraufzusteigen und herunterzugleiten. Wer in tiefem Pulverschnee Ski läuft, trifft auf keinen Widerstand, trifft auf rein gar nichts.«

Dolores La Chapelle, Ökologin, Kulturforscherin, Naturphilosophin und Tiefschnee-Fahrerin
(Politik des Herzens, S. 122).

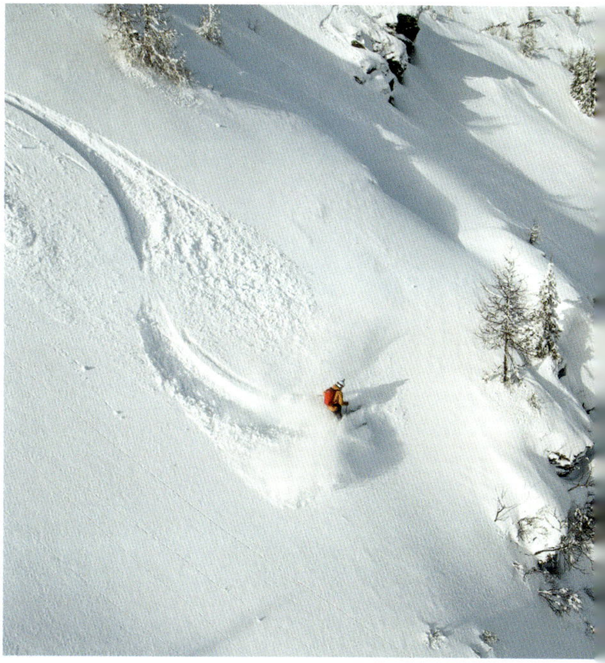

Thomas Gaisbacher lässt es am Goldeck, Kärnten, so richtig stauben.

ÜBUNGSSEQUENZ SKIBERGSTEIGEN

Diese Abfolge übt man am besten nach einer Skitour oder an einem Rasttag. Genügend Zeit ist hier besonders wichtig, denn die Bein- und Hüftübungen werden idealerweise im Yin-Yoga-Stil geübt, bei dem man besonders lange in den einzelnen Körperhaltungen verweilt und dadurch eine Wirkung auf die tiefliegenden Bindegewebsschichten und die langen Faszienketten des Körpers hat. Falls jemand vor dem frühen Tourenstart unbedingt Yoga machen möchte, eignet sich diese Übungssequenz ebenso, die Haltezeiten der einzelnen Positionen, vor allem der Bein- und Hüftübungen, sollten dann aber nur sehr kurz sein.

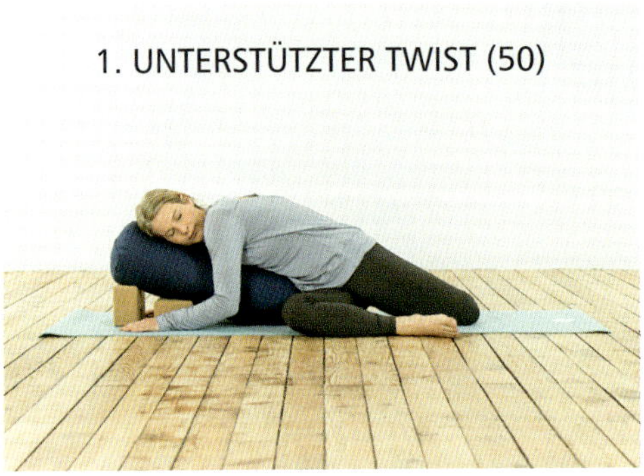
1. UNTERSTÜTZTER TWIST (50)

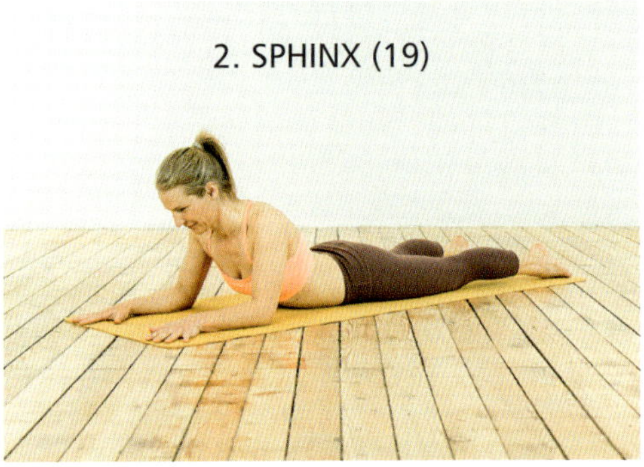
2. SPHINX (19)

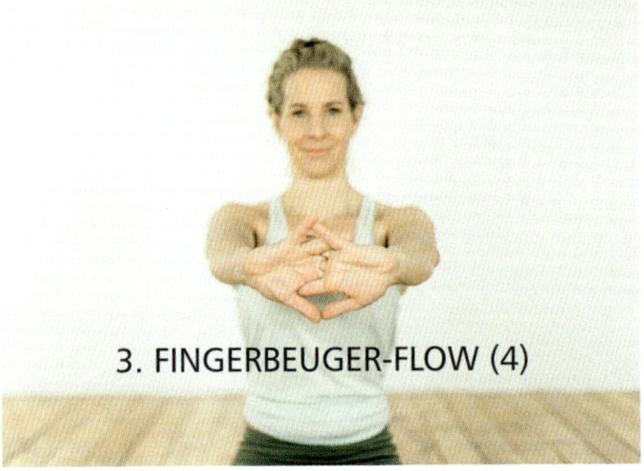
3. FINGERBEUGER-FLOW (4)

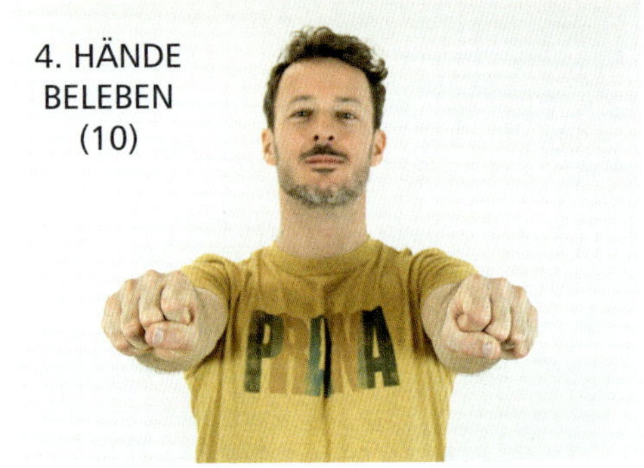
4. HÄNDE BELEBEN (10)

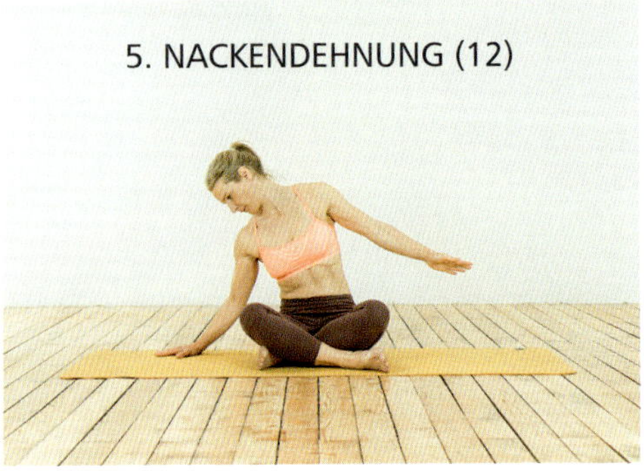
5. NACKENDEHNUNG (12)

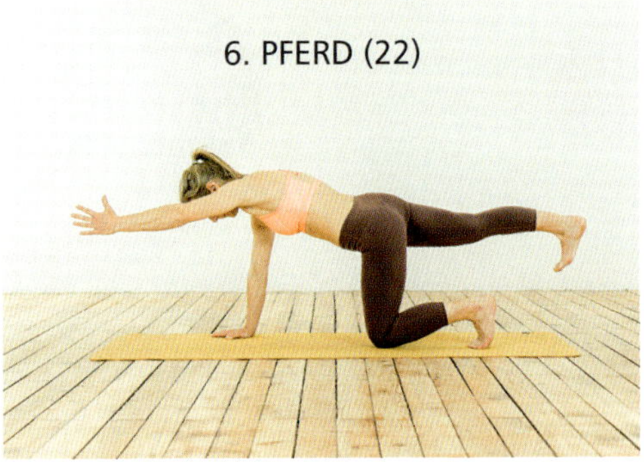
6. PFERD (22)

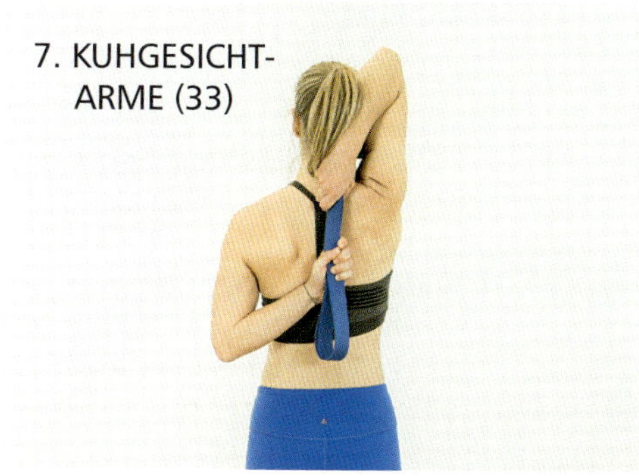

7. KUHGESICHT-ARME (33)

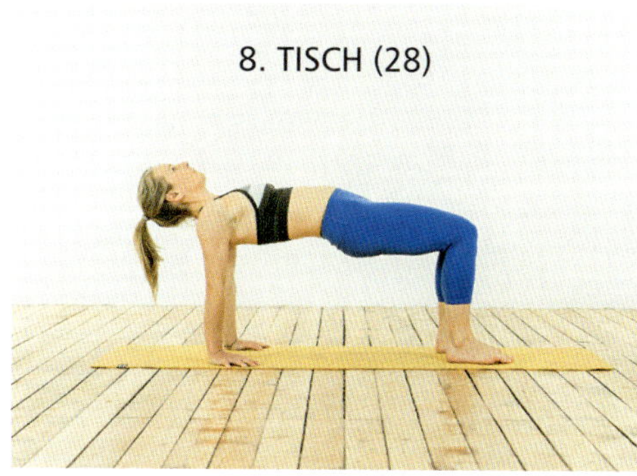

8. TISCH (28)

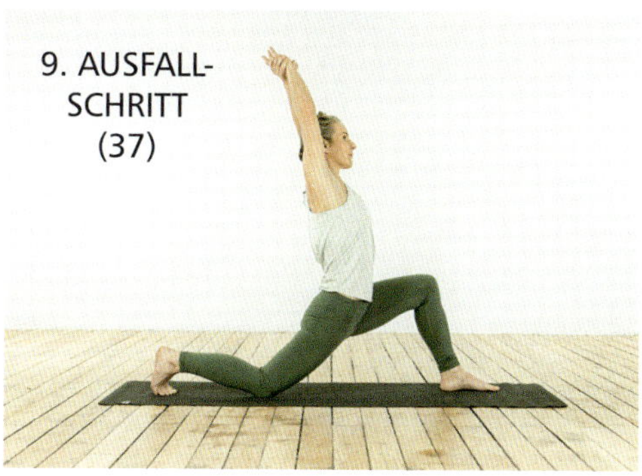

9. AUSFALL-SCHRITT (37)

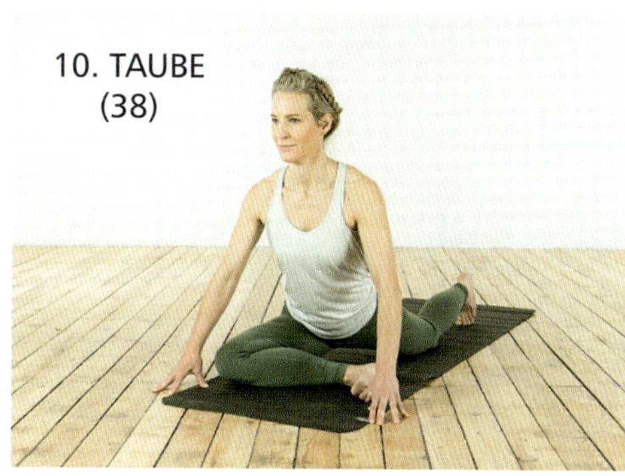

10. TAUBE (38)

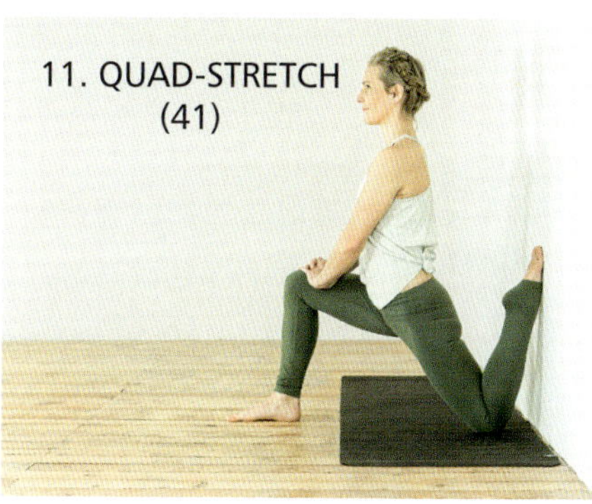

11. QUAD-STRETCH (41)

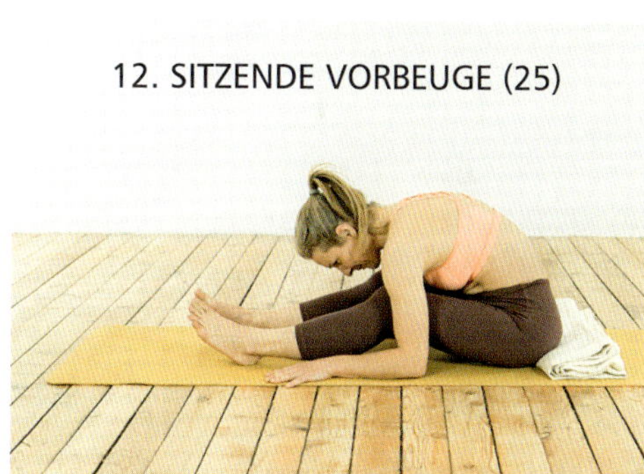

12. SITZENDE VORBEUGE (25)

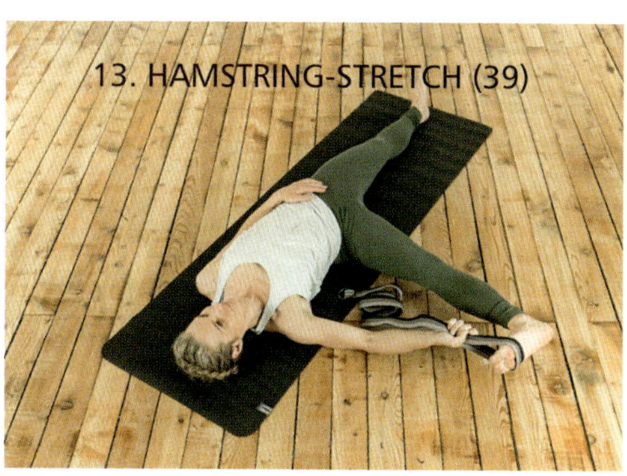

13. HAMSTRING-STRETCH (39)

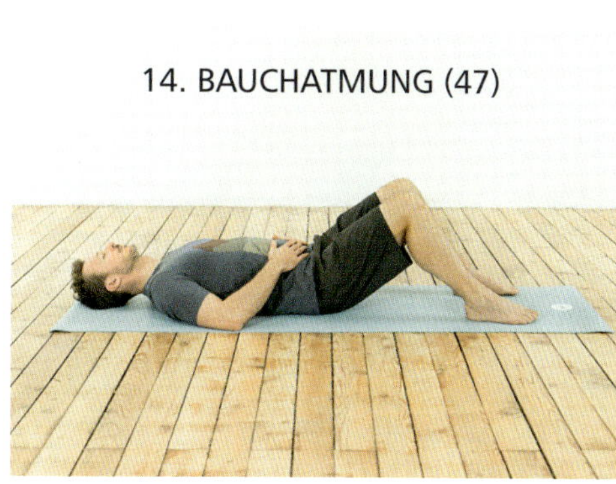

14. BAUCHATMUNG (47)

STICHWORTVERZEICHNIS

Wichtiger Hinweis

Die in diesem Buch vorgestellten Yogaübungen und die dazugehörigen Übungsvideos wurden von der Autorin nach bestem Wissen und mit größtmöglicher Sorgfalt erstellt. Sie haben sich in der Praxis bewährt. Dennoch können nur Sie selbst entscheiden, ob und inwieweit Sie die Übungen umsetzen möchten und können. Lassen Sie sich in Zweifelsfällen zuvor von einem Arzt oder Therapeuten beraten. Weder Autorin noch Verlag können für eventuelle Nachteile oder Schäden, die aus den im Buch und den Videos gegebenen praktischen Hinweisen resultieren, eine Haftung übernehmen.

R

S

T

U

V

W

Y

Z

LITERATURVERZEICHNIS

Baumann-von Arx, Gabriella: SOLO. Der Alleingänger Ueli Steck – Eine Nahaufnahme. National Geographic und Frederking & Thaler, München 2008

Baumgartner, Helga: Yin Yoga. BLV Buchverlag, München 2017

Calais-Germain, Blandine: Anatomie der Bewegung. marixverlag, Wiesbaden 2012

Csíkszentmihályi, Mihály: Beyond boredom and anxiety. Jossey-Bass, San Francisco 1975

Friedrich, Simon/Huch, Hannes: Gimme Kraft! AIR. Café Kraft, Nürnberg 2016

Hochholzer, Thomas/Schöffl, Volker: So weit die Hände greifen ... Lochner-Verlag, Ebenhausen 2007

House, Steve/Johnston Scott: Training for the new alpinism. A manual for the climber as athlete. Patagonia Books, Ventura 2014

Köstermeyer, Guido: Peak Performance: Klettertraining von A–Z. LÜMA-Verlag, Schorndorf 2001

Larsen, Christian/Wolff, Christiane/Hager-Forstenlechner, Eva: Medical Yoga – Anatomisch richtig üben. TRIAS Verlag, Stuttgart 2012

Lieberberg, Jelena: Kick.Ass.Yoga. Functional Training für mehr Power, Flexibilität und innere Ruhe. Gräfe und Unzer Verlag, München 2017

Milani, Alberto: Yogascent. Yoga für Kletterer/Kletterinnen. Versante Sud, Mailand 2016

Mithoefer, Biff: The Yin Yoga kit. The Practice of Quiet Power. Healing Arts Press, Vermont 2006

Schnabel, Ulrich: Muße. Vom Glück des Nichtstuns. Karl Blessing Verlag, München 2010

Swami Niranjanananda Saraswati: Prana and Pranayama. Yoga Publications Trust, Bihar 2010

Trökes, Anna/Grunert, Detlef: Das Yoga Gesundheitsbuch. Gräfe und Unzer Verlag, München 2007

Von Lüpke, Geseko: Politik des Herzens. Nachhaltige Konzepte für das 21. Jahrhundert. Gespräche mit den Weisen unserer Zeit. Arun Verlag, Uhlstädt-Kirchhasel 2003

www.yogaglo.com

Boulderer of the year. Climax Okt. 2017 – Feb. 2018, S.16

BILDNACHWEIS

Sämtliche Yogaübungsbilder, die Umschlagbilder sowie die Fotos auf S. 2/3, 9 o. und u., 12/13, 20, 21, 22 u., 23, 37, 38, 55, 60, 70, 71, 72, 84, 93, 94, 116, 117 u., 119, 132/133, 134, 136, 140, 148, 154 o., 167 o. von Stefan Köchel.

Die übrigen Fotos: S. 5, 118 (Verena Schneider), S. 8 (Archiv Mackenzie Kozlowski Miller), S. 10 (Jürgen Vospernik), S.22 o. (Archiv Thomas Hochholzer), S. 39 (Robert Zink), S. 40 (Horst Linke), S. 69 (Sabrina Steinschnack), S. 95, 149 (Eduardo Gellner), S. 96 (Axel Hebenstreit), S. 115 (Jennifer Eidel, Jenjoyance), S. 117 o., 125 (Robert Kassler), S. 135 (Hanna Witte), S. 137 (Matthias Erber), S. 141 o. (Marion Hett), S. 141 u. (Archiv Hannes Huch), S. 143 (Francisco Taranto, FotoVertical), S. 146, 147 (Archiv Thomas Brandauer), S. 151 (Stéphane Hanssens), 154 u., 155, 160 (Archiv Steve House), S. 156 (Herve Barmasse), 157 (Dan Patitucci, PatitucciPhoto), 161 o. und u. (Sam Strauss).

DANK

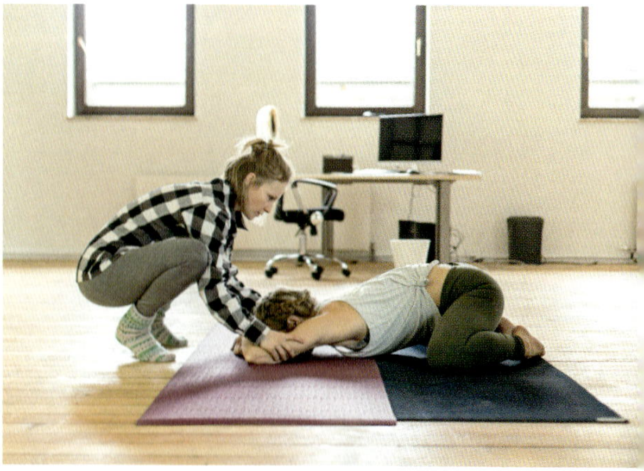

Martina Wrulich beim Einrichten einer Yogapose in unserer Shooting Location – einem mit bester italienischer Laune besetzten Großraumbüro.

Dieses Buch zu schreiben, war ein langjähriger Traum von mir. Ein besonderer Dank gebührt vor allem dem Rother Bergverlag für das in mich gesetzte Vertrauen! Bis ein Buch dann endlich fertig ist, gibt es eine Menge an Arbeit zu tun, aber zum Glück war ich damit nicht immer alleine und habe viel Motivation und Unterstützung von meinem Umfeld erhalten. Mein Dank gilt hier vor allem meinem Fotografen Stefan Köchel für seinen Perfektionismus und dafür, dass er es einem so einfach macht, sich vor der Kamera wohlzufühlen. Ein besonderer Dank geht auch an Martina Wrulich für ihre fachlichen Inputs und ihre Scherze während des Shootings, die mich auf jedem Bild lächeln ließen. Hut ab vor Christian Koch, dass er sich mit viel Offenheit und Neugier vor die Kamera gewagt hat und die Übungsanleitungen dadurch noch bunter gemacht hat. Vielen Dank an die Firma Prana, die uns mit ihrer Bekleidung auf den Bildern so richtig gut aussehen lässt und die Firma Lotuscrafts für die Bereitstellung des wunderschönen Yogazubehörs. Mein Dank geht auch an Eva House, an Verena Schneider und an meine Mutter Gertraud Musenbichler für ihr stets kluges Feedback. Während des Schreibens habe ich mir immer gedacht, wenn das Manuskript erst einmal abgeschickt ist, dann ist alles vorbei. Das war wirklich falsch gedacht! Denn das Buch bekommt erst durch das Lektorat und das Layout seine Gestalt. Vielen Dank an meine Lektorin Birgit Koenig, die mich bei meinem ersten Buch so wunderbar betreut hat und mich in diesem spannenden Prozess viel lernen hat lassen.

Ein besonders herzlicher Dank gilt meinem Ehemann, der mir von Anfang an immer mit Rat und Tat zur Seite stand. Danke dafür, dass Du so bist, wie Du eben bist: bodenständig, stark und (fast) immer geduldig. Ich könnte es mir nicht besser wünschen!

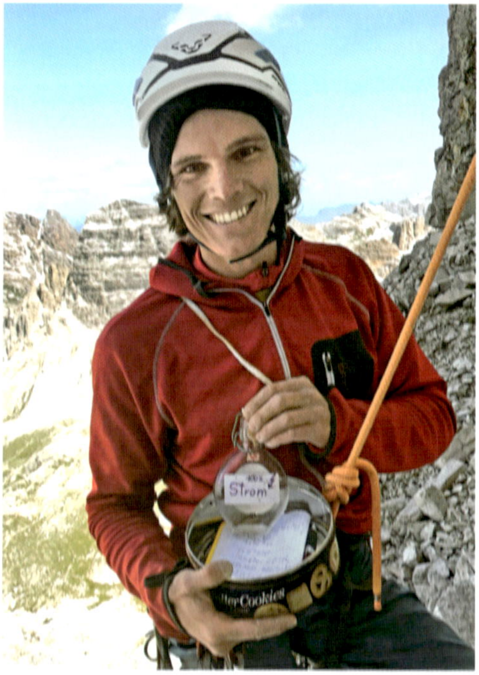

Der Fotograf Stefan Köchel in seinem Element beim Klettern.

IMPRESSUM

Titelbild: Yoga am Predilsee, Julische Alpen (Stefan Köchel).

Die Autorin:
Petra Zink ist Yogalehrerin und Sportwissenschaftlerin. Sie war selbst Leistungssportlerin und hat jugendliche Leistungssportler bis hin zu Olympiasiegern trainiert. Derzeit entwickelt sie Bewegungs- und Gesundheitskonzepte für Tourismus und Wirtschaft mit Fokus auf Yoga, Gesundheit und Achtsamkeit. Ihre große Leidenschaft für die Berge lebt sie gemeinsam mit ihrem Mann in ihrer Wahlheimat Kärnten und auf Reisen durch Europa und Nordamerika aus. Die Verbindung von Yoga und Bergsport hat sich immer mehr zu einer Lebenseinstellung entwickelt, ihre Begeisterung und ihr Wissen dazu gibt sie in zahlreichen Workshops weiter (www.petrazink.com).

Der Fotograf:
Stefan Köchel ist Fotograf und Filmemacher. Die Berge und der Bergsport sind eine Konstante in seiner Arbeit, wobei das Felsklettern den roten Faden in privater wie beruflicher Hinsicht bildet und zur Zusammenarbeit mit internationalen Athleten führte. Er lebt in Kärnten, wo die Wege in die Natur kurz und die Möglichkeiten, seine persönliche Handschrift in der Foto- und Videografie zu schärfen, groß sind. Für dieses Buch hat er sämtliche Yogaübungen fotografiert sowie zahlreiche Kletter- und Bergbilder zur Verfügung gestellt (www.stefankoechel.com, www.frischluftfilm.at).

Übersetzungen:
Die Beiträge von MacKenzie Kozlowski, Sonnie Trotter, Martina Čufar Potard, Sean Villanueva O'Driscoll, Steve House, Emelie Forsberg wurden übersetzt von Eva House, das Vorwort von Martina Čufar Potard von Judith S. Morgane.

Layout und Lektorat: Birgit Koenig
Reproduktionen: Artilitho, Trento, Italien
Druck und Bindung: DZS Grafik, d.o.o., Ljubljana, Slowenien

4. Auflage 2022

ISBN 978-3-7633-6086-4

Liebe Leserinnen und Leser!
Alle Angaben dieses Buches wurden von der Autorin nach bestem Wissen recherchiert und vom Verlag mit größtmöglicher Sorgfalt überprüft. Für die Richtigkeit der Angaben kann jedoch – soweit gesetzlich zulässig – keine Haftung übernommen werden. Wir bitten dafür um Verständnis und freuen uns über jede Anregung und Berichtigung zu diesem Rother Yogabuch:

ROTHER BERGVERLAG · Keltenring 17 · D-82041 Oberhaching
E-Mail: leserzuschrift@rother.de
Tel. +49 89 608669-0 · Fax 608669-69
Besuchen Sie uns im Internet: www.rother.de